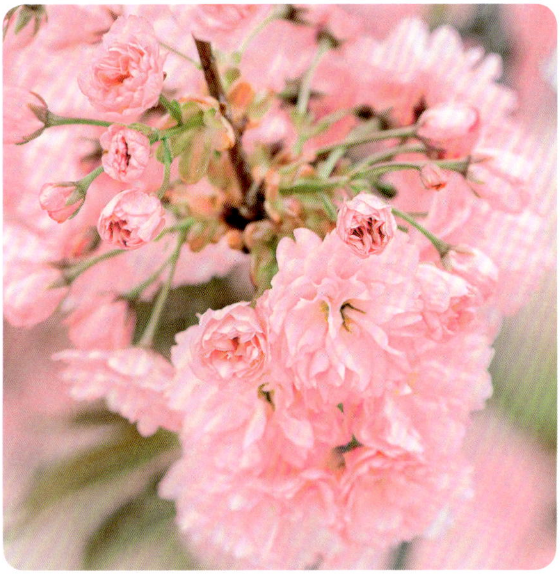

Kirschblüte: Reinheit, Schönheit,
Aufbruch und Wandel.
Der Frühling regiert, der Winter
ist endgültig vorbei.

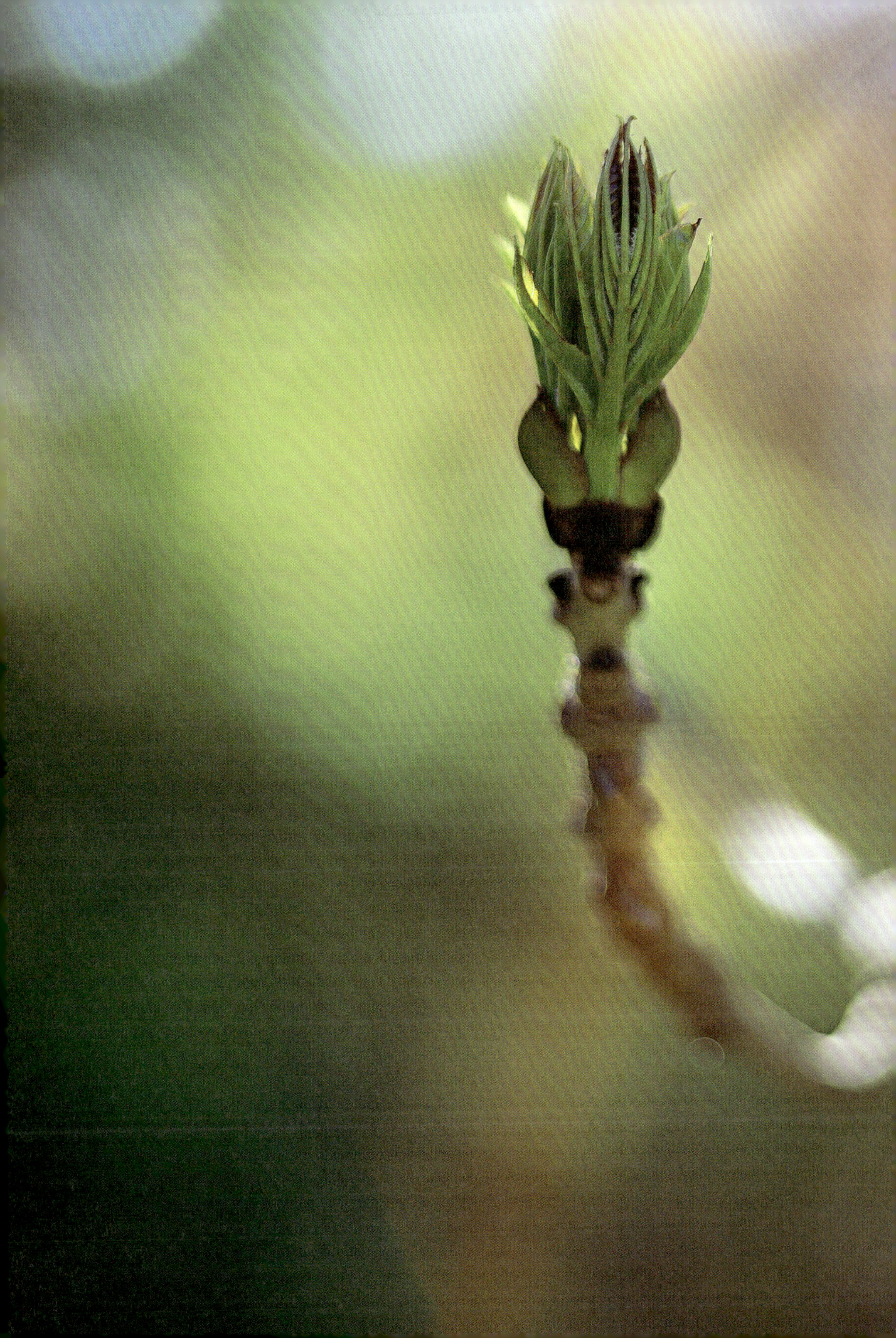

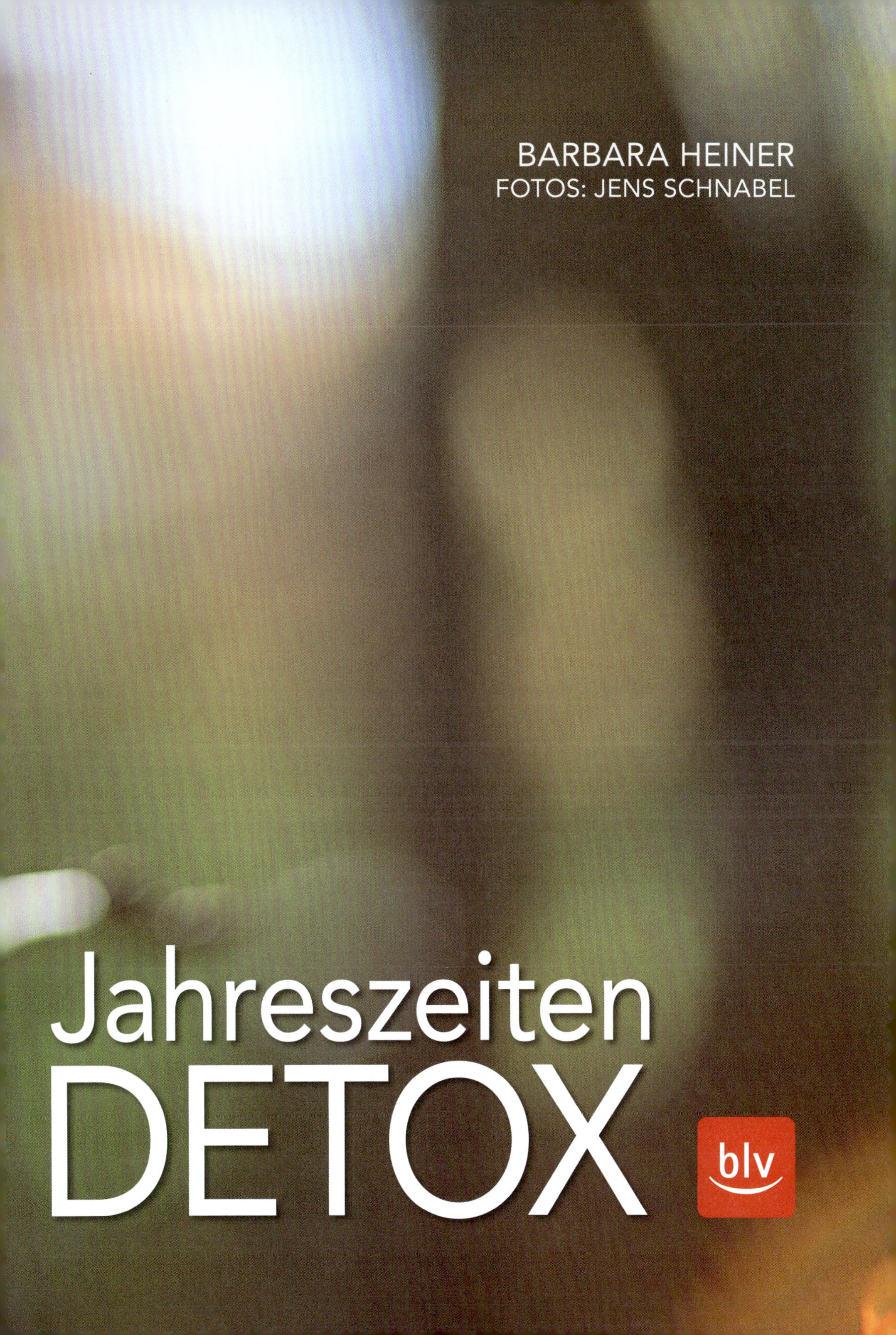

BARBARA HEINER

FOTOS: JENS SCHNABEL

Jahreszeiten DETOX

blv

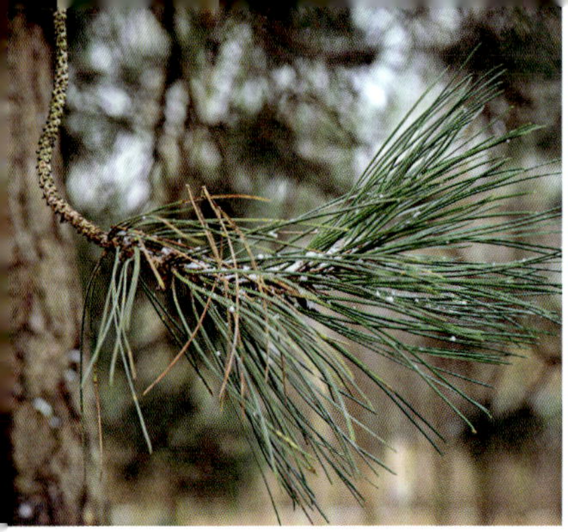

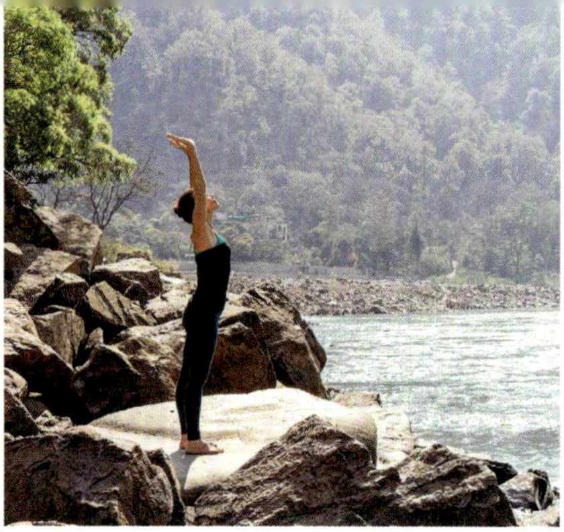

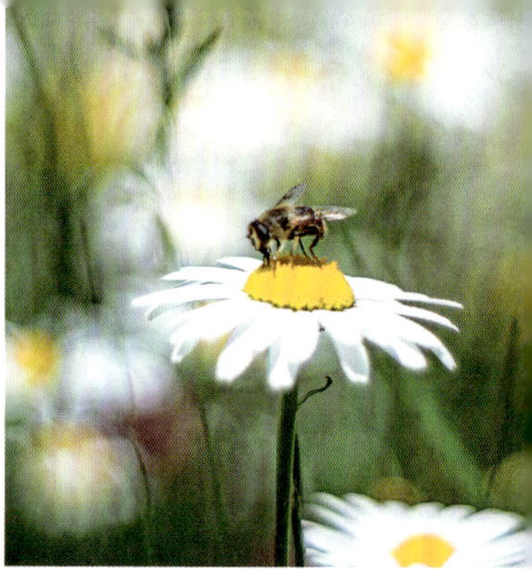

Inhalt

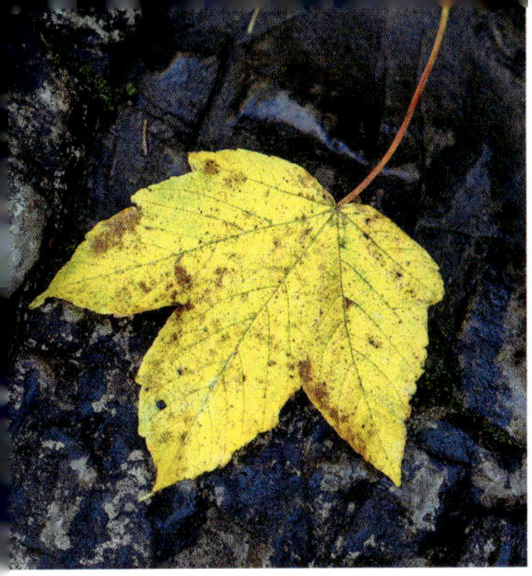
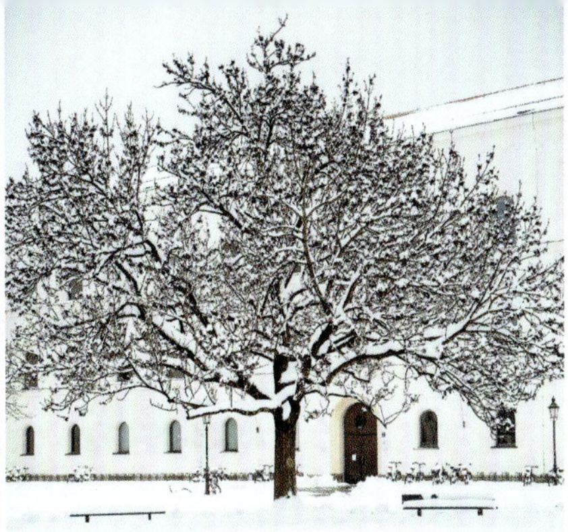
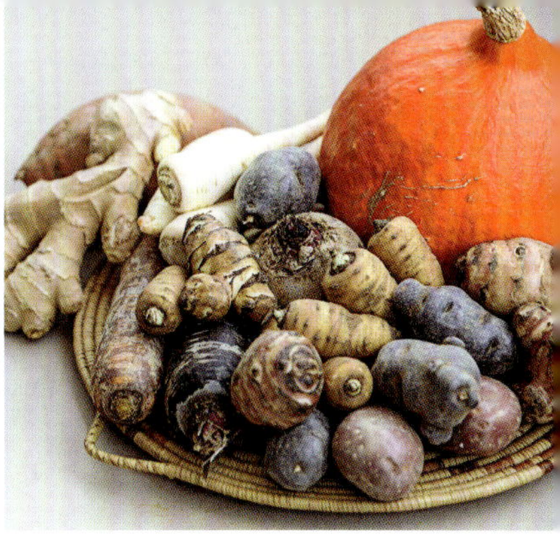

Vorwort

Vor 13 Jahren begann meine Suche nach universell praktizierbaren Formen von Bewegung und Nahrung, Zentrierung und Reinigung, die im Innen wie im Außen Klarheit, Struktur, Vitalität und Präsenz kultivieren helfen. Das erlangte Wissen gebe ich heute gerne weiter.

Wiederholt wurde ich gefragt, ob eine regelmäßige, bewusst ausgeführte Bewegungspraxis wie beispielsweise Detox, Yoga, Pilates oder Barre der Auslöser dafür sein kann, dass wir uns frischer, klarer, zentrierter, mehr »bei uns« fühlen. Ob es möglich sei, mit einem bestimmten Bewegungskonzept ein »inneres Programm« zu starten, das uns motiviert, auch in puncto Lebenspraxis – von unseren Emotionen bis hin zu unseren Lebenszielen – neue Wege zu gehen, neue Formen der Resonanz auf andere zu entwickeln. Ich bejahe das aus ganzem Herzen: Das beobachte ich bei Bewegungsformen, die sich Harmonisierung und somit Ganzheitlichkeit zum Ziel setzen.
Mein Ernährungsprinzip steht für eine frische, lebendige und vitale Nahrung: Die alltagstauglichen Rezepte lassen sich in weniger als einer halben Stunde zubereiten, sind vegan und glutenfrei. Die Zutaten schöpfen vor allem aus dem saisonal verfügbaren Angebot der Region. Bei den Gewürzen setze ich auf frische Kräuter und einen Grundbaukasten, der sich immer wieder neu kombinieren lässt und dessen Elemente in jedem gut sortierten Biomarkt erhältlich sind. Die meisten Gerichte lassen sich vielgestaltig mit alternativen Zutaten variieren: Dazu gebe ich jeweils im Rezept Empfehlungen.

Mein erstes Buch, »DETOX – Ganzheitlich entgiften« (BLV 2015), wendet sich mit schrittweisen Anleitungen für Detox-Kuren unterschiedlicher Länge an Interessierte, die per intensiver Kur entgiften möchten. Das vorliegende Buch hingegen ist als Impulsgeber für den Alltag konzipiert, als Detox-Begleiter durch das ganze Jahr. Es ist dabei nicht wichtig, auf welchen Ebenen du Neues in dein Leben ziehen möchtest. Spüre nach, welches Feld sich am attraktivsten anfühlt: Während für eine(n) die Bewegung die Schlüsselfunktion innehat, hilft anderen das Gehen neuer Wege bei der Ernährung zunächst mehr. Finde deinen eigenen Weg. Vor allem wünsche ich dir beim Lesen und Ausprobieren viel Freude und eine spannende Entdeckungsreise.

BARBARA HEINER

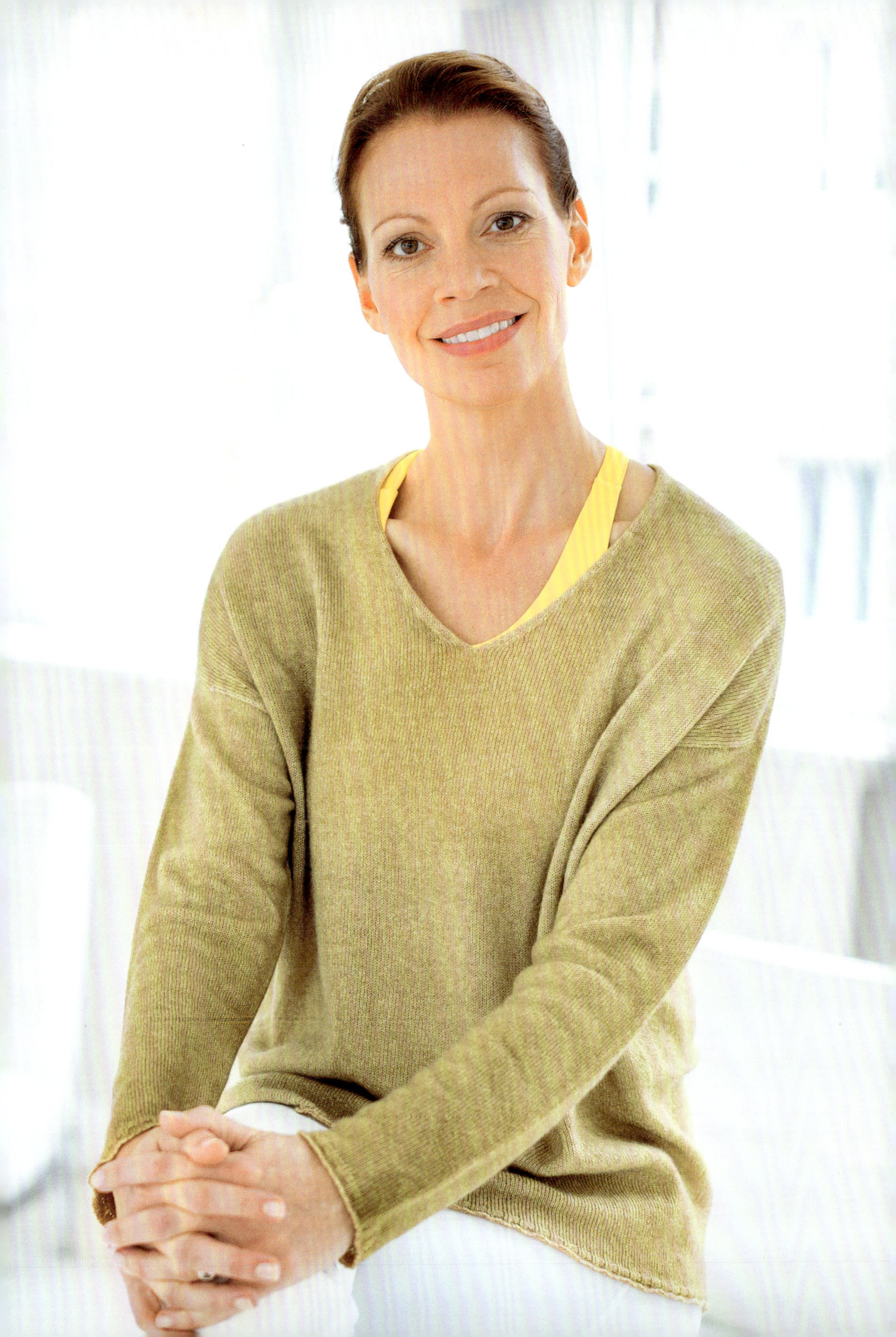

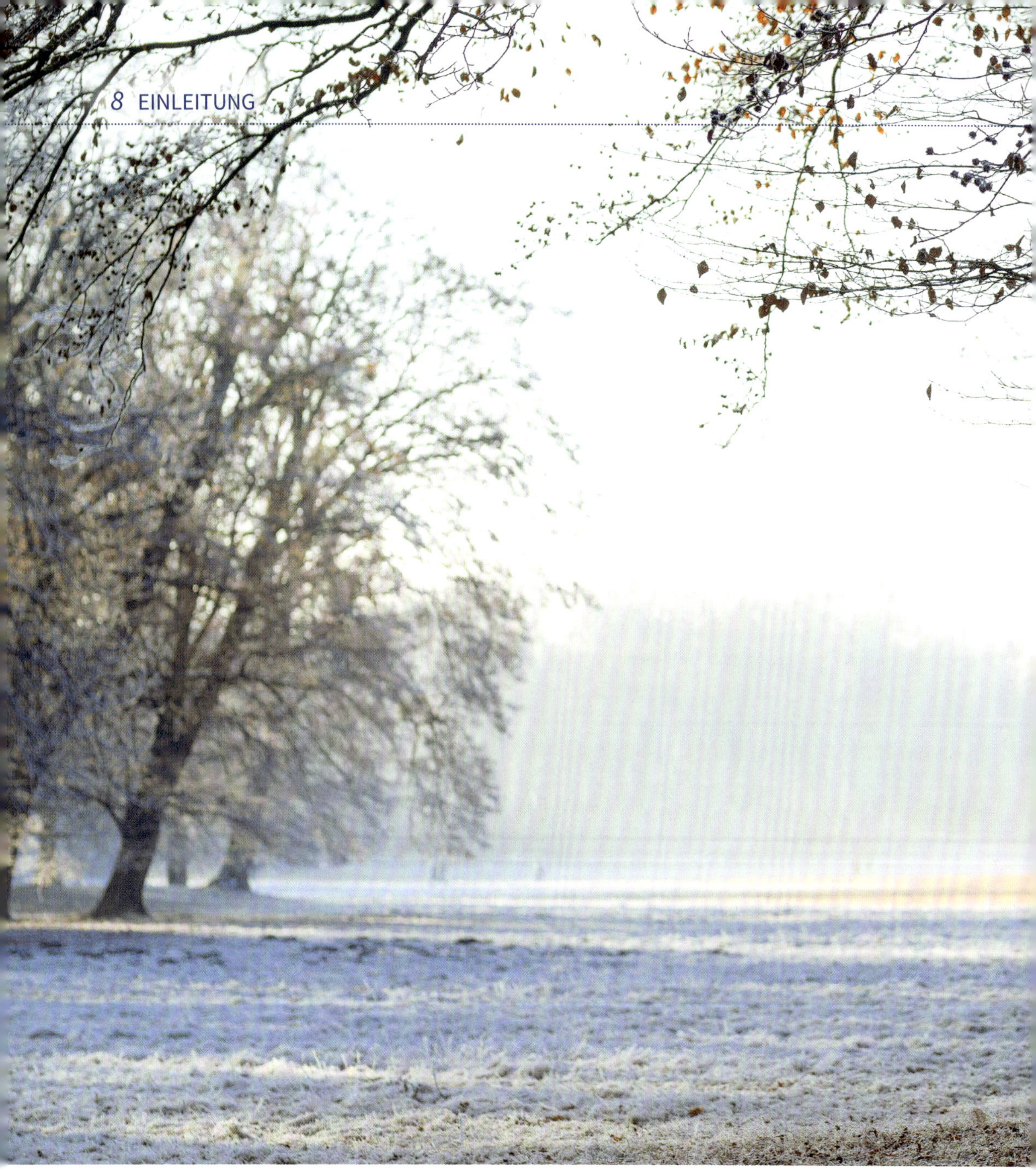

Jahreszeiten-Rhythmus

Eine zur Jahreszeit passende Bewegungs- und Atempraxis, wohltuende Nahrung und bewusst praktizierte Übergangsrituale helfen uns dabei, unseren Körper und unseren Geist auf den Rhythmus der Jahreszeiten einzuschwingen.

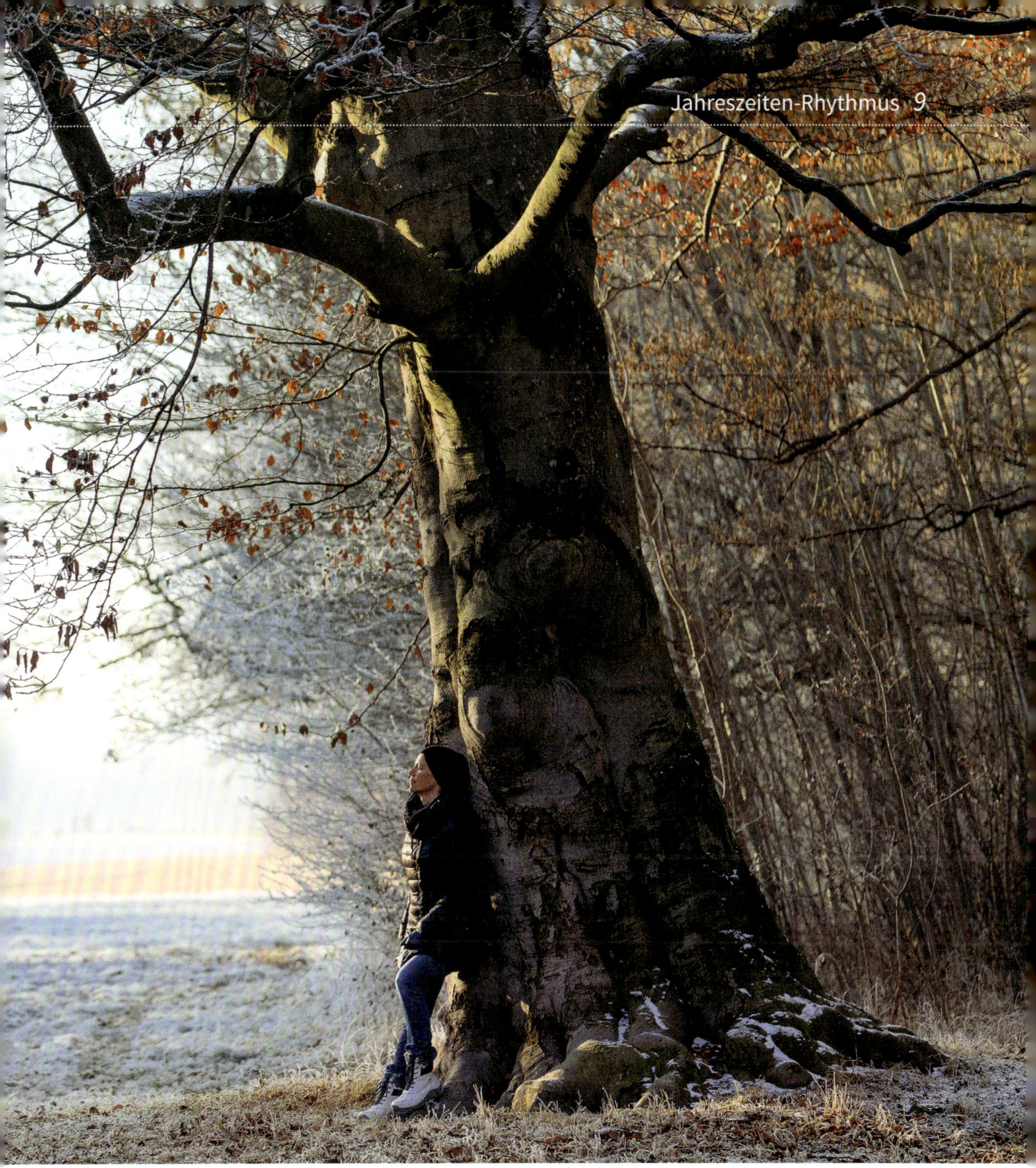

Mit den Sonnenwenden in Juni und Dezember beginnen Sommer bzw. Winter, die Tagundnachtgleichen in März und September markieren Frühlings- und Herbstanfang, trennen das Winter- vom Sommerhalbjahr. Jede Saison zeigt ihre ganz eigenen Qualitäten, mit denen die Natur und auch wir in Wechselwirkung stehen: mit Körper, Geist und Seele, ganzheitlich. Umso bewusster ich das spüre und integriere, desto harmonischer lebe ich.

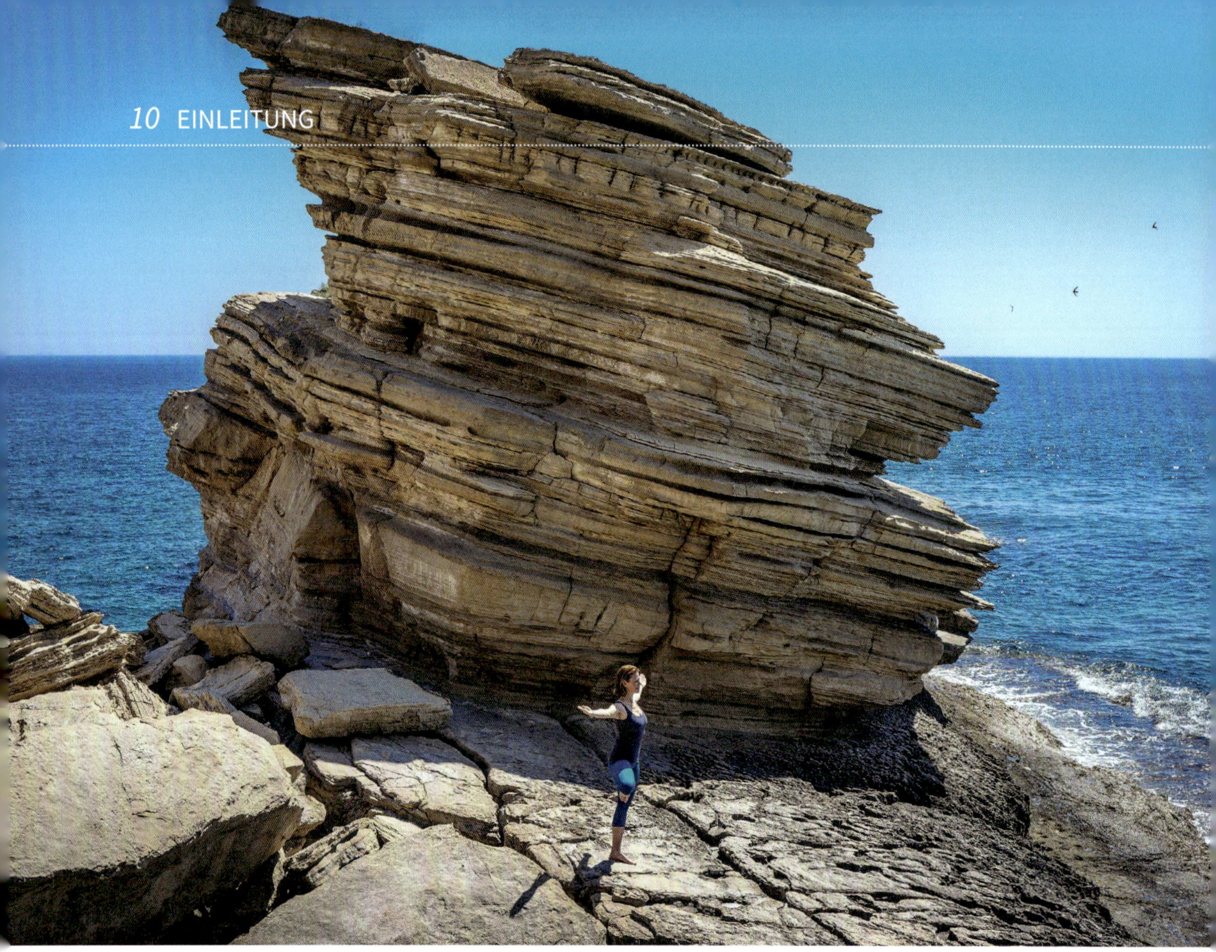

Bewegung entgiftet und zentriert

Die Qualität einer Bewegung setze ich oft über den ursprünglichen Kontext hinaus ein: Immer wieder beobachte ich, dass sich Ansätze aus der Pilates-Methode und Haltungen aus dem Hatha-Yoga modifiziert auch hervorragend für die Stimulation der Faszien eignen: eine gute Basis für die Detox-Bewegungspraxis.

Die Detox-Bewegungspraxis in diesem Buch stimuliert teils direkt die Organentgiftung. So dehnen, ziehen und komprimieren wir unsere inneren Organe und das umgebende Bindegewebe, massieren sie, wringen sie geradezu aus, und motivieren damit den Organismus zum Entgiften. Enorm unterstützend wirkt dabei der bewusste Kontakt mit dem eigenen Atem, weshalb ich direkt vor den Bewegungsabläufen jeweils eine bewusste Atemarbeit anleite. Die Atemtechniken stammen überwiegend aus der yogischen Pranayama-Praxis. Unsere Lunge ist nicht nur ein wichtiges Entgiftungsorgan, sondern diverse Atemtechniken lassen sich gezielt und effektiv für körperliche wie mentale Reinigung einsetzen. So stelle ich in diesem Buch immer vor Beginn der jahreszeitlichen Bewegungsfolge eine Atemmethode in den Fokus.

Scheinbar »ganz von allein« verhilft solch bewusstes Atmen zu einer intensiven Wahrnehmung der eigenen Mitte, entschleunigt, zentriert, fokussiert. Steht unser Geist über bewusstes Atmen und eine gerichtete Aufmerksamkeit in einer direkten Verbindung mit unserem Körper, lässt das vegetative Nervensystem los, das den Erregungszustand des Körpers steuert. Das bringt den Atem in seine natürliche Ruhe und den Atmenden in seine Mitte. Damit kommen wir zu einer weiteren machtvollen Ebene der Verbindung von Körper und Geist. Unser Hirn reagiert stark auf Bilder, unsere Gefühle prägen unsere Gedanken. Dabei hat ein inneres Bild, das aus meiner Vorstellungskraft entspringt, interessanterweise neurologisch eine ebenso starke Wirkung wie ein Anblick der äußeren Welt, die wir gewohnt sind, als »real« zu bezeichnen. Auf unseren Körper bezogen heißt das, meine Vorstellung, meine Art zu denken und zu fühlen, formt massiv meinen Körper! Einem Menschen, den seine Sorgen niederdrücken, sieht man das oft an seiner Körperhaltung an. Wer Herausforderungen und Eigenverantwortung als machtvolle Gestaltungselemente sieht, begegnet uns hingegen in einer aufrechten Haltung und mit klarem Blick. Was für ein kraftvolles Instrument, wenn ich damit konstruktiv gestalte! Anregungen, Impulse für diese selbst formulierten Bilder, die über meine Vorstellungskraft mein Leben gestalten, bezeichnen wir als Affirmationen. In jeder Jahreszeit gebe ich, direkt vor dem die Jahreszeit abschließenden Übergangsritual, dafür ein Beispiel. Deiner Fantasie sind hier keine Grenzen gesetzt: Ausprobieren und hineinspüren heißt die Devise.

> Vor allem gilt: Traue deiner Intuition, trainiere sie.

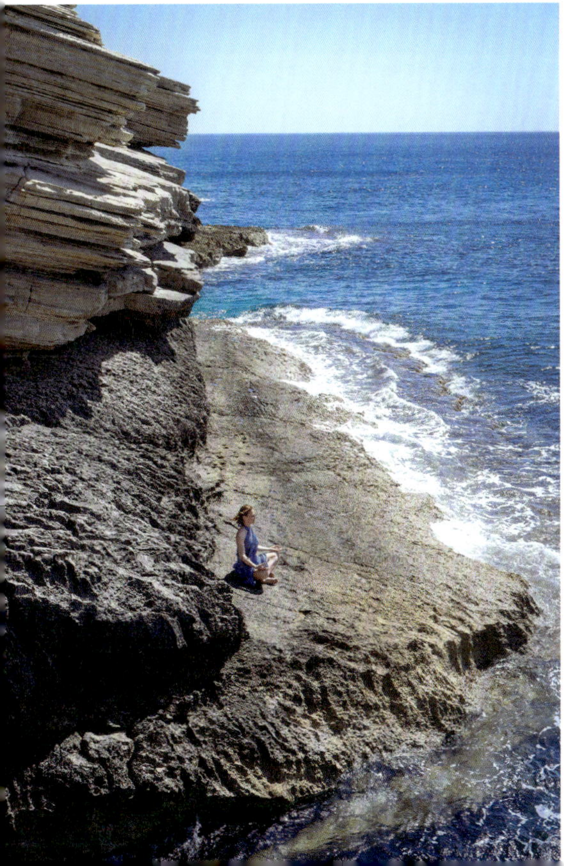

Vor allem gilt für alles, was ich in diesem Buch anleite: Traue deiner Intuition, trainiere sie. Was schmeckt mir, was nicht und was verdaut mein Körper leicht? Wo spüre ich ein Wohlgefühl, wo will ich mehr? Wo wehrt sich etwas in mir, sträubt sich? Das gilt genauso für die Bewegungspraxis: Wie tief und wie lange möchte ich in der Haltung bleiben? Wie viele Wiederholungen tun mir gut und wie lange möchte ich meine Schlussentspannung genießen? Gehe mit dem, was sich gut anfühlt, was dich stärkt. Traue deinem Körper, deiner Intuition. Damit hast du bereits einen großen Schritt Detox-Praxis realisiert. Denn du wirst weglassen, was dich nicht stützt, nicht kräftigt, nicht gut versorgt. Das funktioniert genauso gut auf der geistigen Ebene: Meditieren braucht nicht zwingend den Sitz, eine Gehmeditation zeigt ebenso erstaunliche Ergebnisse. Dazu gleich mehr.

Pranayama-Atmen: das Selbst zentrieren und den Stoffwechsel stimulieren

In unserem oft hektischen Alltag verlieren wir schnell den bewussten Kontakt zu unserem Atem. Wir atmen zu schnell, flach, unregelmäßig, halten den Atem an, ohne es zu merken. Dabei versorgt die Lunge unseren Blutkreislauf, das Gehirn und die Organe nicht nur mit Leben spendendem Sauerstoff. Sie ist auch eines unserer größten Engiftungsorgane, transportiert zusammen mit der verbrauchten Luft beim Ausatmen gelöste Toxine ab. Ein Mangel an frischem Sauerstoff lässt schnell den Säurespiegel des Blutes ansteigen. Wenigstens einmal am Tag wollen wir uns daher auch beim Detoxen draußen, außerhalb geschlossener Räume, mit frischem Sauerstoff versorgen. Vor allem aber bringt der Fokus auf unseren Atem den Geist ganz automatisch, scheinbar »wie von selbst«, mit unserem Körper in Kontakt. Sobald unser vegetatives Nervensystem, das uralte »Reptilienhirn« im verlängerten Rückenmark, das merkt, lässt es los. Es kennt beispielsweise die Vorsicht vor Feuer seit Urzeiten, sorgt in einer Gefahrensituation wie ein Notstromaggregat mit einem erhöhten Adrenalinpegel dafür, dass wir auf der Hut sind, schnell reagieren können, schnell Energie mobilisieren, für eine Flucht beispielsweise: Die »Instinkte« übernehmen, der zu langsame, abwägende Geist wird vorübergehend außer Dienst gestellt. Wenn also der Kontakt, die Kommunikation zwischen Geist und Körper abreißt, geht es davon aus, dass uns Gefahr droht – typische Stresssymptome unserer heutigen Zeit. Lässt es dann »beruhigt« los, kommen wir zu uns selbst, der Atem in seinen ruhigen Grundzustand, Herzschlag und Aufmerksamkeit zeigen sich gelassen zentriert. Wir kommen an, in unserer natürlichen Mitte. Das lässt sich trainieren, ideal mit

Frischer Sauerstoff ist ein kostbares Lebensmittel.

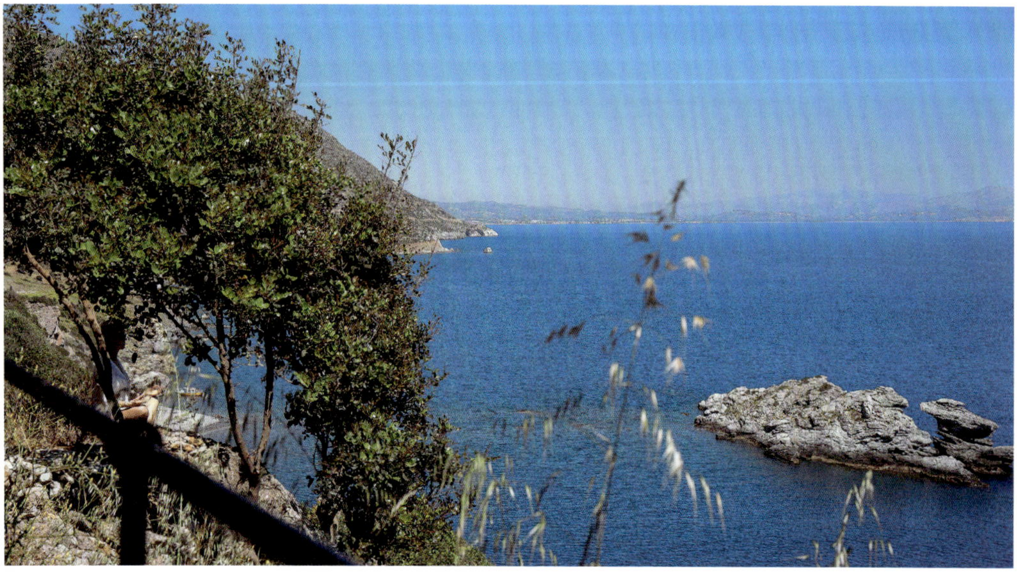

Pranayama-Atemtechniken, wie ich sie in diesem Buch für jede Jahreszeit anleite. Sie alle lassen sich wunderbar mit dem Meditieren verbinden.

Den Geist in der Meditation reinigen und fokussieren

Oft sind wir nicht nur außer Atem, nicht in Kontakt mit uns selbst, außerhalb unserer Mitte, sondern darüber hinaus dreht unser Geist Runde auf Runde mit einem Gedanken, einem Bild aus der Vergangenheit oder von vermeintlich Kommendem, an dem er sich »festgebissen« hat. Mit Angst oder Sorgen im Schlepptau, geprägt von Unruhe – viel zu selten halten wir hingegen ein Bild von Schönheit fest, finden wir eine optimistische, konstruktive Haltung zum eigenen Leben. Das hat mehr (destruktive) Kraft, als uns bewusst ist und lieb sein kann, ist jedoch ideal auszugleichen mit Affirmationen, Meditation.

Um unseren Geist in seinen natürlichen Zustand zu versetzen – in dem er gelassen ist, positiv, kreativ, konstruktiv und in kommunikativer Verbindung mit unserem Körper stehend –, atmen wir zunächst eine Zeit bewusst, beispielsweise eine der Pranayama-Techniken. Anschließend fokussieren wir unseren Geist gezielt auf ein Bild, eine Empfindung, ein Gefühl: Für die Zeit des Sitzens oder Gehens in Meditation möchten wir ihn liebevoll, doch mit führender Hand an die Zügel nehmen, sein »Leerlaufgeblubber« durch ein von uns gewähltes, gerichtetes Ziel ersetzen. Wir geben die Richtung vor, ausnahmsweise mal nicht umgekehrt. Die Wirkung ist reinigend – und schlicht erfrischend.

Als Hilfestellung für die Meditation findest du am Ende jedes Jahreszeiten-Kapitels eine Affirmation, auf die du dich fokussieren kannst. Beobachte, was passiert: Schweift dein Geist ab? Spürst du körperliche Reaktionen? Wo spürst du sie? Spürst du inneren Widerstand? Oder fällt es dir leicht, dich einzulassen? Lenke ggf. deinen Geist wieder zurück zur Affirmation.

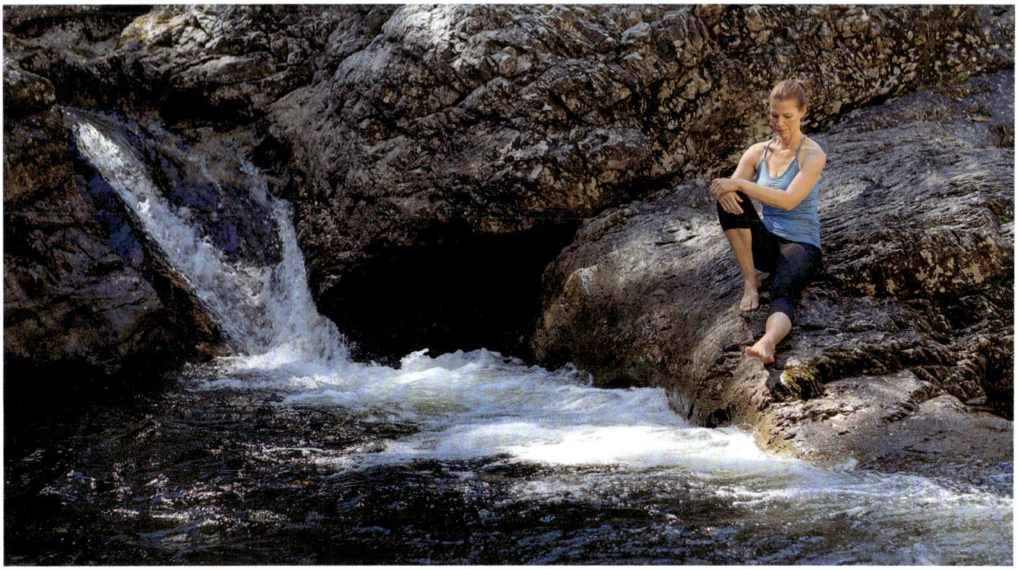

Wertvolle Nahrung im Einklang mit den Jahreszeiten

Über eine zunehmend frischere Nahrung lässt sich automatisch mehr Energie spüren und das Bedürfnis, sich zu bewegen. Das funktioniert umgekehrt ähnlich effektiv: Regelmäßiges Praktizieren einer bewussten Bewegungspraxis justiert das Gefühl für das eigene Selbst immer feiner. Damit spüren wir viel klarer und deutlicher, welcher Typ Nahrung uns bekommt und welcher uns ganz wortwörtlich schwer im Magen liegt.

Den Nahrungs- und Rezeptteil dieses Buches verbindet mit der Atem-, Bewegungs- und Meditationspraxis ein gemeinsames Ziel: Über die Reduktion auf das Wesentliche schaffen wir eine Plattform, auf der unser Geist, unser Körpergefühl und unsere Sinneswahrnehmungen ihre Eindrücke in größtmöglicher Klarheit gewinnen. So lernen wir Geruch, Geschmack und Textur eines jeden einzelnen frischen und vollwertigen Lebensmittels neu schätzen, spüren uns als Teil des jahreszeitlichen Rhythmus. Mit meiner Arbeit, meinem Unterricht, meinen Seminaren, meinen Büchern möchte ich Menschen stärken, zu ihrer Mitte führen. Und aufzeigen, wie es sich anfühlt, bei sich selbst zu sein, in sich hineinhorchend, ankommend. Mit Freude am Weg und mit Genuss.

Auf den folgenden Seiten stelle ich einen kleinen Grundbaukasten vor, mit dem sich alle in diesem Buch beschriebenen Rezepte mit geringem Aufwand zubereiten lassen. Zögere nicht zu experimentieren! Das gilt für die Menge der aufgeführten Gewürze und ebenso für alternative Zutaten, teilweise bereits im Rezept benannt. Ich lade dich ein, die Rezepte als eine Plattform zu nutzen, zum Entdecken einer frischen, reduzierten, genussreichen Art, zu kochen und zu essen, in direkter Verbindung mit den Qualitäten der einzelnen Jahreszeiten.

Und noch ein Tipp: Nimm dir gezielt die Zeit in der Küche und am Tisch, ungestört, bewusst. Und vor allem: Koste, genieße, lasse es dir schmecken.

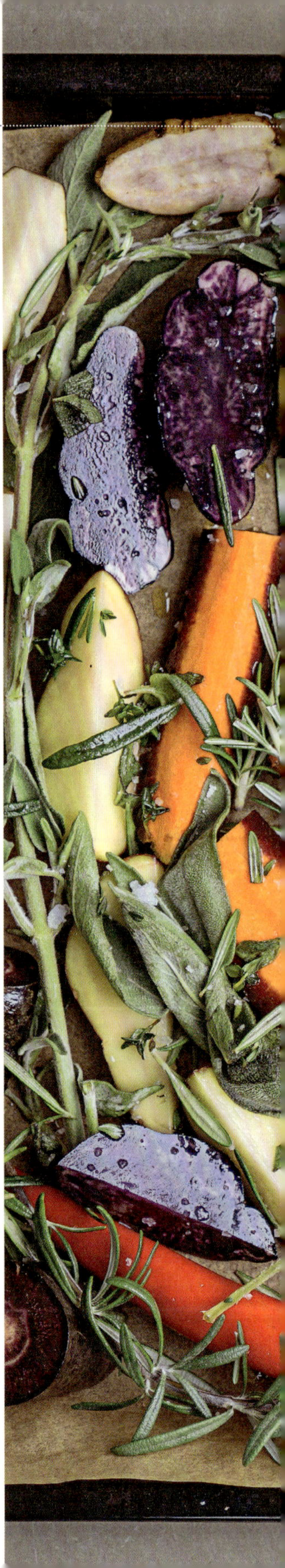

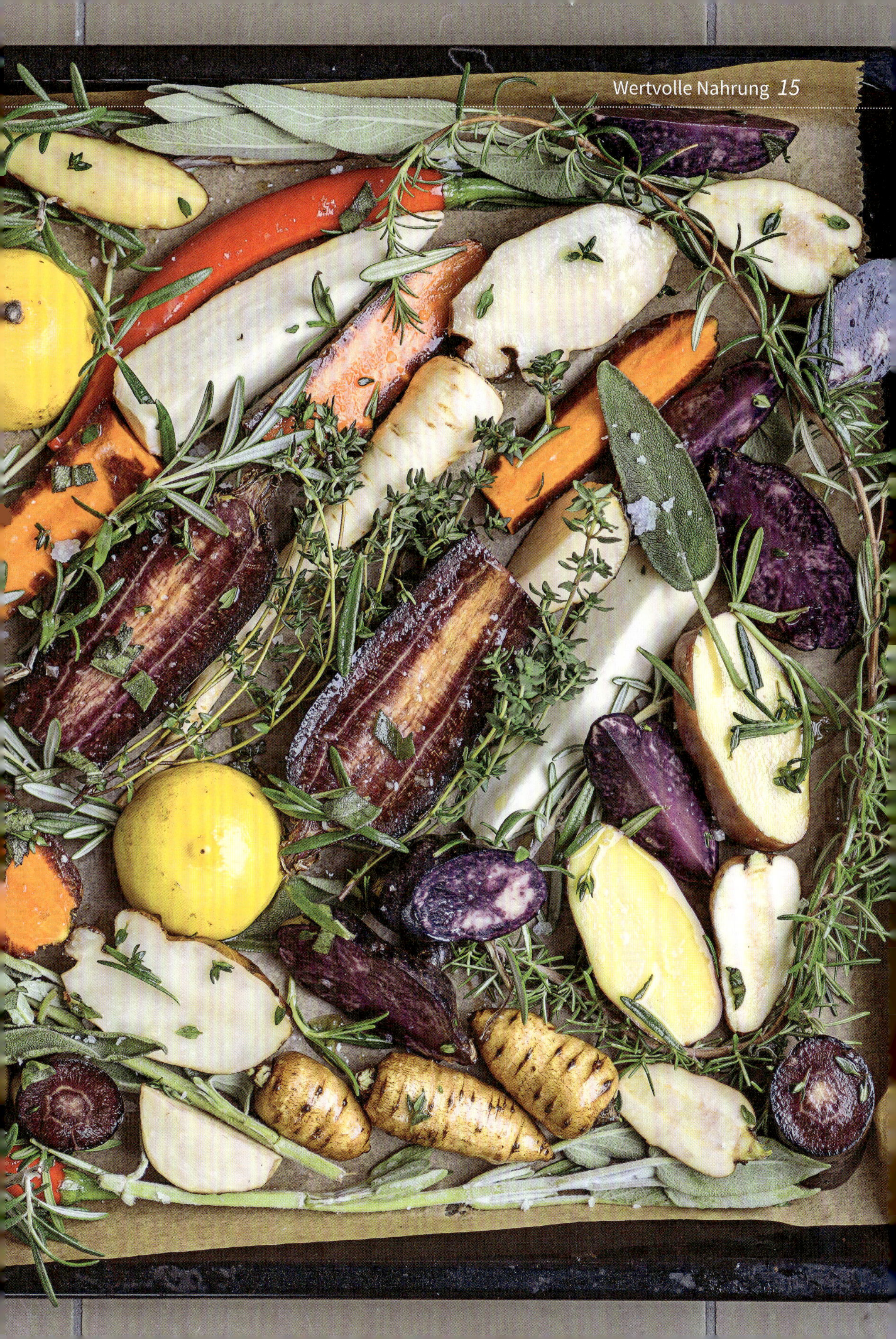

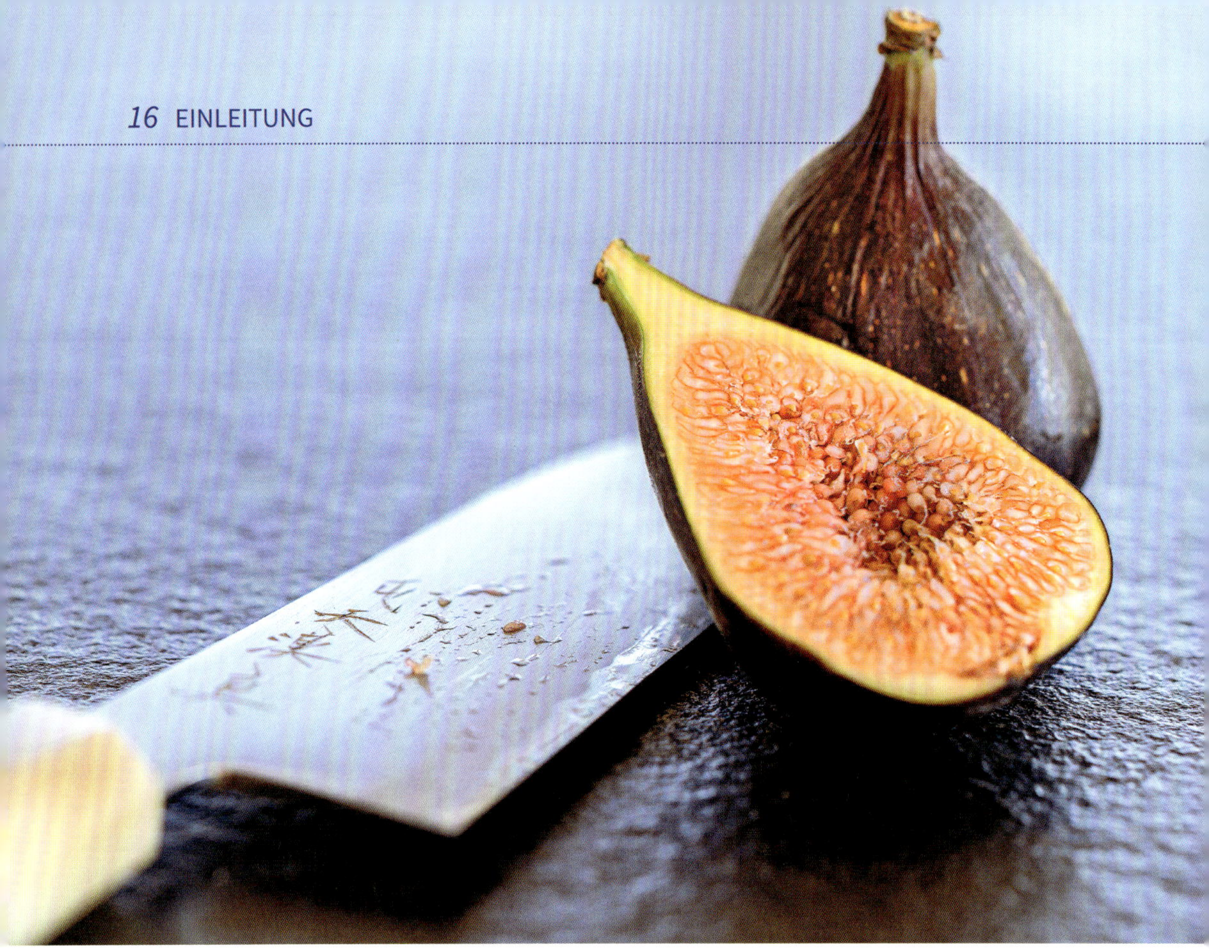

Mit einem Grundbaukasten starten

Beim Einkaufen unserer Nahrungsmittel wollen wir Qualität, wollen wir Frische. Ich achte darauf, »lebendige« Nahrung, lebendiges Wasser einzukaufen. Bei den Gewürzen ist es nicht anders: Bio-Qualität soll es sein, sonst nehme ich ein heilwirksames Lebensmittel zu mir, das mir unerwünschte Nebenwirkungen ins Haus bringt, weil es möglicherweise belastet ist mit Pestiziden, Insektiziden etc.

Ich achte beim Zubereiten meiner Nahrung darauf, dass mein Werkzeug eine gute Qualität mitbringt, reparabel ist, möglicherweise in einem kleinen Betrieb hergestellt, dessen Arbeitsplätze ich mit meinem Erwerb erhalten helfe. Wir können viel lernen, wenn wir uns die japanische Küche etwas genauer anschauen, die ja seit Jahrhunderten viel mit frischen, ungegarten Zutaten hantiert. Japanische Messer beispielsweise haben den Ruf, besonders scharf und schnitthaltig zu sein. Das hat direkt mit einer Detox-Qualität zu tun: Gemüse oder frischer Fisch sollte am besten mit einer beidseitig geschliffenen, extrem scharfen Klinge »ziehend« geschnitten werden (einseitig geschliffene Klingen sind eher zum »Abspalten« von sehr festem Schnittgut wie Rettich oder Kürbis geeignet). Dabei gleitet die Klinge durch das Schnittgut und verschließt die Poren direkt wieder. Das Schnittgut weist durch den glatten Schnitt die geringstmögliche Oberfläche auf, an der Sauerstoff oxidierend wirksam werden kann, bevor die Nahrung den Gaumen erreicht. Ein minderwertiges Messer »reißt« hingegen eher durch die Struktur, die Oberfläche sieht faserig offen aus – und oxidiert entsprechend schnell. Ich arbeite mit einem universellen, mittelgroßen Santoku aus Zweilagenstahl und einem kleinen japanischen Gemüsemesser. **Tipp: Diese Messer niemals in die Spülmaschine geben, da der superscharfe, doch rostende Kohlenstoffstahl Schaden nehmen würde und das Holz der Griffe die massive Nässe nicht gut verträgt. Die Messer am besten gleich nach Gebrauch unter fließendem Wasser lauwarm abspülen und sofort abtrocknen.**

Am wichtigsten finde ich regionale Frische und Bio-Qualität

Dazu verwende ich ein Schneid-/Hackbrett aus Eichenhirnholz und fast immer den Wok, der innen eine Glaskeramik-Beschichtung mitbringt und keine Beschichtungs-Chemie an das Gargut abgibt. Für gute Qualität entscheide ich mich auch bei den Gewürzen und bei allen anderen Bausteinen meines Baukastens: Die Sojasauce »Strong Tamari«, die bei mir weitgehend das Salz ersetzt, kaufe ich in der 1-Liter-Flasche und fülle damit eine kleine Ausgießkaraffe auf. Bei den Ölen achte ich auf gute Qualität und nehme lieber kleinere Flaschen, damit das Öl seine Eigenschaften bewahren kann. Wichtig: Mach dich vor dem Experimentieren damit vertraut, welches Öl wie viel Hitze verträgt. Insgesamt achte ich darauf, möglichst nur für den Gebrauch des aktuellen Tages einzukaufen.

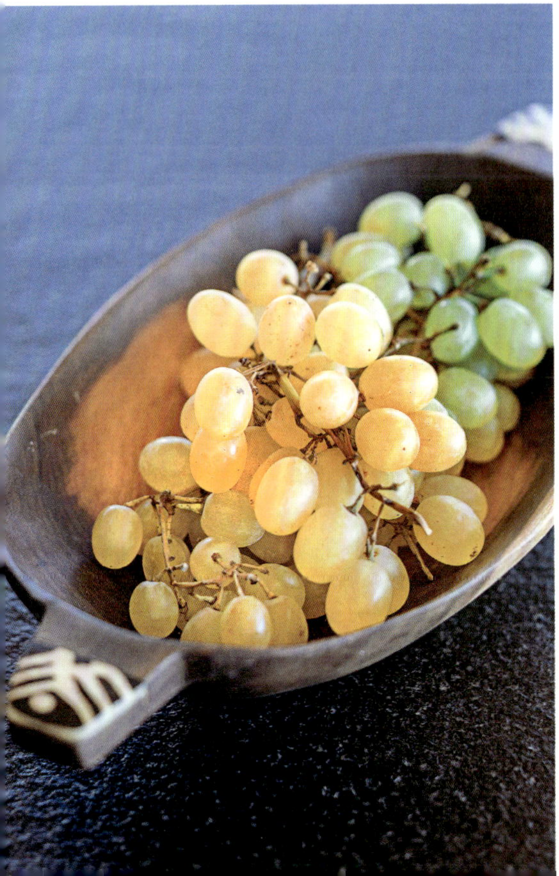

WOMIT DU GUT STARTEST

Obst und Gemüse: *frisch, Bio, optimalerweise in Jahreszeit/Region verfügbar*
Kräuter: *so frisch wie möglich ans Essen*
Gewürze: *unbedingt Bio, siehe nächste Seiten für Grundbaukasten*
Salz: *Strong Tamari, Steinsalz*
Salatöle: *Olivenöl extra vergine, Walnussöl, Kürbiskernöl*
Bratfette: *Olivenöl extra vergine – leichte bis mittlere Hitze, Kokosfett – leichte bis starke Hitze*
Messer: *möglichst scharf/schnitthaltig*
Pfanne/Wok/Töpfe: *gut hitzeverträglich, möglichst ohne abriebgefährdete Beschichtungen*

Mungbohnen

Nach 48 Stunden Einweichen in kaltem Wasser mit Sonnenlicht-Aktivierung auf der Fensterbank (siehe Rezept auf S. 46) hat die kleine, steinharte Mungbohne ihr Volumen vervielfacht. Die sodann frisch-knackig-nussigen Mungbohnen lassen sich aus kleinem Vorrat im Kühlschrank spontan sehr vielfältig kalt, lauwarm oder warm zubereiten. Ideal zum Erschmecken der kleinen Detox-Künstler: ein Schälchen Bohnen mit etwas Limettensaft und Tamari beträufeln und direkt als gesunden Snack verspeisen – entschlackt und stärkt das Immunsystem.

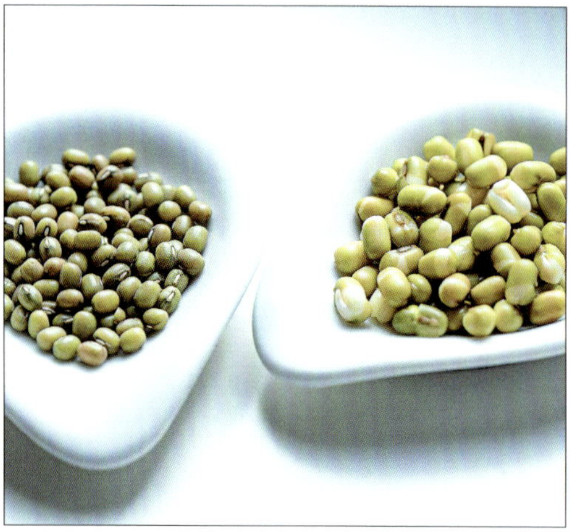

Frische Ingwerwurzel

Die frische Wurzel stärkt das Immunsystem und hilft, Infekte aller Art abzuwehren. Im Salat spendet Ingwer eine aromatische Schärfe, die umso prägnanter ausfällt, je frischer die Wurzel. Ingwer schafft zusammen mit fein geschnittener Fenchelknolle schöne Röstaromen im Wok für später hinzugegebenes Gemüse und ersetzt damit effektiv die schwer verdauliche Zwiebel. Dünne Ingwerscheiben aufgegossen mit heißem Wasser ergeben einen wärmenden Tee, der zusammen mit etwas Zitrone hervorragend eine beginnende Erkältung abzuwehren hilft.

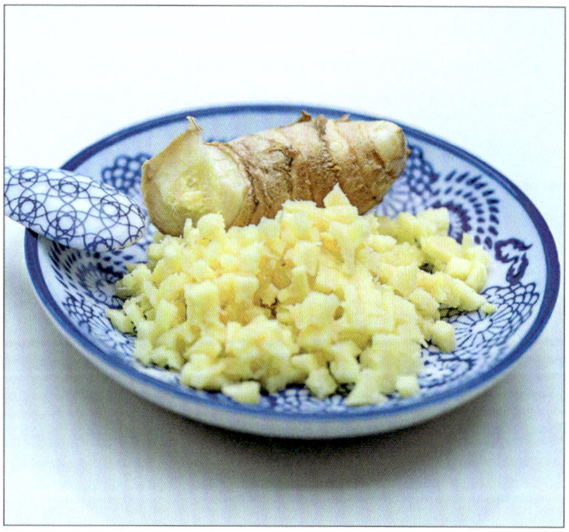

Kreuzkümmel/Cumin

Kreuzkümmel ähnelt dem in unseren Breiten so vertrauten Kümmel nur äußerlich und wird auf der ganzen Welt als aromatisches Gewürz und als Verdauungsschmeichler geschätzt. Auch wird dem Kreuzkümmel nachgesagt, dass er Unzufriedenheit auszugleichen hilft. Diverse Curry-Kreationen, Chili con Carne, ayurvedisches Dhal oder nordafrikanisches Harissa: Alle profitieren von diesem pikanten Universalgenie. Das vorsichtige Anrösten in der Pfanne setzt sein feines Aroma frei.

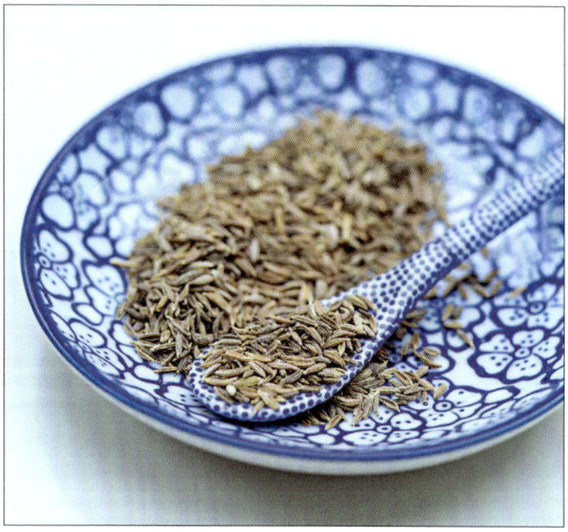

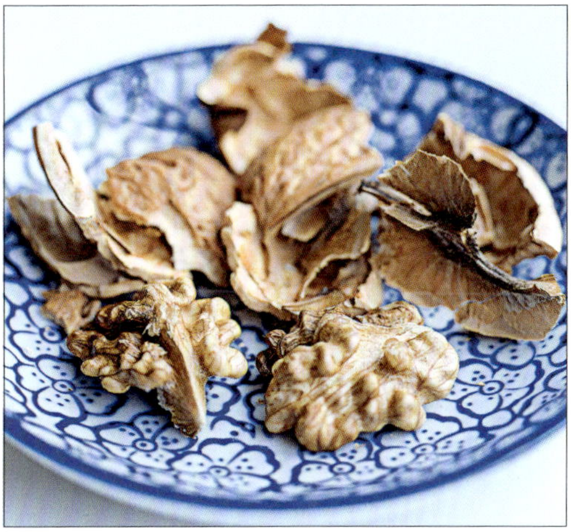

Nüsse und Kerne

Nicht nur als Toppings (siehe unten) eignen Nüsse und Kerne sich hervorragend, sondern auch direkt als Energiespender für zwischendurch. Die Walnuss deutet es mit ihrer Form schon an: Unser Hirn liebt die Wirkstoffe, die sie beim Verzehr freisetzt. Weitere Nusssorten mit höchst willkommenen Nebenwirkungen sind: Cashewkerne, Macadamianüsse, Paranüsse, Haselnüsse, Pinienkerne, Sonnenblumenkerne, Kürbiskerne, Mandeln. Bitte zügig aufbrauchen, damit ihre kostbaren Fettverbindungen nicht ranzig werden.

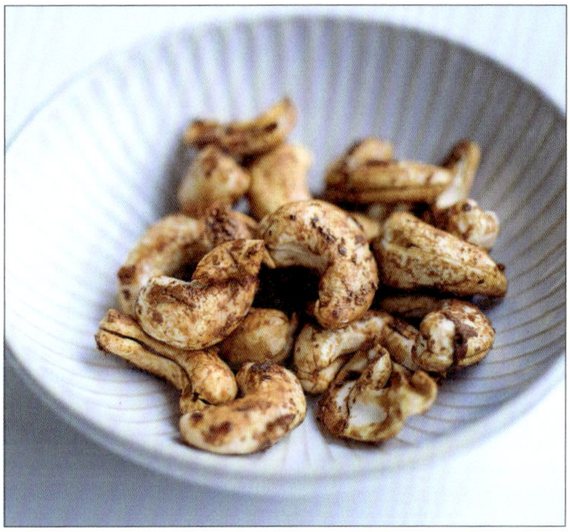

Tamari-Nuss-Topping

Cashews, Walnüsse, Kürbiskerne: Alle drei eignen sich bestens als Topping für Suppen, Salate oder Currys (gemischt sind sie auch köstlich als Appetizer): die Nüsse mit wenigen Tropfen Öl anrösten, bis sie Farbe angenommen haben, dann mit Strong Tamari ablöschen, Hitzezufuhr abstellen und weiterrühren, bis alle Flüssigkeit verdampft ist.
Von den beiden traditionellen japanischen Soyasaucen verwende ich ausschließlich die glutenfreie (Strong) Tamari zum Salzen, weil die Shoyu Weizen enthält.

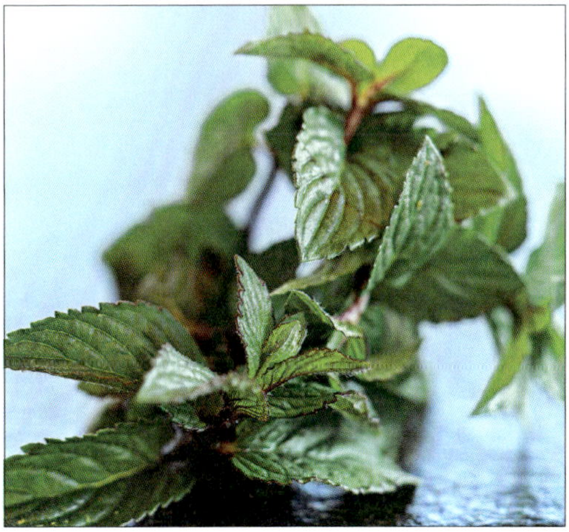

Frische Kräuter

Thymian, Rosmarin, Basilikum, Salbei, Minze, Zitronenmelisse, Oregano …: Frische Kräuter als Deko auf dem angerichteten Essen sehen nicht nur schön aus und duften appetitanregend, sondern ergänzen unsere Mahlzeit mit einer Vielfalt von heilkräftigen Wirkstoffen und ätherischen Ölen. Am besten die Kräuter erst direkt vor dem Servieren über das Essen zupfen oder nur kurz zuvor hacken bzw. fein schneiden und am Tisch über das Essen streuen.

Nahrung für zu Hause: möglichst immer frische Zutaten frisch zubereiten

Mittlerweile bietet der Marktstand bei mir in der Nähe fast alle Gemüse und Obstsorten auch in Bio-Qualität an. Das hat mein Einkaufsverhalten weiter zugunsten absolut frischer Lebensmittel verändert. Der Bio-Supermarkt sieht mich einmal die Woche für den großen Einkauf, dann hole ich mir möglichst täglich meine Ration Frische am Markt und genieße sie, ohne dass sie den Kühlschrank von innen gesehen hat. Tomaten und nachreifende Avocado mögen es eh nicht in seiner dunklen Kälte. Um ein Nachreifen zu beschleunigen, lege ich einfach einen Apfel neben unreife Früchte. Die Analogie für die Frische ist eigentlich eine sehr einfache: Wir wünschen uns frische, giftfreie Zellen im Körper, die sich mit Wasser durchspülen und füllen lassen, gut erneuern können und vor Energie nur so strotzen: Dazu sagen wir dann »jugendliche Haut«. Was läge näher, als unsere Energie aus ebensolcher Nahrung zu gewinnen: Lebendig, möglichst im Sonnenlicht gewachsen, mit natürlichen Genen, herangezogen ohne Pestizide, Insektizide und andere Toxine, gefüllt mit Lebenskraft und voller Vitamine, Mineralstoffe und sauberem Wasser. Mit einer Zubereitung der frischen Zutaten möglichst kurz vor dem Verzehr zögere ich die unausweichlich einsetzende Oxidation an den Schnittflächen möglichst lange hinaus. Das gilt auch für meine erste Mahlzeit am Tag: Ich frühstücke meistens Obst mit einem frischen Saft oder Tee. Gluten wiederum steht im Verdacht, Haut- oder Darmprobleme zu verursachen – den enorm hohen Klebereiweißgehalt moderner Weizensorten kann man vermeiden, indem man auf nahrhaftes, gesundes Urgetreide zurückgreift, Dinkel-, Roggenmehl oder Gerste statt Weizen verwendet.

Einfach anfangen: der erste und der wichtigste Schritt.

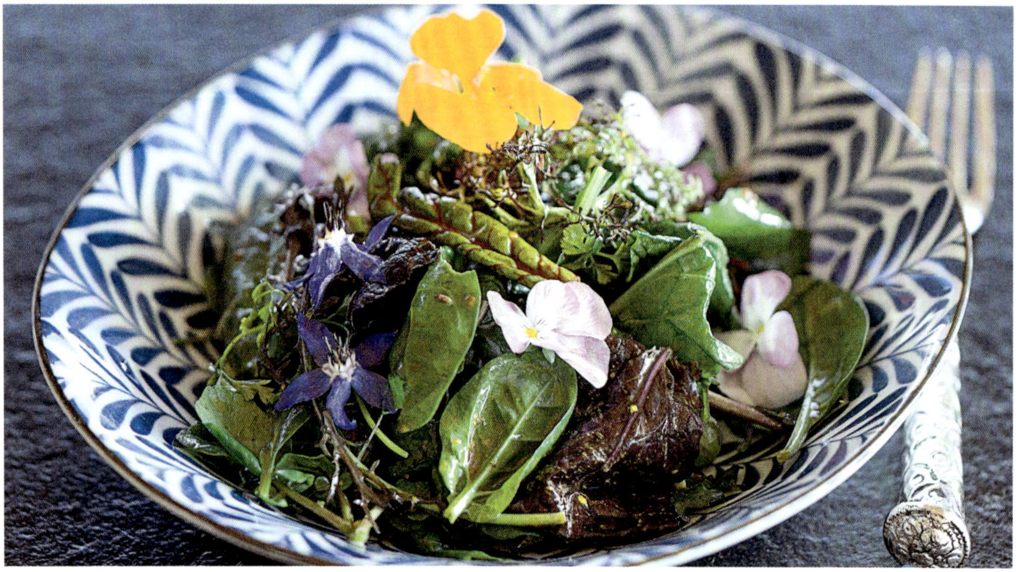

Bis auf wenige Ausnahmen mit glutenfreien Kreationen (Chia-Lupine, Sonnenblumenkerne, Quinoa, Kartoffeln, Mais) ersetze ich Brot (und Nudeln) durch Waffeln aus Reis, Quinoa, Amaranth oder Mais. Eine glutenfreie Ernährung gibt mir mehr Energie, sorgt für eine viel ausgeglichenere Verdauung und schenkt meiner Haut und meinen Augen mehr Klarheit und Leuchtkraft.

Nahrung für unterwegs oder fürs Büro: vorausschauend planen mit Baukastensystem

Unterwegs und im Arbeitsalltag fällt es uns häufig am schwersten, einen neuen Nahrungsansatz konsequent zu leben. Das Wichtigste ist aus meiner Sicht der Start: einfach anfangen – statt Kantinenbesuch lieber selbst Essen mitnehmen, auf Ausflüge ein Taschenmesser und rohes Gemüse einpacken. Den Salat hält etwas Limettensaft am Dressing frisch, bis er Löffel oder Gabel sieht.

Sowohl mit den vorgekeimten Mungbohnen (siehe Rezept auf Seite 46) als auch mit vorgekochten Linsen oder Bohnen – von Letzteren bereite ich meistens gleich ein ganzes Päckchen von 500 Gramm zu, um mir damit jederzeit einen weiteren frischen Salat anzurichten (siehe Linsensalat auf Seite 74) – lassen sich flugs frische Portionen Salat für unterwegs im Glas mitnehmen. Oben ins Glas lege ich dann gerne einen kleinen Bund gemischter Kräuter: Dort bleiben sie frisch und ich beiße dann einfach beim Löffeln aus dem Glas immer wieder einen Bissen vom Strauß ab. So serviert auch mein Lieblingsvietnamese ums Eck seine Reisnudelschalen: mit einem frischen, aromatischen Kräuterstrauß zum Hineinbeißen – ein genialer Detox-Ansatz.

Die Rezepte für Salate und Suppen in diesem Buch sind alle gut geeignet für unterwegs und stellen immer auch eine Art Ausgangsbasis zum eigenen Experimentieren dar: sei kreativ, wandle ruhig etwas ab und kreiere deine eigenen Lieblings-Detox-Rezepte.

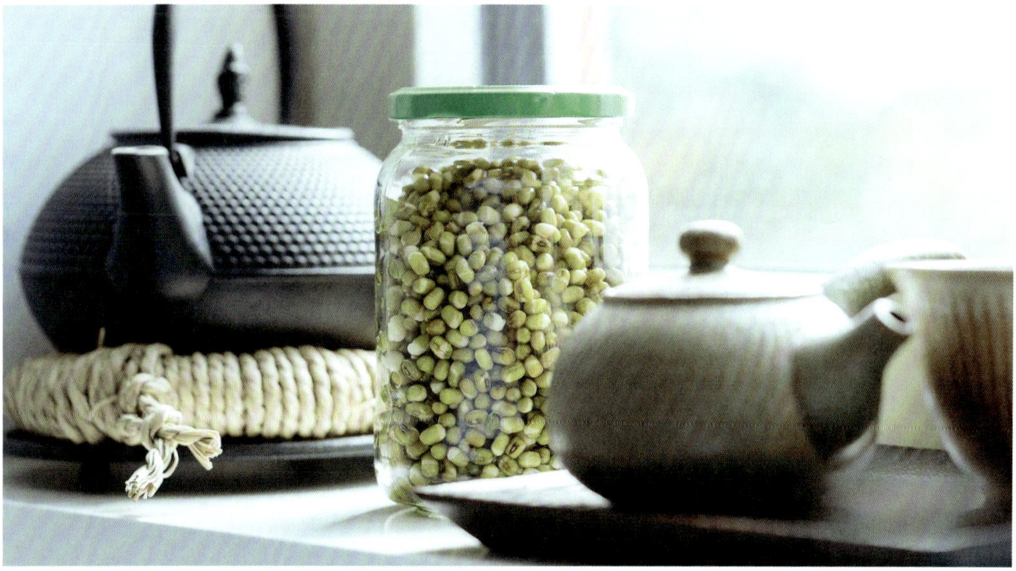

Wasser: Dein Lebenselixier

Wir kommen aus dem Wasser, wie alles Leben auf diesem Planeten. Von dort bringen wir 80 Prozent Wasseranteil an der Körpermasse mit. Wasser haben wir in jeder Zelle, nur trocknet es langsam über den Verlauf unseres Lebens hinweg aus: Um diesen Prozess so weit als möglich zu verlangsamen, ist es wichtig, ausreichend hochwertiges Wasser zu trinken. Wassermangel lässt das Blut dickflüssiger werden, wodurch es unser Hirn nicht mehr so gut mit Sauerstoff versorgen kann. Umgekehrt: Ein gesunder Wasserkonsum hält das Gehirn fit, unterstützt unsere Konzentration.

Zwei Liter hochwertiges Wasser täglich sollten es sein: möglichst ein »lebendiges Wasser« aus artesischen Quellen, das in der Lage ist, unsere Zellen zu durchspülen, sie zu reinigen, statt dort etwas einzulagern. Artesische Quellen sprudeln durch Eigendruck an die Oberfläche, als »reifes Wasser«, das nach einem langen Sickern durch viele Gesteinsschichten jetzt wieder gereinigt zur Oberfläche quillt. Im Südosten Deutschlands sprudeln Quellen, deren Wasser teilweise mehrere hundert Jahre für einen Reifezyklus braucht: Der Regen zu dieser Zeit enthielt noch keine sauren Stickoxide und in der Landwirtschaft wurde noch nicht mit Phospor und mit Nitraten gedüngt. Oberflächen- und Abwasser wiesen noch keine Antibiotika- oder Hormonrückstände auf. Eine kurze Internetrecherche zum Thema artesische Quellen und lebendiges Wasser zeigt dir die in deiner Region verfügbaren Quellen.

Daher rate ich auch ausschließlich zu Wasser aus Glasflaschen: Wer hier zögert, der recherchiere das Thema Weichmacher und entscheide dann, ob er Substanzen aus der Verpackung mit zu sich nehmen will. Der eigene Geschmackstest ist aus meiner Sicht auch für Wasser die Methode der Wahl: Mein Körper sagt mir genau, was gut ist für mich. Generell ist meine Erfahrung: Lebendiges Wasser kippt nicht, hält sich auch geöffnet lange Zeit, totes Wasser fängt nach einigen Tagen an zu stinken. Für mich darf es ein an Mineralien armes Wasser sein (die nehme ich lieber über frische, lebendige Nahrung zu mir), denn das Wasser soll viel aufnehmen können in meinem Körper und hinausbringen, ihn beim Entgiften unterstützen.

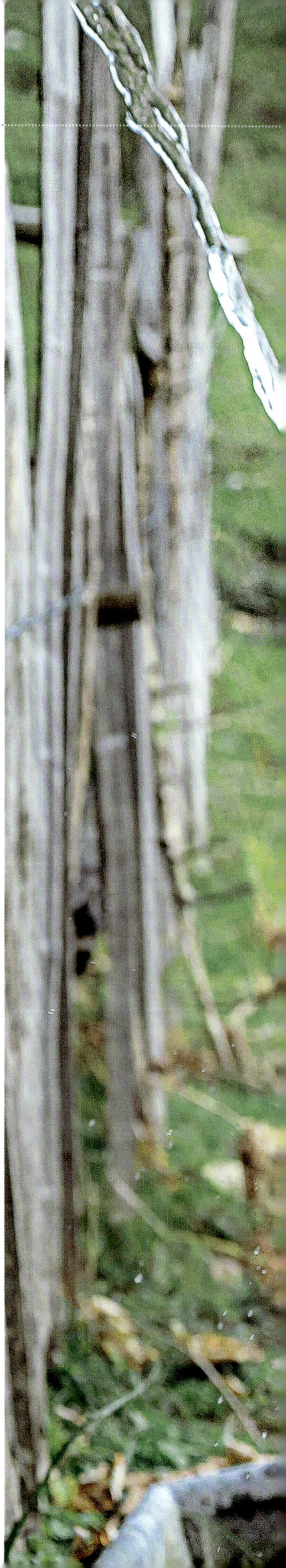

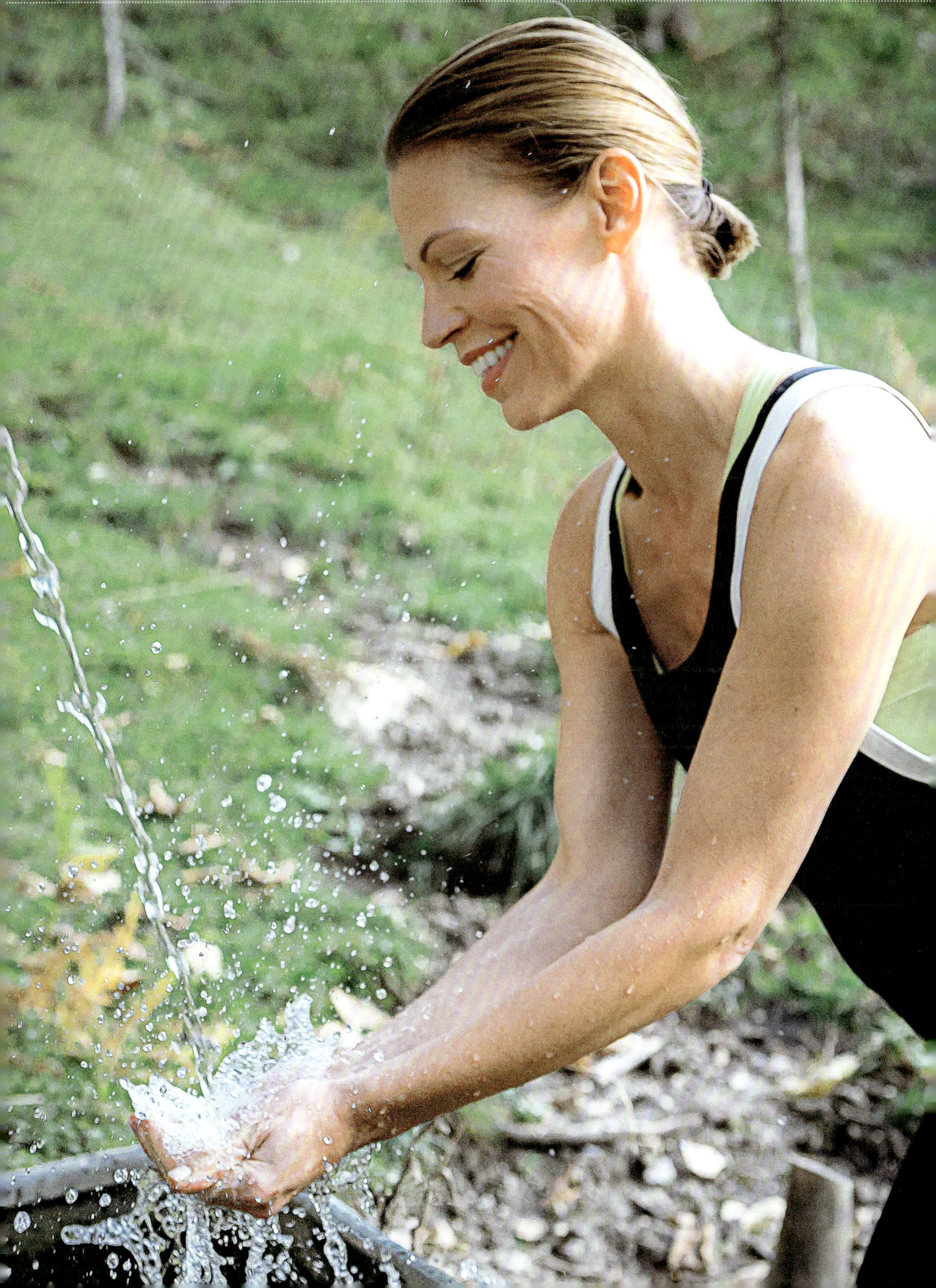

Rituale strukturieren Übergänge, helfen beim Ordnen und Loslassen

Mit Ritualen strukturiere ich Übergangserfahrungen im Jahreskreis. Wann immer die Jahreszeit wechselt, am Ende eines jeden jahreszeitlichen Kapitels, findest du ein Ritual, eine einfache Übung, die zum bewussten, achtsamen Wahrnehmen anleitet, als Ausgangsbasis für dein vielleicht ganz eigenes Übergangsritual. Nimm dieses Rituale als Anregung für deine persönliche Abfolge von Schritten an der Nahtstelle zwischen zwei Vierteln im Jahreskreis, die dich innehalten lassen, dich in Kontakt bringen mit dir und der dich umgebenden Natur. Das Ritual bietet dir Gelegenheit zum strukturierten Zurückschauen, Ordnen, Loslassen. Die innewohnende Ordnung hilft im nächsten Jahr, das Ritual vom Vorjahr zu erinnern, in ähnlicher oder gleicher Struktur zu wiederholen, und hilft so, den Blick auf die eigene Entwicklung zu weiten, die Veränderung zu spüren, sie zu integrieren.

Woher komme ich? Wohin gehe ich? Was sind meine Ziele? Diese Fragen lohnt es sich, von Jahr zu Jahr wiederholt, auf den eigenen Lebensweg bezogen zu stellen und sich zu beantworten. Woraus schöpfe ich Kraft, was wünsche ich mir für meinen weiteren Weg, was möchte ich zurücklassen, in Dankbarkeit für empfangene Impulse? Je leichter es mir zunehmend fällt, mich bei der mich umgebenden Natur zu bedanken – für Licht, Luft, Nahrung, Wasser, Sinneseindrücke, Erfahrungen –, umso leichter fällt es mir auch, diesen Dank still meiner Familie, meiner Umwelt, meinen Kollegen, Freunden wie Feinden zu senden, die meinen Weg durch ihre ganz eigenen Gaben und Aufgaben beeinflussten, in Form von Herausforderungen, Inspirationen, Ermunterungen, Konfrontationen, Liebesbekundungen, Irritationen, als Rücken- oder Gegenwind.

Wir sind die Summe all unserer Erfahrungen, Handlungen, Gedanken und Träume. Und noch etwas mehr. Und genau da hinein spüre ich mit meinem Ritual, Übergang für Übergang, Jahr für Jahr.

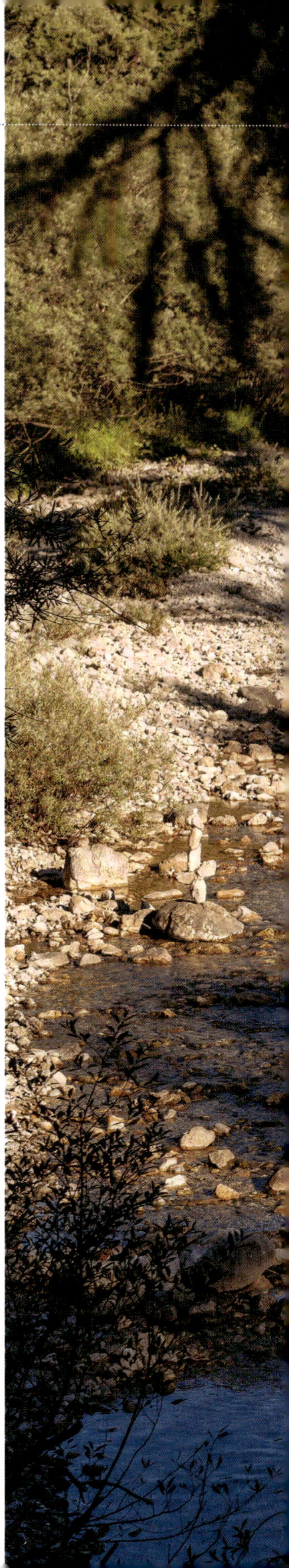

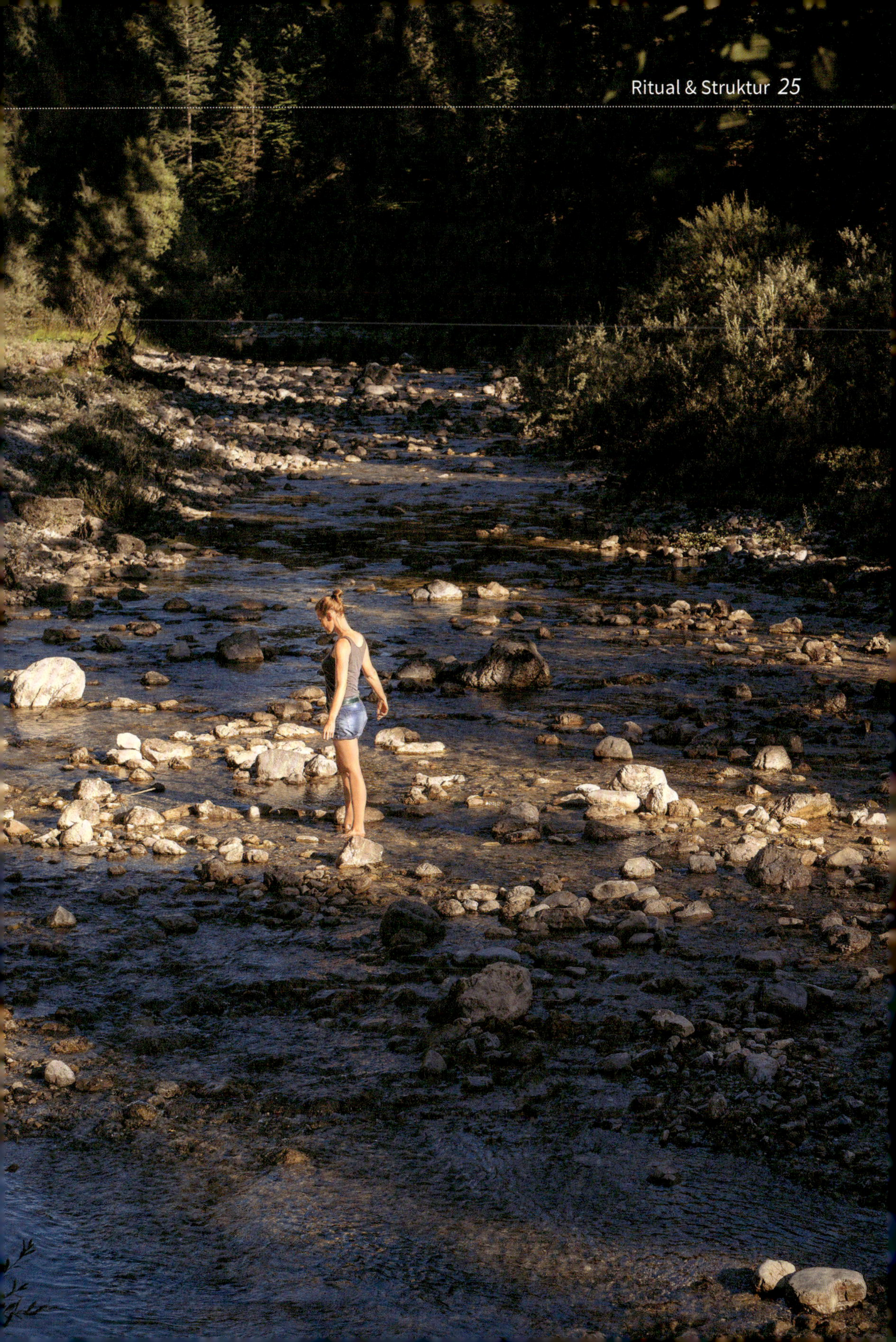

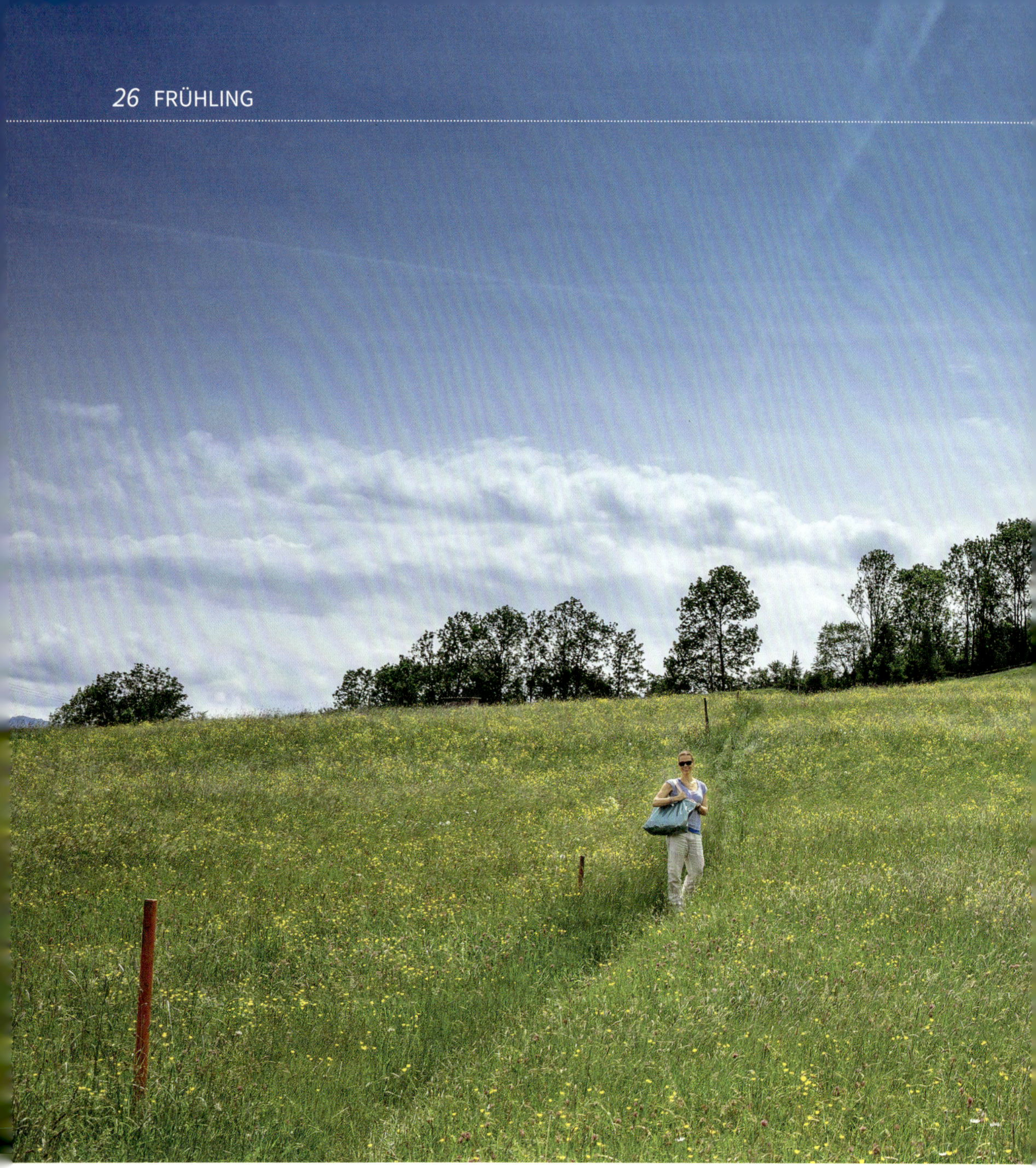

Frühling: Anfang, Neubeginn

Mit Frühlingsanfang um den 21. März genießen wir bereits die ersten warmen Stunden, schneefreien Tage, lauen Wind, die ersten Sonnenstrahlen auf unserer Haut. Rings um uns erwacht die Natur zu neuem Leben.

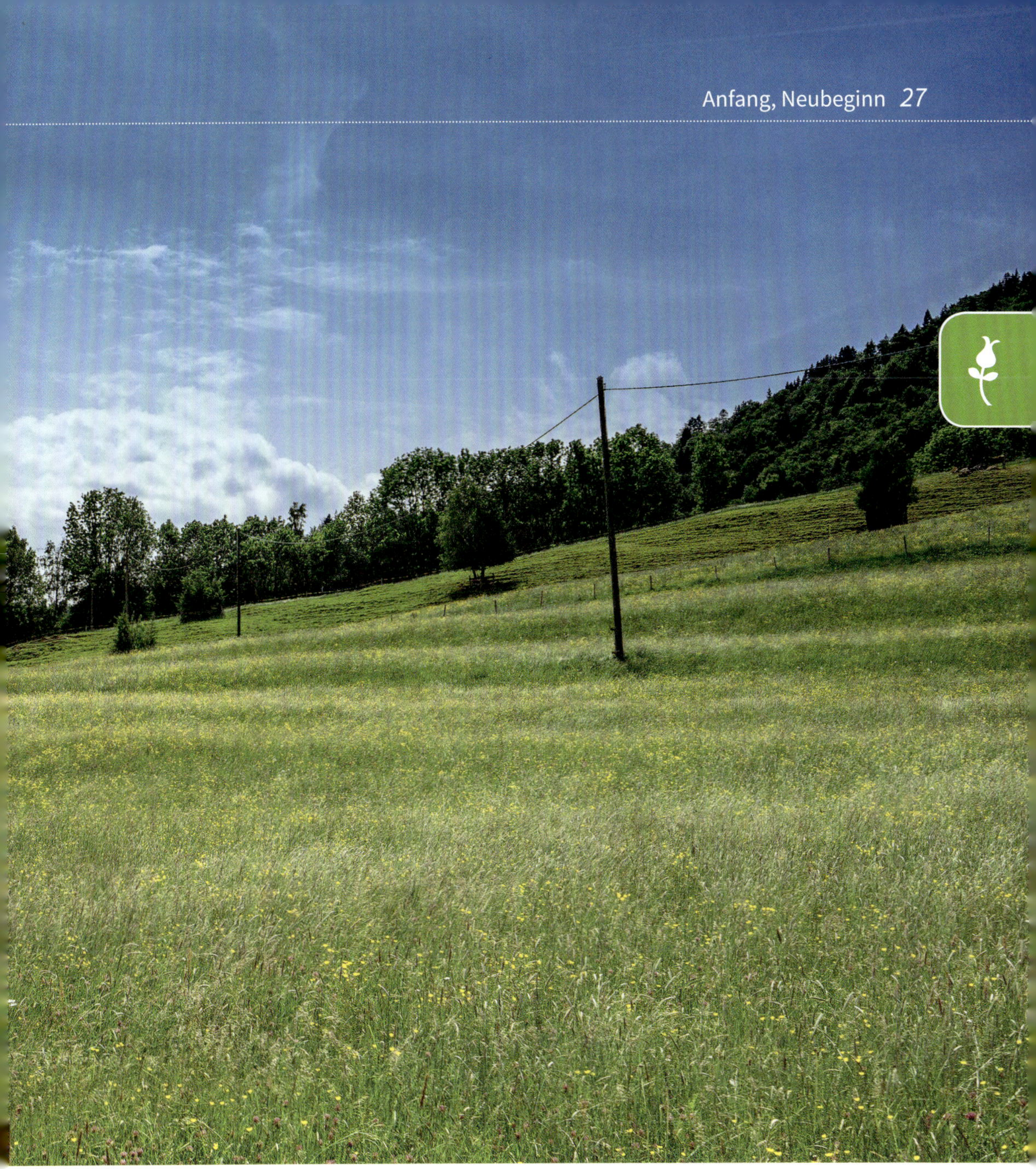

Von noch immer ab und an beißenden Minusgraden unbeeindruckt, finden die zarten grünen Spitzen von Schneeglöckchen, Märzenbechern und Krokussen ihren Weg ans Licht. Eis und Schnee wandeln sich zu Wasser, die Erde zeigt sich weich, vollständig durchfeuchtet. Winterschläfer erwachen, überall regen sich Frühlingsgefühle. Kreativität und frischen Schwung trägt der Frühling jetzt in alle Bereiche unseres Lebens.

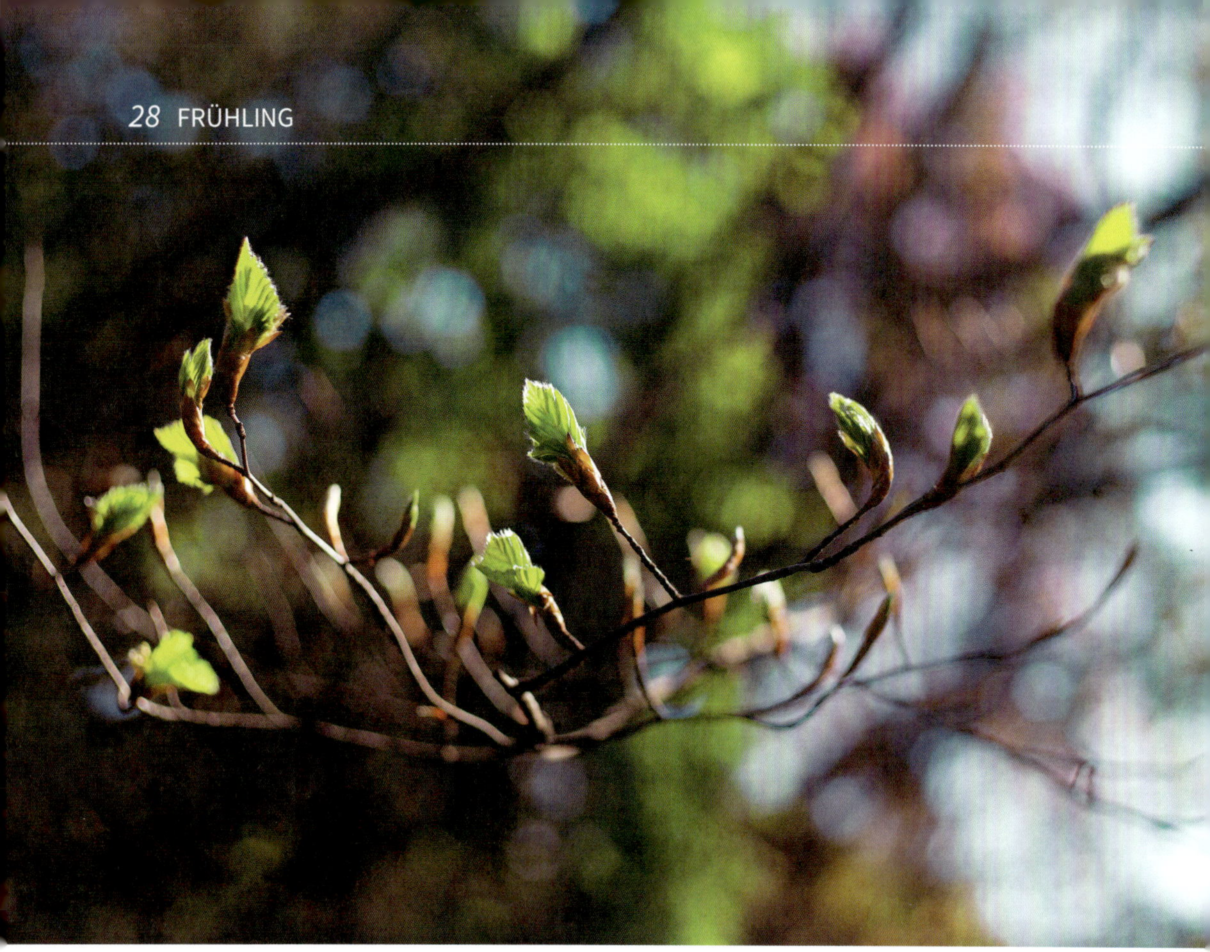

Ziele formulieren, neugierig und kreativ

Jeder Neubeginn muss sich gegen das Alte durchsetzen, auf dessen Nährboden wachsen. Das Drängen und Durchdringen der rings um uns erwachenden Natur motiviert uns, unser Leben »entgegen der Schwerkraft« neu zu ordnen.

Als Inbegriff von Neuanfang und Neubeginn des Lebens, von Wachstum und Entfaltung drängt der Frühling kraftvoll durch die Winterstarre, startet einen neuen Zyklus im Jahreskreis. Alle Kraft, die während des Winters ruhte, drängt jetzt nach oben, zum Himmel. Die Laubbäume holen langsam das Wasser aus der Erde zurück in Äste und Zweige, bald treibt frisches Blattgrün ans Licht.

Neugierig stellen wir uns den eigenen Fragen nach Ziel und Bestimmung in unserem Leben, nach unserem Weg. Dabei hilft uns die Einsicht in ein Prinzip der systemischen Sichtweise: Sobald wir einen Faktor im System verändern, ändert sich das gesamte System. Das kann uns den Druck nehmen zu glauben, wir müssten alles auf einmal ändern, um unsere Ziele zu verfolgen und zu erreichen.

Es lohnt sich jetzt enorm, die nach oben und außen gerichtete Kraft des Frühlings auch in uns zu erkennen, zu nutzen und zu kultivieren. Eine jahreszeitlich ausgeglichene Energie zeigt sich im Mut, an Grenzen zu gehen, Visionen zu formulieren und zu leben, noch ungenutzte Gaben und Talente zu wecken und zu verwirklichen.

Ohne Ziele, ohne Perspektiven, ohne Plan geraten wir leicht in Gefahr, in uns aufkommende Aggressionen, Wut, Ärger, Zorn oder Frustration aufgrund nicht eintretender Entwicklung (»es blüht nichts«) gegen den Nächsten zu richten oder gegen uns selbst. Ein treffendes Bild dafür ist das Kind, das frustriert die Burg des Sandkastenspielgefährten eintritt, weil die eigenen Eltern dessen kreative Bautätigkeit lobten und nicht die ihres Sprösslings.

Synchronisieren wir uns jetzt mit der Kraft des Frühlings, um unsere Vision, unsere Zielsetzung, unseren Lebensplan in den Fokus zu nehmen – das führt uns zu Zuversicht und einem Gefühl des Zuhauseseins, der Sicherheit.

Unser Körper reagiert jetzt auf das Winterende.

Auf der physischen Ebene sollten wir uns jetzt bewusst machen, dass unser Körper eine winterliche Zeit der Einkehr, eine kräfteschonende Ruhephase hinter sich hat. Unser Körper reagiert jetzt auf das Winterende und ist bereit zum Entgiften wie sonst nur im Herbst: Unser Gewebe ist überdurchschnittlich motiviert, Schlacken und Toxine abzugeben. Hochwertiges Wasser (Stichwort artesische Quellen), das in seiner Molekularstruktur fein genug ist, unsere Zellwände zu durchspülen, ist das beste Medium, sie zu lösen und abzutransportieren.

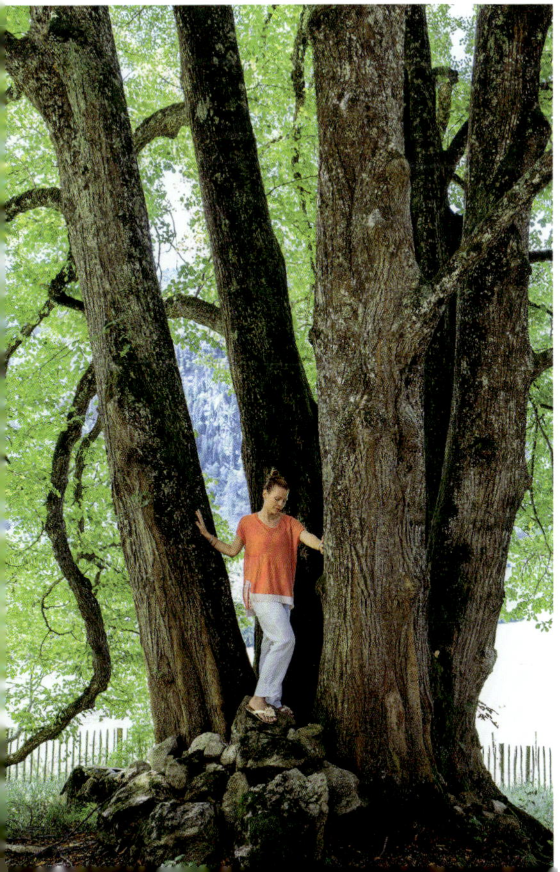

SCHWERPUNKTE IM FRÜHLING

Schlüsselreize: *Aufbruch, Neubeginn, Neuanfang, Visionen leben*
Element: *Holz (grüne Triebe, junges Holz)*
Organe: *Leber und Gallenblase*
Bewegungspraxis: *variantenreich, mutig, frei, fließend, dynamisch reinigend*
Energetisch-geistig: *klarer und ausgeglichener Geist*
Chance: *Ballast abwerfen*
Im Auge behalten: *Treffe ich klare Entscheidungen?*

Mit Detox-Bewegungspraxis Körpersäfte und -kräfte aktivieren

Für die Waldindianer im Nordwesten Amerikas ist der Bär ein Medizinkundiger ohnegleichen, dessen Verhalten sie über Hunderte von Jahren studierten. Erwachen Bär und Bärin aus dem Winterschlaf, hat sie mehr als ein Drittel ihres Gewichts im Schlaf verloren, er ein knappes Viertel. Ihre Körper verstoffwechseln in der Winterruhe Aminosäuren statt Harnsäure, wodurch ihr Organismus keinen Schaden nimmt, wenn sie erst im Frühling wieder Rückstände ausscheiden. Das erste, was die Bären dann in den Tagen nach dem Erwachen gezielt suchen und ausschließlich zu sich nehmen, ist blutreinigender, entgiftender Bärlauch. Wie für die Bären gilt auch für uns, die Zeit nach der Winterruhe für ein Reinigen der Körpersäfte und ein Reaktivieren der Körperkräfte zu nutzen. Im Frühling hat die Leber ihre aktivste Zeit im Jahreskreis. Der ganze Körper ist bereit, sich mit viel dynamischer Kraft von Altem zu befreien. Reinigende Detox-, Entschlackungs- und Entgiftungskuren wirken von März bis Mai am effektivsten. Dabei nimmt die Verdauung eine zentrale Rolle ein: Wenn sie gut funktioniert, können alle Gewebe entgiften, lassen sich Schlacken lösen, ohne dass sich neue einlagern, die die feinstofflichen Kanäle unseres Energiesystems blockieren und unsere Zellerneuerung ausbremsen.

> Dynamische Bewegungspraxis unterstützt die Entgiftung.

Eine dynamische Bewegungspraxis unterstützt jetzt kraftvoll unsere Entgiftung, die Wirbelsäule wird geschmeidig und beweglich in alle Richtungen. Fließende Elemente faszialer Praxis wechseln mit Selbstmassage und stimulierenden Drehhaltungen, aktivieren die Entgiftungsorgane Leber, Gallenblase, Nieren und das Lymphsystem. In diese Detox-Bewegungspraxis binden wir direkt die Vertiefte Atmung

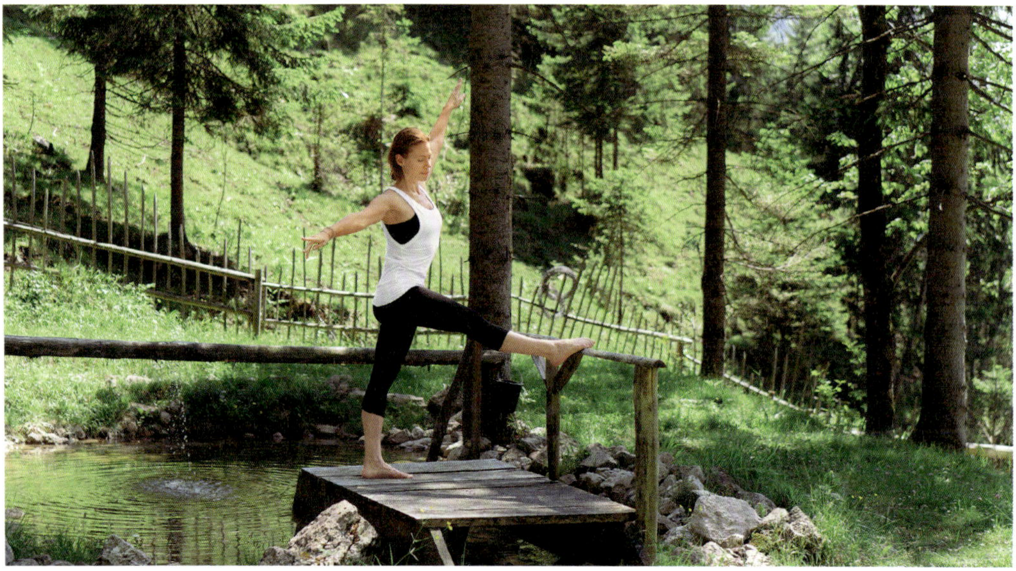

(Seite 32) mit ein. Das konzentrierte Atmen unterstützt die Entgiftung, massiert von innen heraus die Organe, hilft über das Ausstoßen verbrauchten Atems bei der Körperentsäuerung und regt über eine leicht erhöhte Sauerstoffaufnahme den Zellstoffwechsel, die Zellerneuerung an.

Einen fokussierten Geist, emotionale Ausgeglichenheit eratmen

Auch unser Geist möchte sich gegen Ende des Winters in stürmisch-lebendiger Aktivität von angesammelter Trägheit befreien. Gefordert ist nun die achtsame Hand des Reiters am Zügel der Gedanken. Lassen wir die Zügel lose, unseren Geist ohne jede Führung galoppieren in die Fülle frühlingshaften Fühlens, kann es passieren, dass wir abgeworfen werden, uns selbst torpedieren, mit Aggressionen verletzen, die sich gegen uns selbst oder unsere Nächsten richten, weil der Geist unreflektiert, ungezügelt, ungelenkt, ziellos in die Welt hinausagiert. Klare Ziele sind gefragt.

Anfang April, spätestens Anfang Mai greift der Bauer zur Schere und schneidet die Obstbäume zurück: entfernt Totholz, kappt nach innen, zum Stamm hin wachsende oder sich an benachbarten Ästen scheuernde Zweige. Die Luft kann so besser im Astwerk zirkulieren, die Gefahr des Stockens von Luft und Feuchtigkeit sinkt und damit auch das Risiko von Pilzbefall. Das Äquivalent für uns Menschen ist eine gründliche Darmreinigung, eine Frühlings-Detoxkur.

Für uns lohnt sich jetzt eine Bestandsaufnahme wie kaum sonst im Jahreskreis: Wo stehe ich? Gibt es Gewohnheiten, von denen ich mich trennen will? Ist mein Handeln von Mustern geprägt, die ich als nicht länger hilfreich erkenne? Was möchte ich an Ballast abwerfen, damit Platz frei wird für Neues: in Form von Erfahrungen, Einsichten, Sichtweisen, Erkenntnissen, Visionen, Zielen.

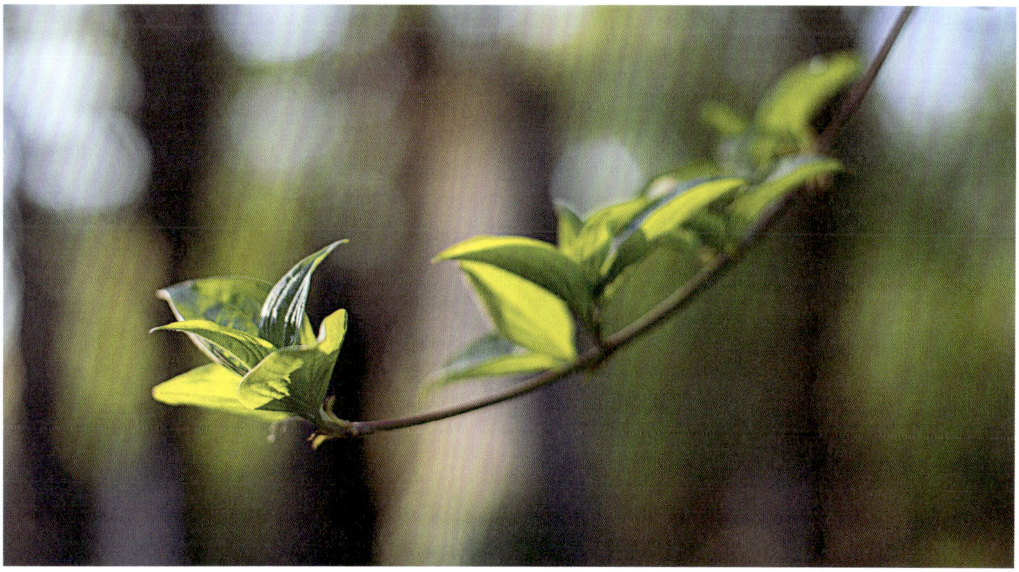

Frühlings-Pranayama: Vertiefte Atmung

Wir suchen uns einen ruhigen Raum, es kann auch gern der Garten, eine Wiese oder eine Waldlichtung sein, wo wir den Frühling spüren. Wichtig ist, dass dein Körper während der Atemübung warm bleibt. Sitze bequem, in einem Sitz deiner Wahl, die Schultern sind entspannt, der Rücken ist gerade. Eine Hand liegt locker auf der Brustmitte, die andere ruht sanft auf dem Bauch. Wir lenken den Atem bewusst durch die Nase in den Bauch, füllen dann den Brustraum, auch nach hinten zur Wirbelsäule und nach oben bis unter die Schlüsselbeine. Mit dem Atem strömt zusammen mit frischem Sauerstoff pure Lebensenergie (Prana) in den Körper. Atme 5 bis 10 Minuten durch die Nase ein und aus – finde deinen eigenen Atemrhythmus. Spüre bei jedem Ausatmen in deinen Körper hinein: Gibt es Stellen, die Festigkeit oder Enge rückmelden und bei denen du noch etwas mehr loslassen kannst? Visualisiere beim Loslassen genau jene Körperstellen. Verlängere sanft mit jeder Wiederholung dein Ausatmen.

Die Vertiefte Atmung fördert die Aufnahme und das Verteilen von Sauerstoff, massiert die Bauchorgane und unterstützt beim Entgiften. Das bewusst verlängerte Ausatmen durch die Nase zentriert den Geist, entspannt, beruhigt und hilft beim Entsäuern des Körpers. Auf emotionaler Ebene beginnt so ein Lösungsprozess, der angestaute oder blockierte Gefühle ins Fließen bringt, indem unser Atem schrittweise einen Prozess hin zu emotionaler Ausgeglichenheit in Gang setzt. Diese Atemtechnik eignet sich auch sehr gut zum Reduzieren eines erhöhten Stresspegels, wann immer wir das Gefühl haben, beim »Herunterfahren« Unterstützung zu brauchen.

Den größten Effekt hat diese Atemtechnik, wenn wir uns einlassen, mit Neugierde und Hingabe zu atmen, mit einem Fokus darauf, wo ich was wie spüre: eine Entdeckungsreise, die mit jeder Wiederholung neue Aspekte ans Licht bringt, neue Einsichten und Erkenntnisse.

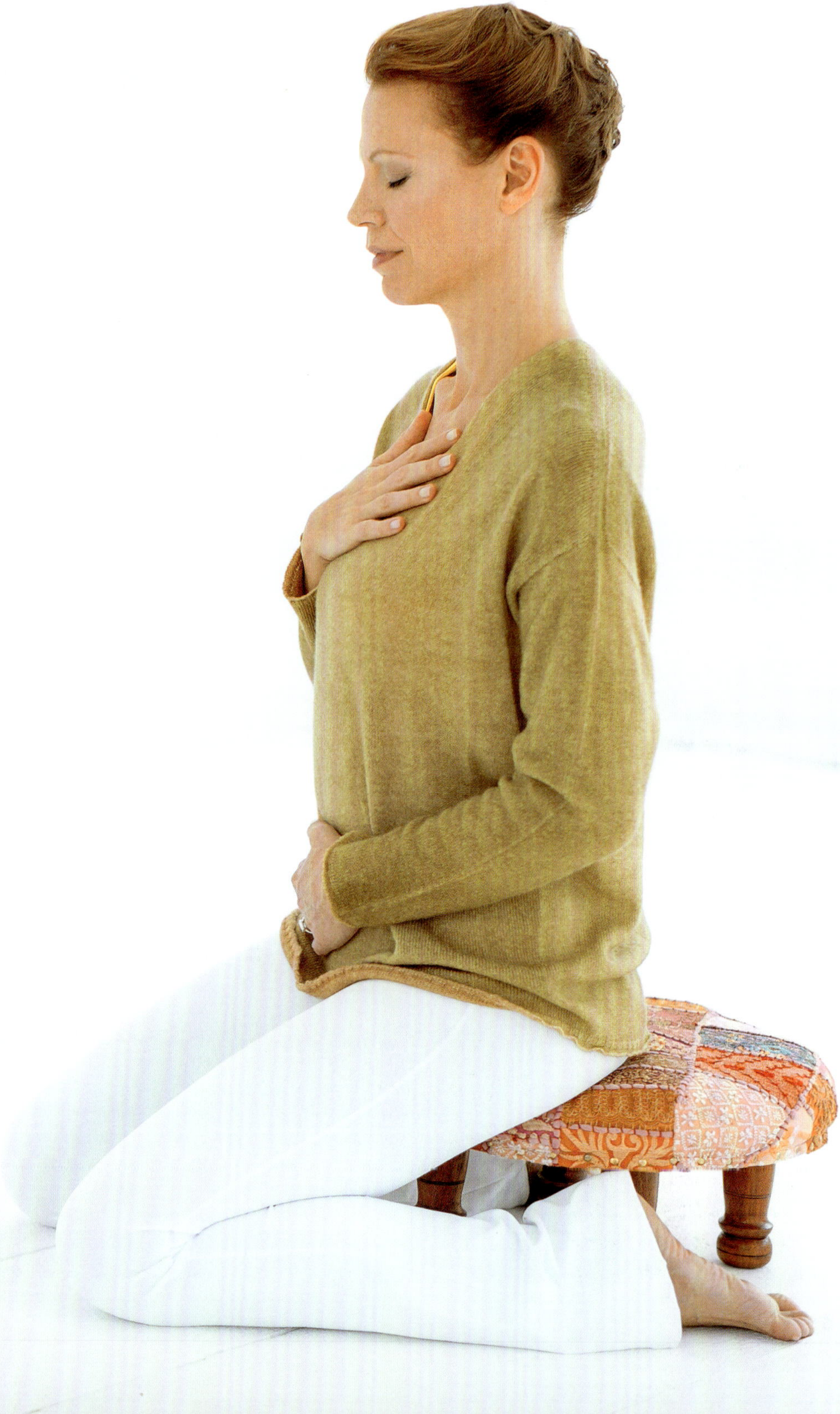

Frühlings-Flow: dynamisch-reinigend

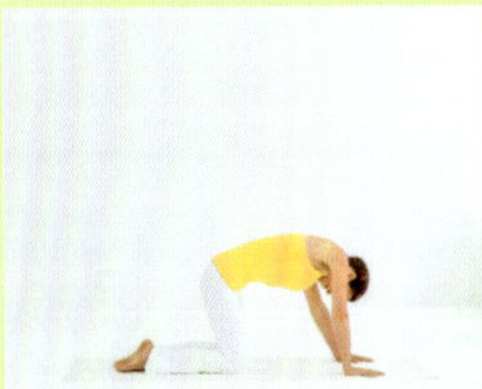
01 | Beckenkreise

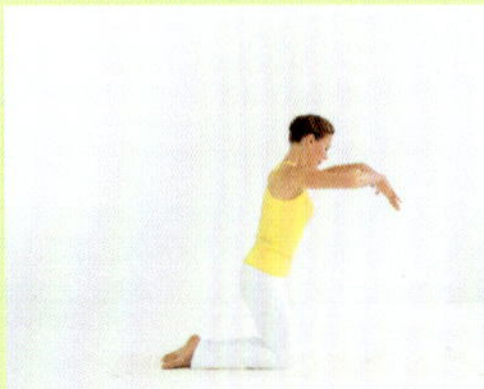
02a | Oberkörpersprung (oben)

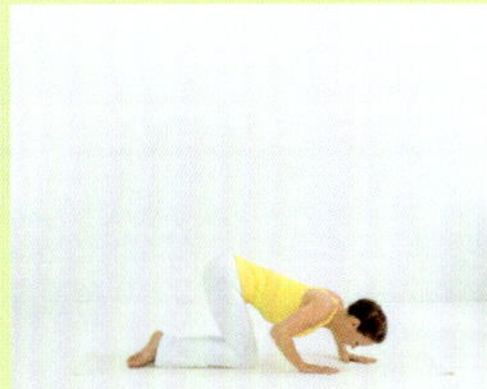
02b | Oberkörpersprung (unten)

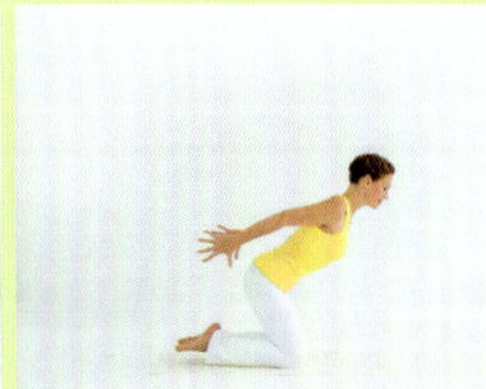
03 | Kniebalance

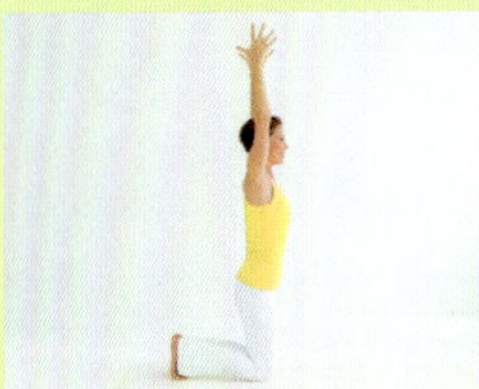
04a | Kniestand dynamisch I

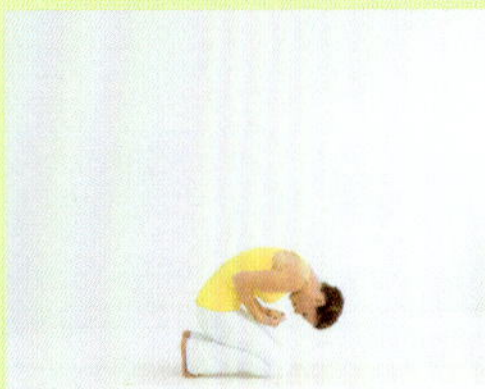
04b | Kniestand dynamisch II

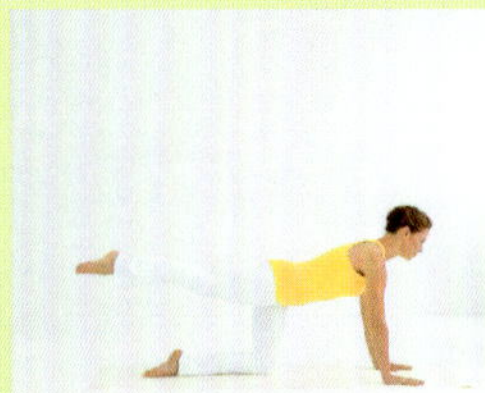
05 | Beinstrecker rechts

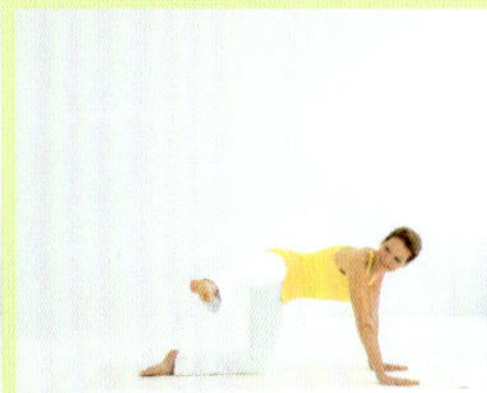
06 | Beinwischer rechts

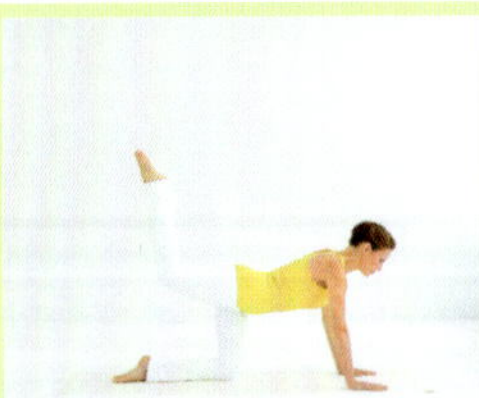
07 | Beinmaler rechts

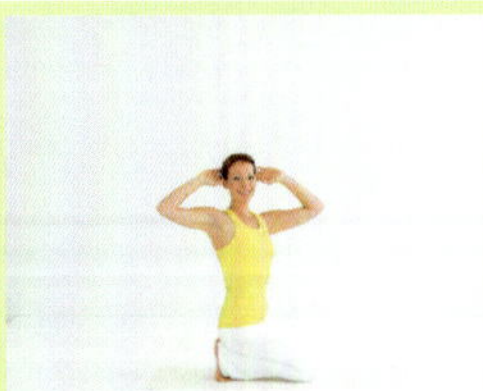
08 | Rotation dynamisch

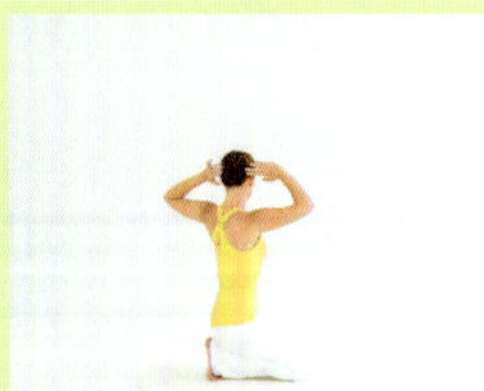
09 | Rotation federnd

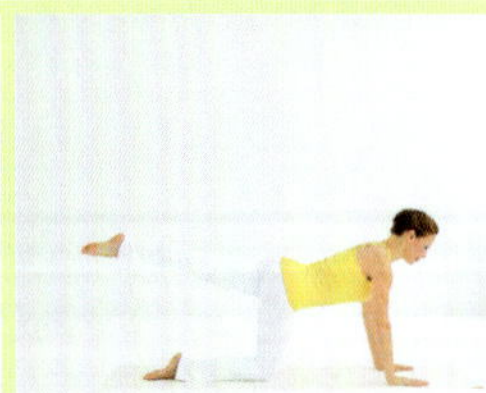
10 | Beinstrecker links

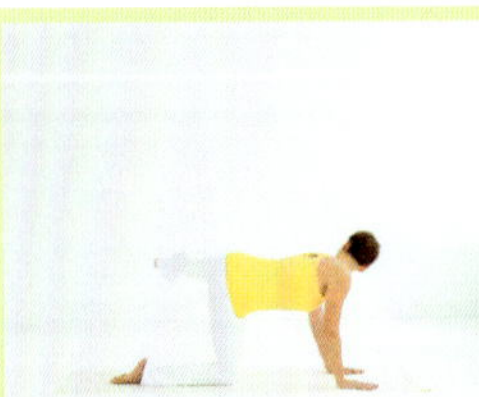
11 | Beinwischer links

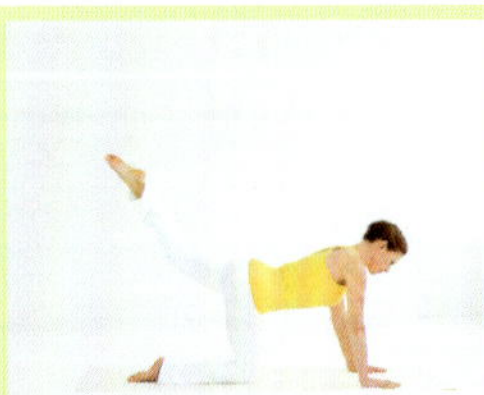
12 | Beinmaler links

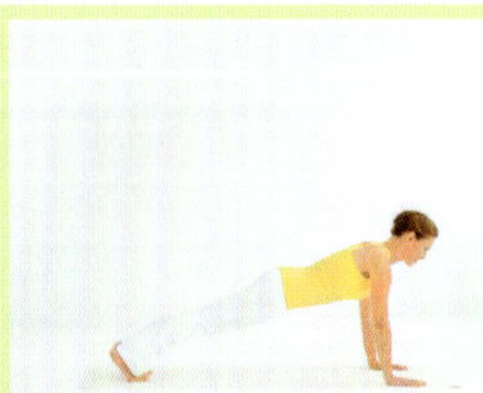
13 | Planke

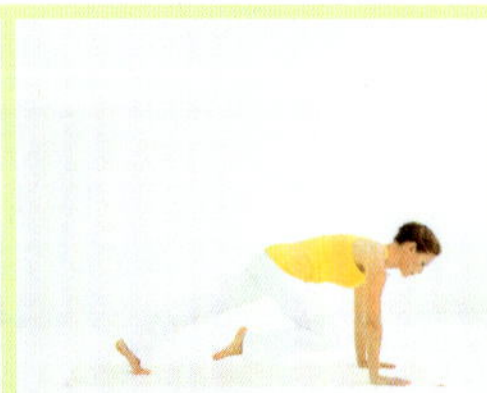
14a | Kniekreise rechts

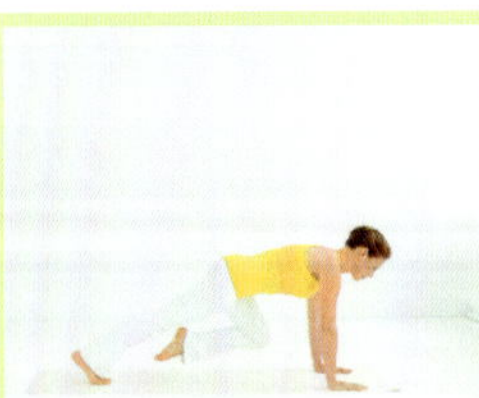
14b | Kniekreise links

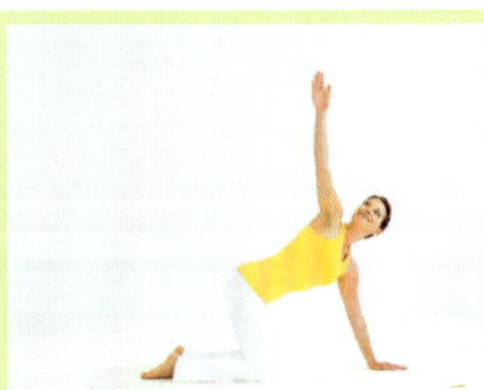
15a | Nadelöhr offen, rechts

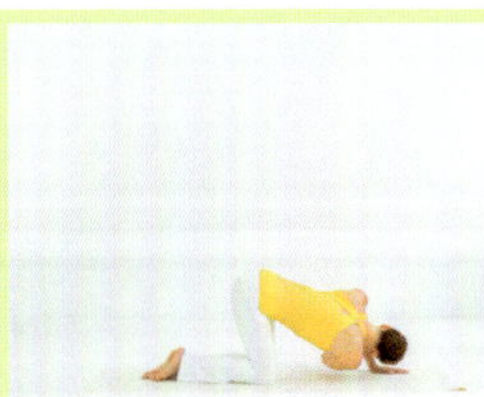
15b | Nadelöhr zu, rechts

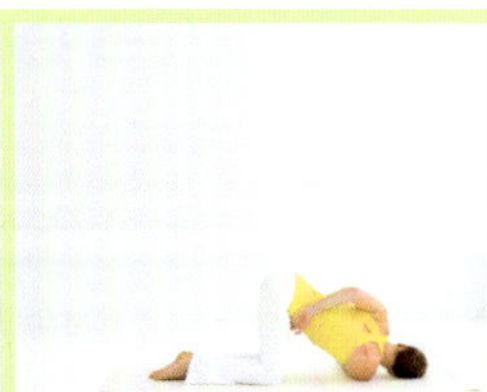
15c | Nadelöhr gebunden, rechts

Wir regen Leber, Galle, Nieren, Darm und Lymphsystem zum Entgiften an. Schwingende Bewegungen befreien von Anspannung und schaffen Platz für Neues. Wir vitalisieren mittels dynamischer Übungen in 20 bis 30 Minuten den gesamten Körper.

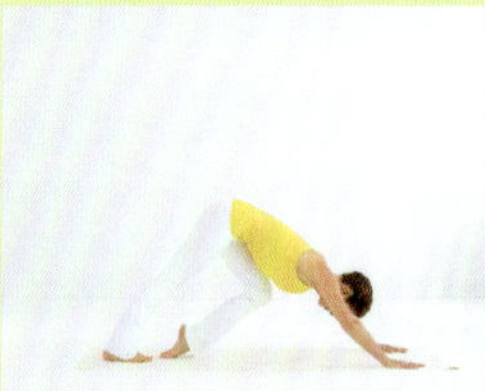
16 | Dreieck – Fußmobilisation

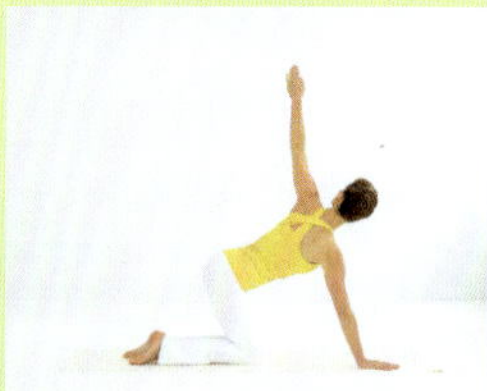
17a | Nadelöhr offen, links

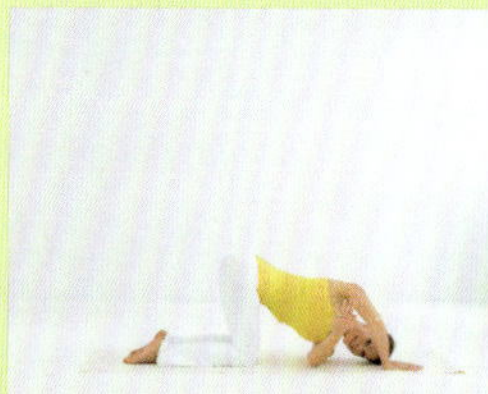
17b | Nadelöhr zu, links

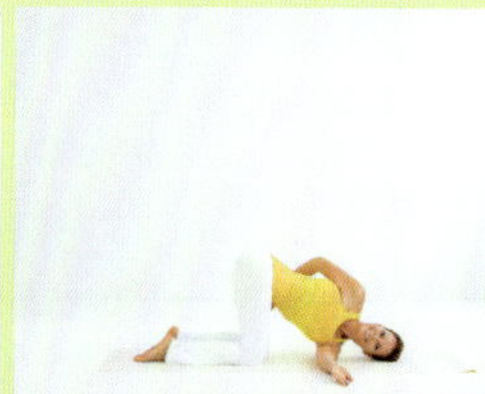
17c | Nadelöhr gebunden, links

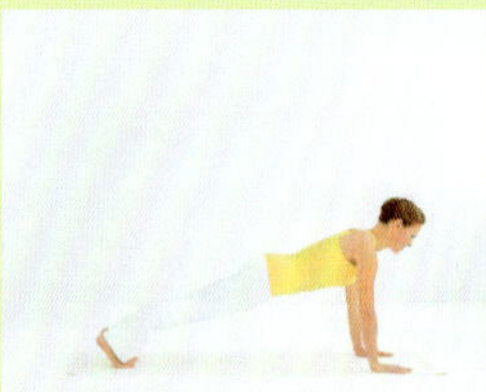
18 | Planke

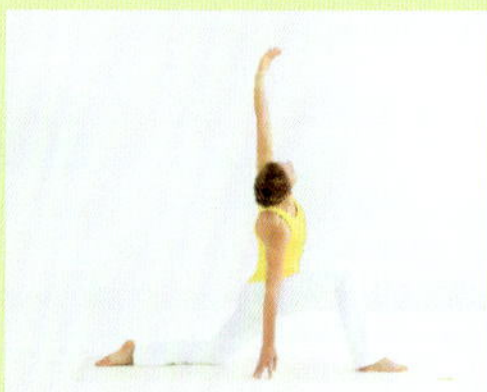
19 | Läufer geöffnet, rechts

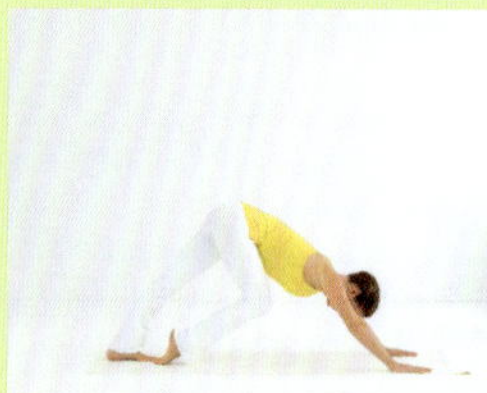
20 | Fußmobilisation

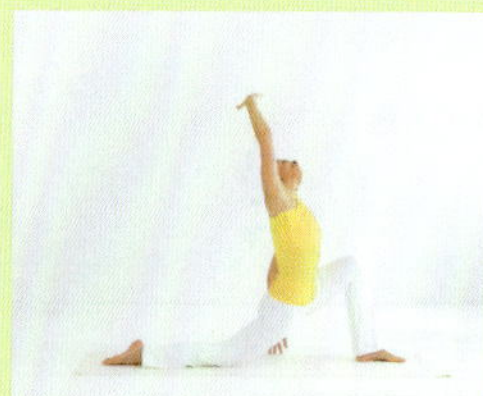
21 | Läufer geöffnet, links

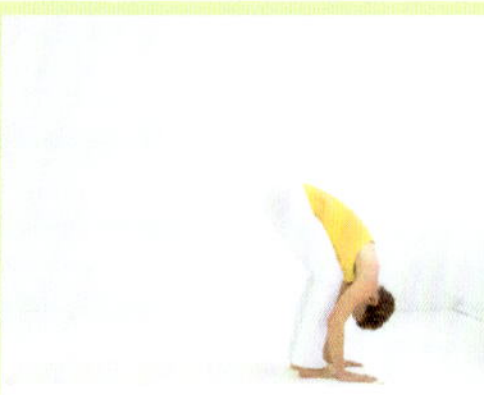
22 | Vorbeuge

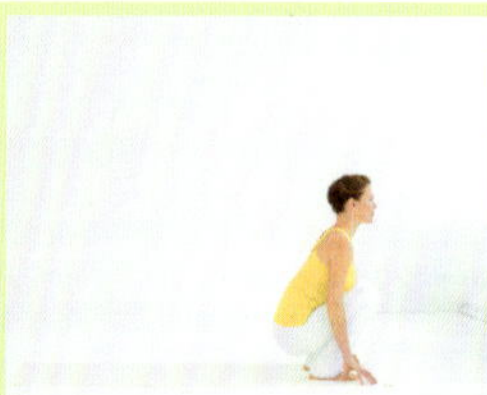
23 | Hocke

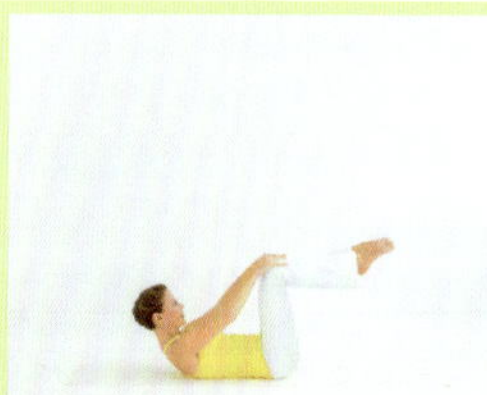
24 | Zentrierung eng

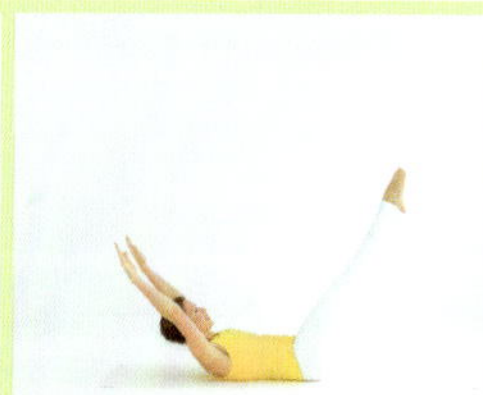
25 | Zentrierung weit

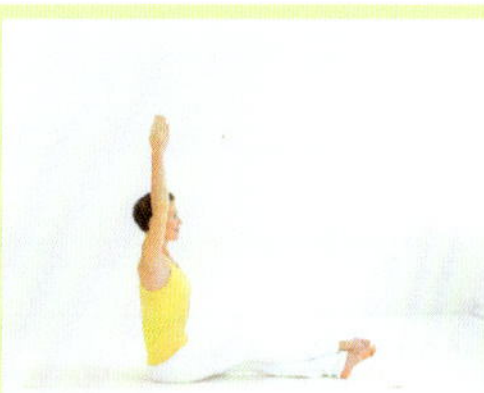
26 | Aufrechter Sitz, rechts

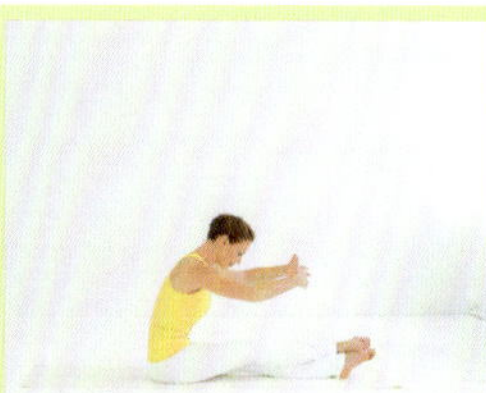
27 | Verneigung, rechts

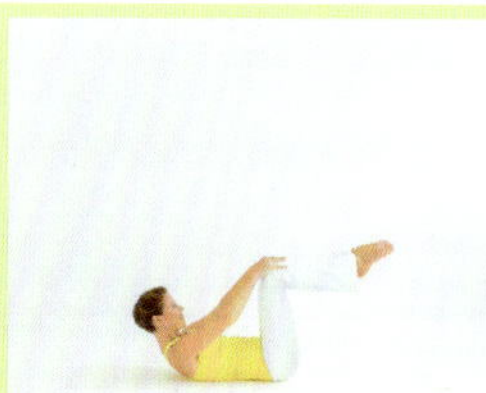
28 | Zentrierung eng

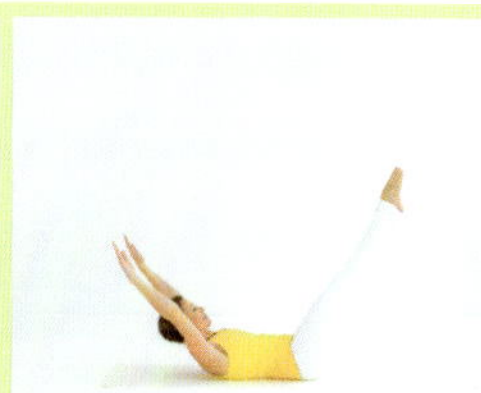
29 | Zentrierung weit

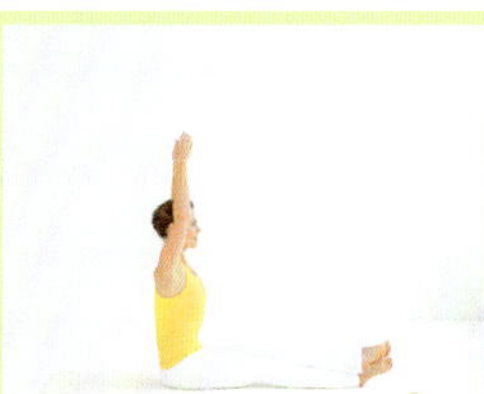
30 | Aufrechter Sitz, links

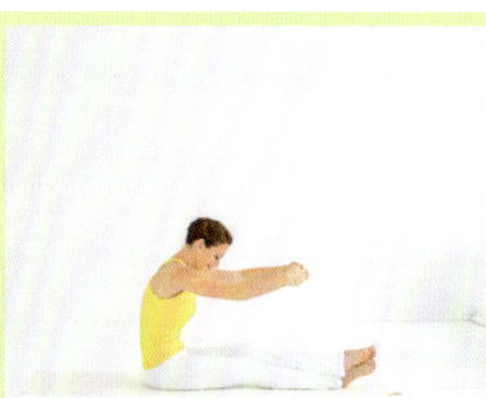
31 | Verneigung, links

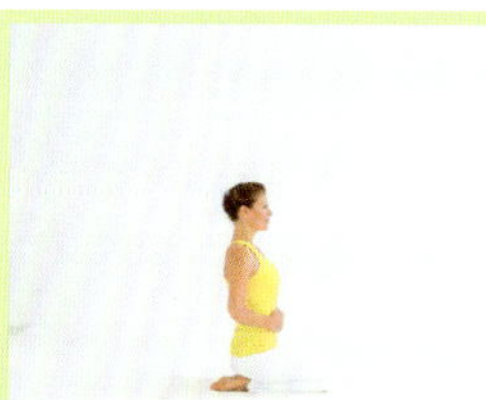
32 | Knöcheldruckmassage

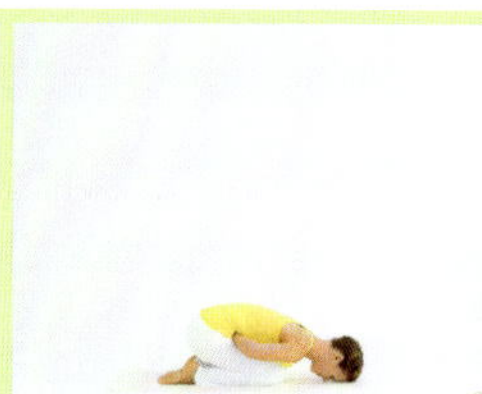
33 | Detox im Kind

1. Beckenkreise

Mit dieser Übung bewegen wir die Wirbelsäule durch und erwärmen sanft den ganzen Körper. Wir beginnen im Vierfüßlerstand: Die Hände sind unterhalb der Schultern aufgestellt, die Finger aufgefächert, die Knie befinden sich unter den Hüftgelenken. Beginne nun sanft dein Becken in eine Richtung zu kreisen. Nach 8–10 Beckenkreisen wechselst du die Richtung. Spüre die Flexibilität deiner Wirbelsäule, beobachte, wie sie sich zunehmend der Bewegung anpasst. 8–10 Kreise in die Gegenrichtung.

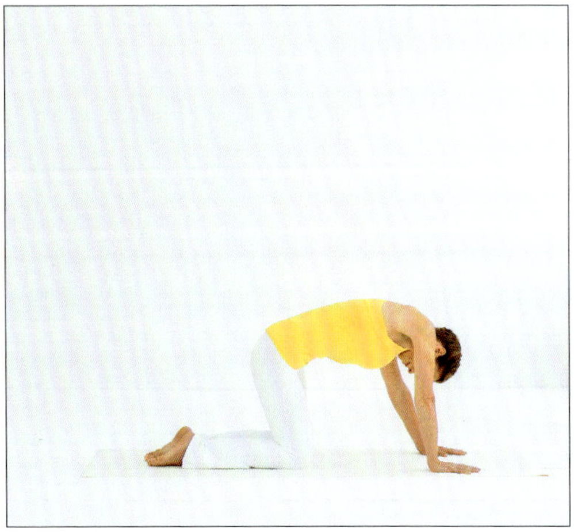

2. Oberkörpersprung

a *Beuge die Ellenbogen, tauche mit dem Oberkörper Richtung Matte, achte dabei darauf, dass dein Gewicht gleichmäßig auf beide Hände verteilt ist, die Finger bleiben weit gespreizt. Drück dich kraftvoll von der Matte weg in eine fast aufrechte Haltung, strecke, während du dich nach oben drückst, die Arme. Lass dann den Oberkörper wieder Richtung Matte sinken.*

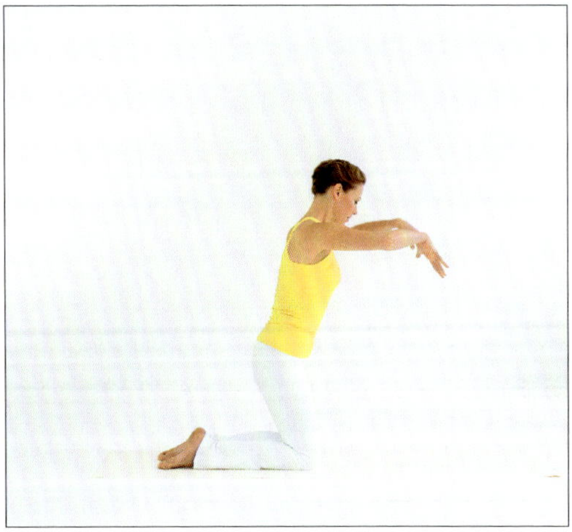

b *Zwischen Abspringen und Landen soll eine natürliche Dynamik aus deinem Körper heraus entstehen: Stell dir vor, du bewegst dich geräuschlos und geschmeidig mit der elastischen Körperkraft einer Raubkatze.*

Beim Aufkommen auf der Matte verändere bei jedem Sprung die Platzierung deiner Hände auf der Matte: komm weiter rechts oder links, weiter vorne oder hinten auf. Achte beim Aufsetzen der Hände auf eine lautlose Ausführung.

6–8 Sprünge wiederholen.

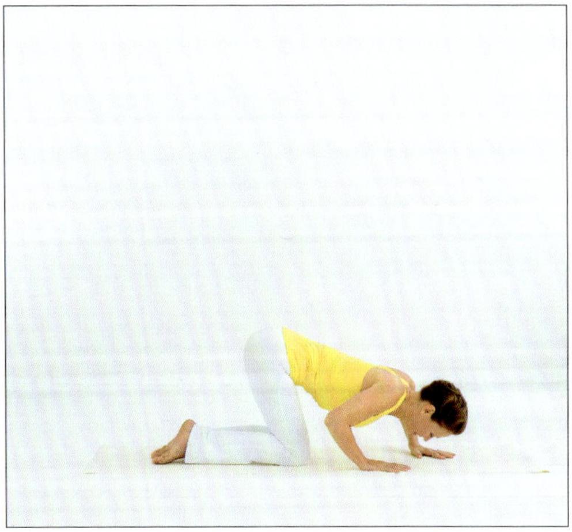

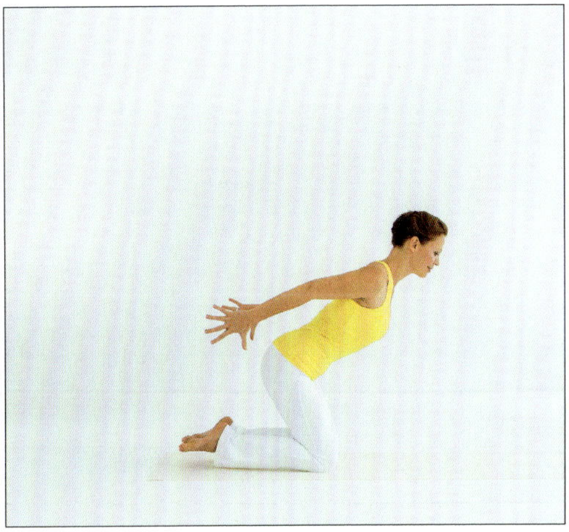

3. Kniebalance

Bleibe nach dem letzten Sprung in der aufrechten Position. Neige den Oberkörper mit langer Wirbelsäule diagonal nach vorne. Verteile dein Körpergewicht gleichmäßig auf beide Knie, löse behutsam die Füße vom Boden und lass sie über dem Boden schweben. Bring die Arme mit kraftvoll gespreizten Fingern gestreckt nach hinten. Spüre beim Ein- und Ausatmen deine Balance. Steigere die Intensität, indem du die Arme hinter dem Körper gegengleich auf und ab bewegst. Halte für 6 volle Atemzüge. Bei Bedarf unterstützt eine zusammengefaltete Decke deine Knie.

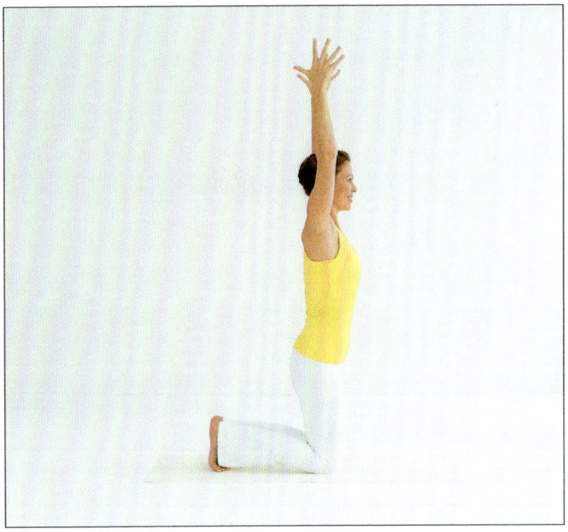

4. Kniestand dynamisch

a *Im Kniestand massieren wir die Verdauungsorgane, regen sie zum Entgiften an: Beobachte während der Übung den Wechsel von Weite und Enge im Bauchraum.*

Bringe den Oberkörper mit langer Wirbelsäule in eine lotrechte Position und stell die Zehen auf. Streck die Arme neben den Ohren gerade zur Decke, spreize die Finger. Spann den Körper auf, von den Knien bis zu den Fingerspitzen.

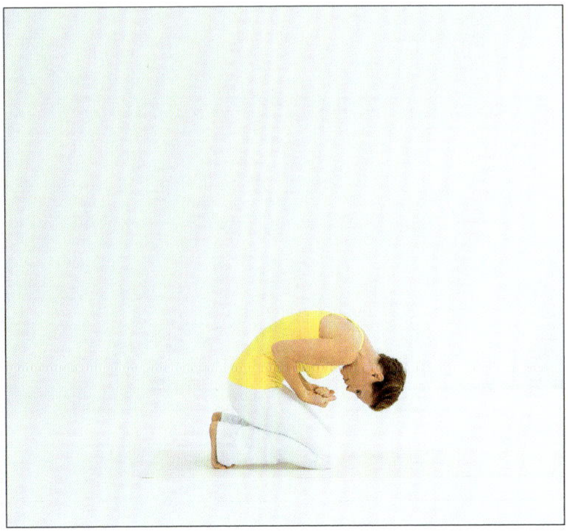

b *Schließ die Hände zur Faust, runde den Rücken, zieh den Bauchnabel nach innen oben und roll dich so weit wie möglich ein. Bring dabei das Kinn Richtung Kehlkopf, die Ellbogenspitzen zeigen nach hinten oben. Roll dich dynamisch wieder nach oben aus bis in die gestreckte Stellung (a). Wiederhole 6–8-mal.*

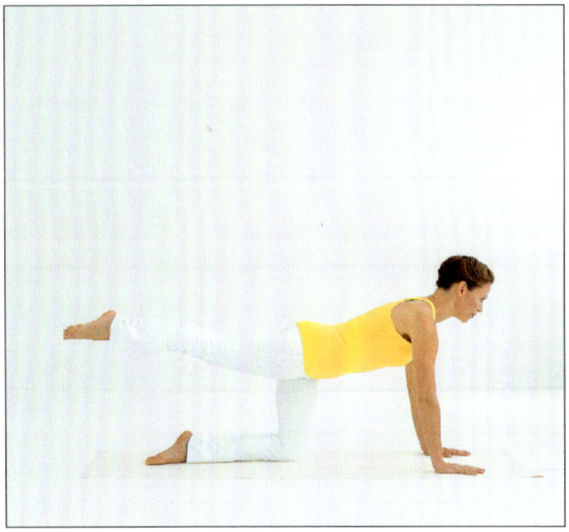

5. Beinstrecker rechts

Komm zurück in den Vierfüßlerstand, die Hände mit weit gespreizten Fingern unter den Schultern, Knie unterhalb der Hüftgelenke. Verlagere das Körpergewicht auf das linke Knie und streck das rechte Bein aus der Hüfte gerade nach hinten. Lass die Schulterblätter weit auseinanderfließen, hebe das Brustbein. Verweile so für mehrere Atemzüge und stell dir dabei vor, wie dein rechtes Bein immer länger wird.

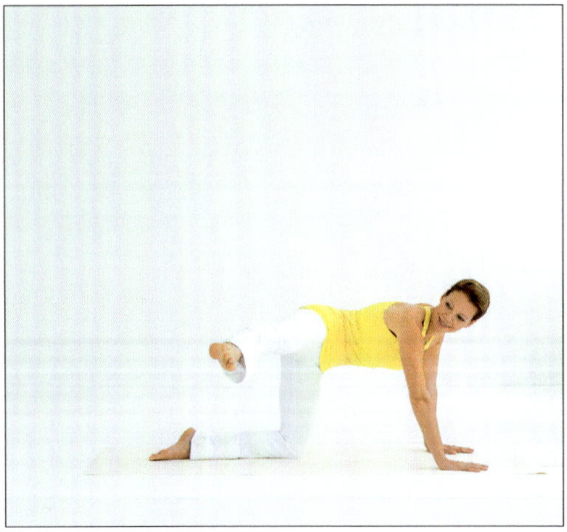

6. Beinwischer rechts

Führe dein gestrecktes Bein parallel zum Boden aus der Hüfte heraus so weit wie möglich zur Seite. Zeitgleich neigst du den Oberkörper seitwärts in einem Halbmond dem Bein zu, dein Blick führt die Bewegung. Wiederhole 8–10-mal.

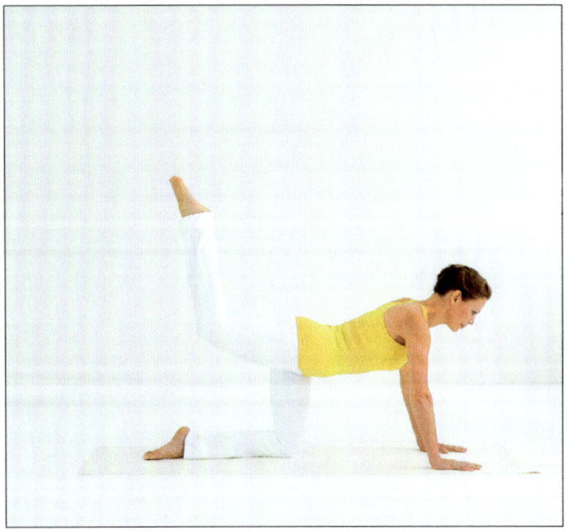

7. Beinmaler rechts

Komm in den Beinstrecker (5.) zurück. Beuge nun dein Knie und beginne aus Knie und Hüfte heraus dein Bein auf und ab zu bewegen, variiere dabei den Winkel im Knie: Stell dir vor, du wolltest mit deinem großen Zeh an verschiedenen Stellen der Zimmerdecke Punkte setzen. Wiederhole 8–10-mal.

8. Rotation dynamisch

Bring dein Bein zurück zum Boden. Stell die Zehen auf, setz dein Gesäß auf den Fersen ab und leg die Fingerspitzen an den Hinterkopf, sodass die Ellenbogen sich zur Seite öffnen. Spüre, wie dein Becken dich erdet. Beginne nun, den Oberkörper dynamisch von rechts nach links und zurück zu rotieren. Vergrößere den Bewegungsradius von Mal zu Mal. Rotiere 6–8-mal in jede Richtung.

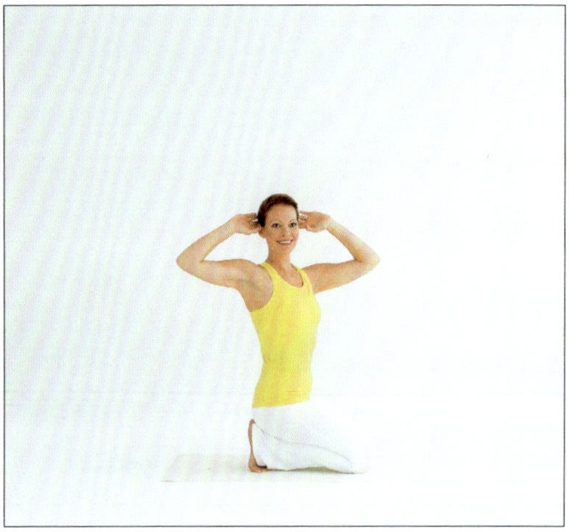

9. Rotation federnd

Verweile in der letzten Rotation am Endpunkt der Drehung nach links und federe für 3 vollständige Atemzüge weiter in die Drehung hinein. Mit der Einatmung richtest du dich noch weiter auf. Wiederhole die Rotation zur anderen Seite.

⇔ **10.–11.–12.** *Komm zurück in den Beinstrecker (5.) und wiederhole 5., 6. und 7. mit der anderen Seite (siehe auch Flow-Übersicht).*

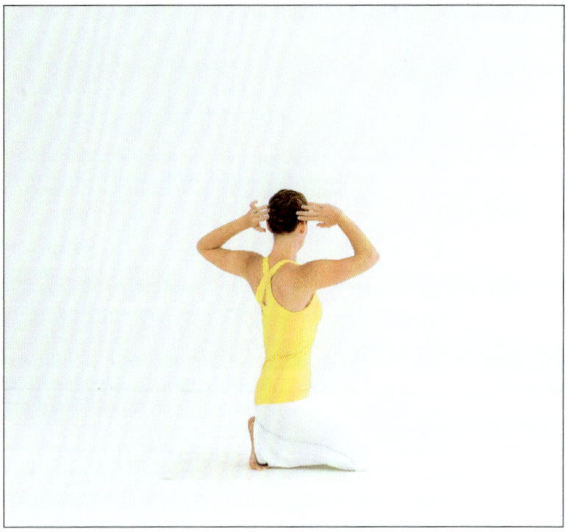

13. Planke

Komm in die Planke: Beine und Arme gestreckt, Zehen aufgestellt, Rücken gerade (Hohlkreuz vermeiden). Die Planke aktiviert die mehrschichtige, schräg, längs und quer verlaufende Bauchmuskulatur, kräftigt Rumpf und Rücken. Über Länge in der Wirbelsäule und Weite in den Schultern spüren wir Stabilität. Die Spannung in der Körpermitte vertiefen wir, indem wir die Bauchdecke breitflächig nach innen ziehen. Eine ausgeglichene Wahrnehmung von Körpervorder- und Körperrückseite spricht für eine optimale Ausführung. Halte die Planke für 2 volle Atemzüge.

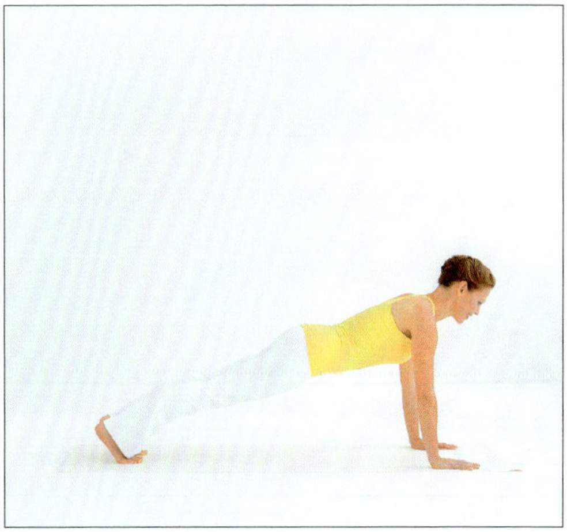

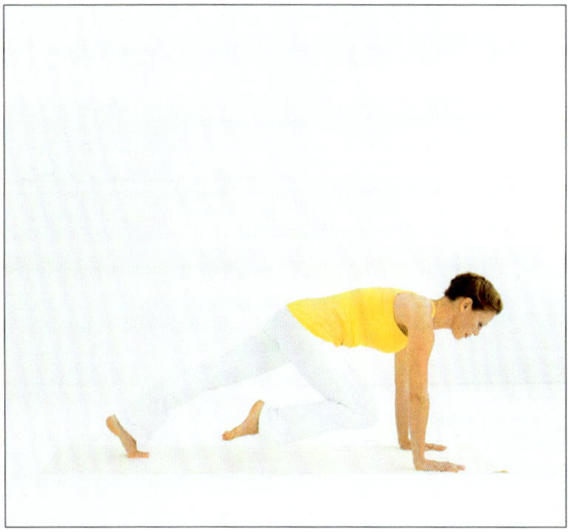

14. Kniekreise

a+b *Verlagere dein Körpergewicht auf das linke Bein und führe dein rechtes Bein gebeugt unter den Oberkörper. Spüre dich in der Körpermitte stabil und zeichne mit dem Knie aus der Hüfte heraus unter deinem Körper 6–8 Kreise im Uhrzeigersinn. Lass die linke Ferse dabei nach hinten fließen, bis auf das rechte Hüftgelenk ist dein ganzer Körper stabil. Wiederhole auf der anderen Seite.*

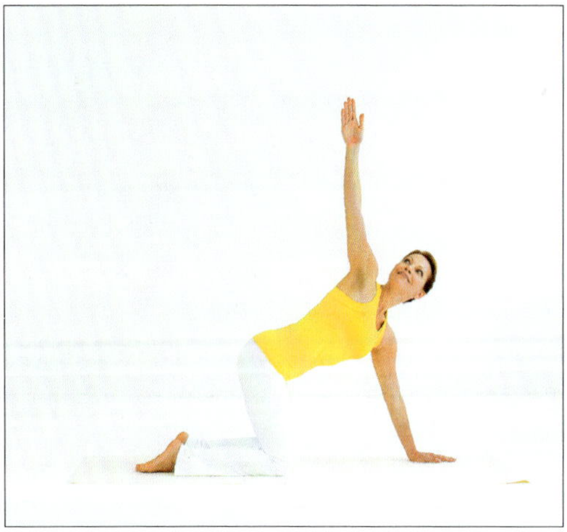

15. Nadelöhr offen – zu – gebunden

a *Komm in den Vierfüßlerstand, verteile dein Körpergewicht gleichmäßig auf beide Knie und die linke Hand. Rotiere den Oberkörper nach rechts auf und strecke dabei den rechten Arm nach oben. Atme bewusst in den geöffneten Raum hinein.*

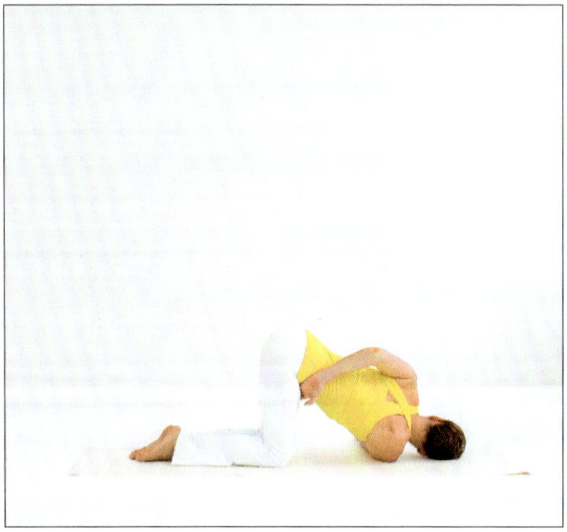

b *Tauche mit dem rechten Arm unter dem linken Arm durch und drehe den Oberkörper direkt wieder nach rechts auf. Wiederhole fließend 6–8-mal. Bleibe anschließend mit dem rechten Arm unten und lege die rechte Schulter und die Schläfe auf dem Boden ab. Wenn es dir möglich ist, greife zusätzlich mit den Fingern der linken Hand über den Rücken hinweg zur rechten Oberschenkelinnenseite (c, siehe auch Flow-Übersicht). Verweile 6 Atemzüge, rotiere die linke Schulter dabei immer weiter auf und bleibe im Bauchraum weich. Löse dann in den Vierfüßlerstand auf.*

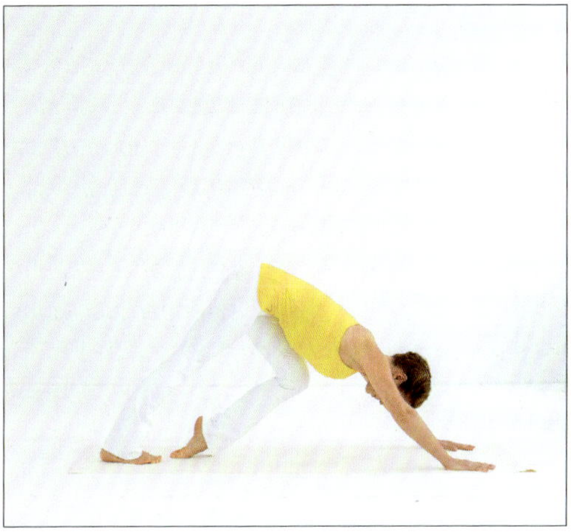

16. Dreieck – Fußmobilisation

Komm zurück in die Planke (13.) und schiebe dein Becken weit nach oben, bis Arme und Beine ein Dreieck bilden, die Fersen sollten den Boden berühren. Laufe nun wechselseitig 10–12-mal auf jeder Seite von der Ferse über die Fußsohle, den Fußballen und die Zehenspitzen abrollend zum Fußrist und zurück.

⇔ ***17.–18.*** *17. Komm zurück in den Vierfüßlerstand und wiederhole 15. mit der anderen Seite. 18.: Schließe ab mit der Planke (13.), 2 Atemzüge halten (siehe auch Flow-Übersicht).*

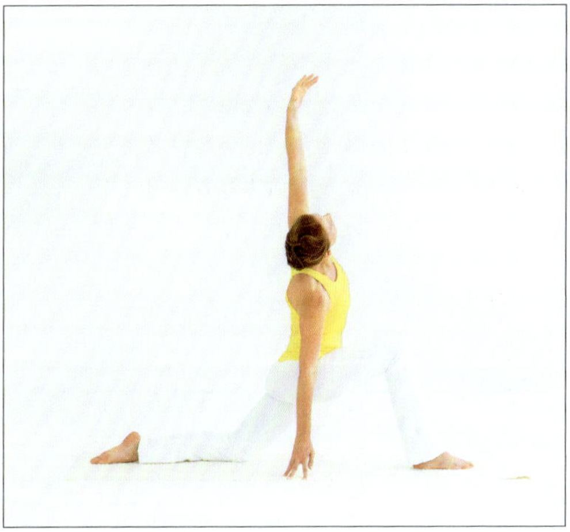

19. Läufer geöffnet, rechts

Hebe das Becken ins Dreieck (16.), verlagere dein Körpergewicht auf das linke Bein und setze das rechte mit einem großen Schritt nach vorne. Lege dein linkes Knie auf dem Boden ab, strecke den linken Arm weit nach oben, neige den Oberkörper zur rechten Seite, bis die Fingerspitzen der rechten Hand den Boden berühren. Dein Blick geht in die linke Handinnenseite. Intensiviere die Beugung federnd für 5 volle Atemzüge.

⇔ ***20.–21.*** *Wiederhole zunächst 16., danach 19. zur linken Seite (siehe auch Flow-Übersicht).*

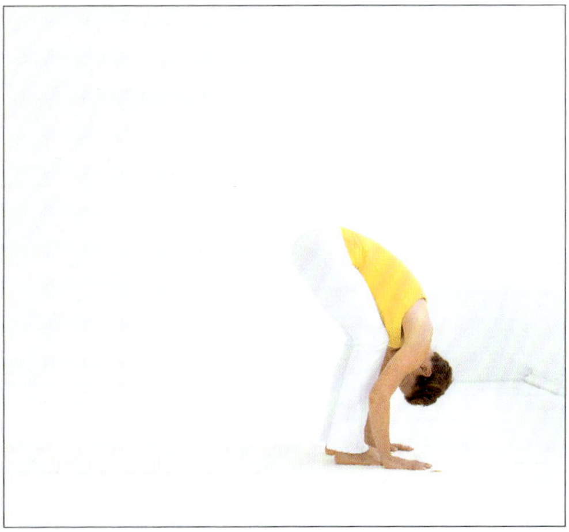

22. Vorbeuge

Komm in den aufrechten Stand. Lege den Oberkörper mit langer Wirbelsäule aus der Hüfte heraus auf den gebeugten Oberschenkeln ab: Der Oberkörper sinkt völlig entspannt immer weiter nach unten. Strecke, wenn möglich, die Beine. Verweile hier für 4 volle Atemzüge und spüre den Kontakt zwischen Bauch und Oberschenkeln.

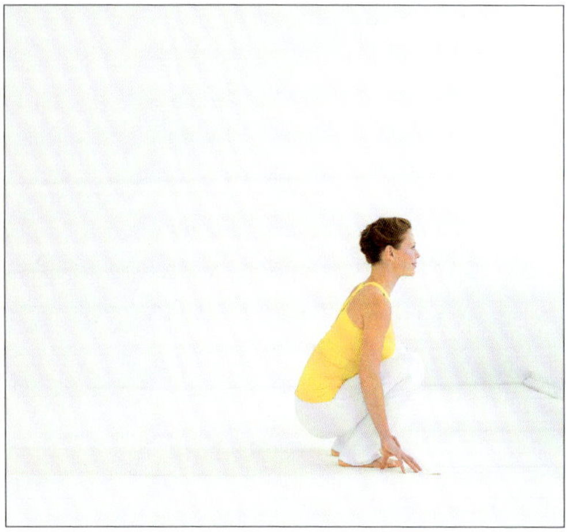

23. Hocke

Richte den Oberkörper auf und beuge nun die Beine, bis du mit den Händen neben den Füßen in die Hocke kommst. Richte die Wirbelsäule auf und strecke den Scheitelpunkt des Kopfes nach oben.

Bring abschließend die Hände neben dein Becken, setze dein Gesäß auf dem Boden ab und rolle dich sanft nach hinten in die Rückenlage.

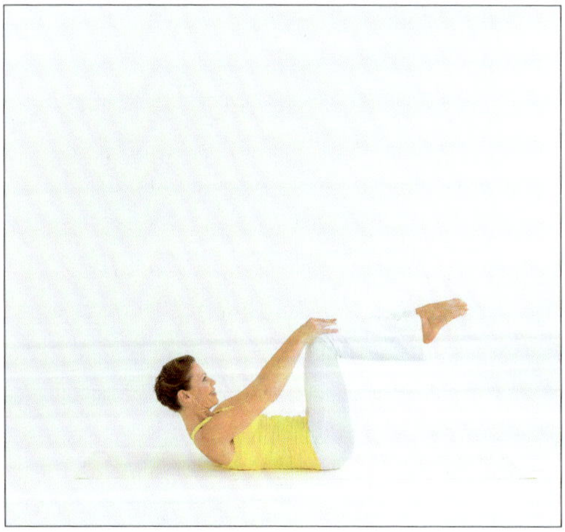

24. Zentrierung eng

In der Rückenlage bringe deine Beine in den 90°-Winkel, die Unterschenkel parallel zum Boden, Knie senkrecht über den Hüftgelenken. Aktiviere deine Körpermitte und hebe Kopf und Schultern an, bis die Hände der ausgestreckten Arme auf den Knien ruhen. Der untere Rücken darf einen minimalen Abstand zur Matte haben, sodass maximal eine Murmel zwischen Rücken und Boden passt. Achte darauf, dass dieser Abstand immer gleich bleibt, unabhängig davon, wo sich die Beine befinden. Halte kurz, dann weiter mit 25.

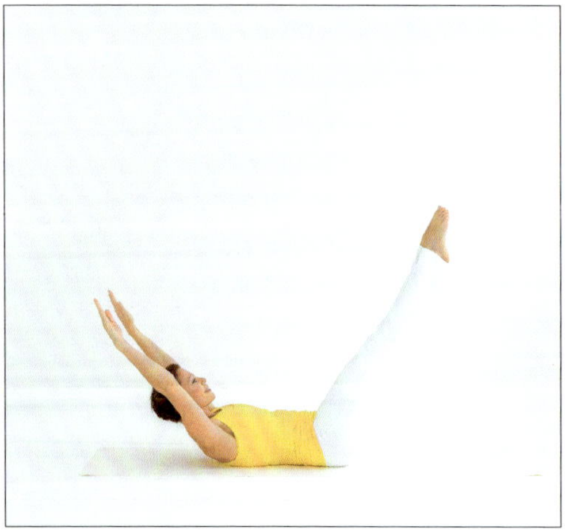

25. Zentrierung weit

Bleibe bewusst in deinem aktiven Körperzentrum. Strecke die Arme und Beine zunächst senkrecht lang nach oben und dann von dir weg, aus den Schultern bzw. der Hüfte heraus in die Diagonale. Halte einen kurzen Moment, anschließend zurück in 22. Wiederhole den Wechsel von Zentrierung eng auf weit und wieder zurück etwa 8-mal.

Schwieriger wird die Übung, je weiter du Arme und Beine von deiner Mitte wegstreckst. Wer es sanfter mag, winkelt die Beine an.

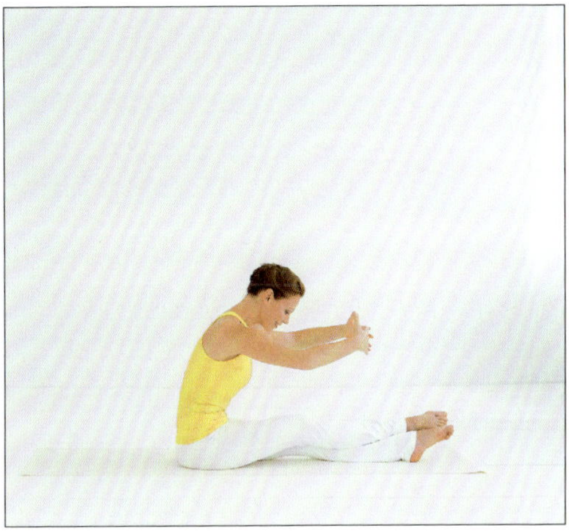

26.+27. Aufrechter Sitz + Verneigung

Komm in einen aufrechten Sitz. Lege das rechte Bein über das linke und schiebe deine gestreckten Arme über die Seite weit nach oben über den Kopf. Runde den Rücken und verneige dich: Beuge dabei die Ellbogengelenke. Höhle den Bauchraum und lass den Scheitelpunkt des Kopfes in Richtung Füße fließen. Richte dich wieder auf. Wiederhole 8-mal.

*⇔ **28. bis 31.** Wiederhole zunächst 24. und 25. 8-mal im Wechsel, dann 26. und 27. mit dem linken Bein oben ebenfalls 8-mal.*

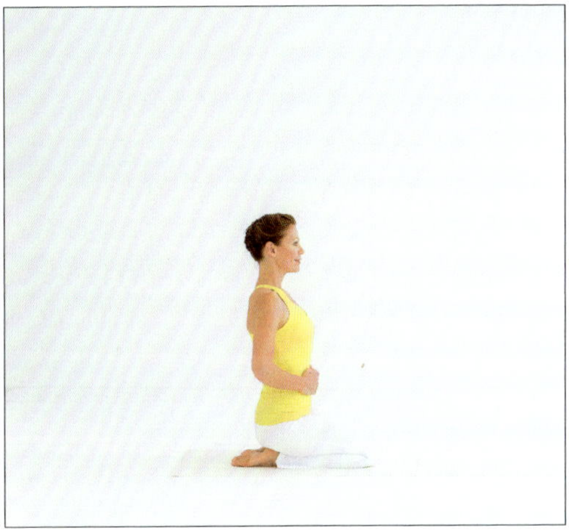

32. Knöcheldruckmassage

Nimm einen bequemen Sitz deiner Wahl ein, zum Beispiel den Heldensitz (Bild). Balle deine Hände vor dem Bauch zur Faust, die Daumen liegen außen. Drehe die Fäuste aufeinander zu, bis die mittleren Fingerknöchel an deinem Bauch links und rechts etwas oberhalb des Nabels anliegen. Spüre einatmend den Druck der Bauchdecke gegen die Knöchel. Lass ausatmend die Bauchdecke weich werden und drücke sie mit den Knöcheln sanft Richtung Wirbelsäule. Wiederhole 5 volle Atemzüge.

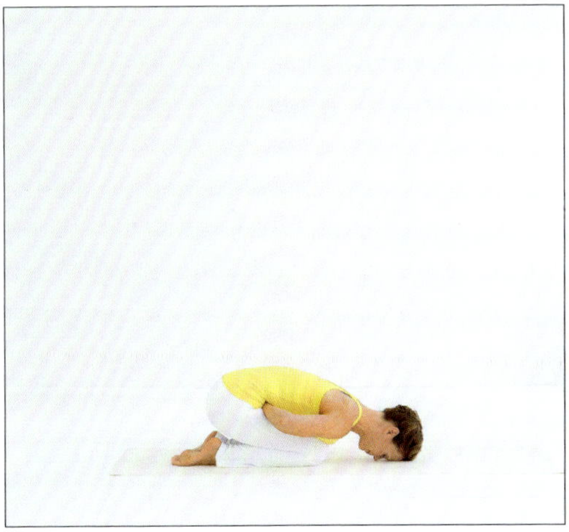

33. Detox in der Kindhaltung

Lass die Fäuste weiter aufliegen. Neige den Oberkörper nach vorne, bis die Stirn den Boden berührt. Lege dir bei Bedarf eine Decke oder ein Handtuch zusammengefaltet unter die Stirn. Das Gesäß sinkt auf die Fersen, der Rücken ist rund, der Bauch weich. Verweile hier für mindestens 5 volle Atemzüge. Nimm dir gerne 5 Minuten Zeit – oder so lange, wie du es als angenehm empfindest.

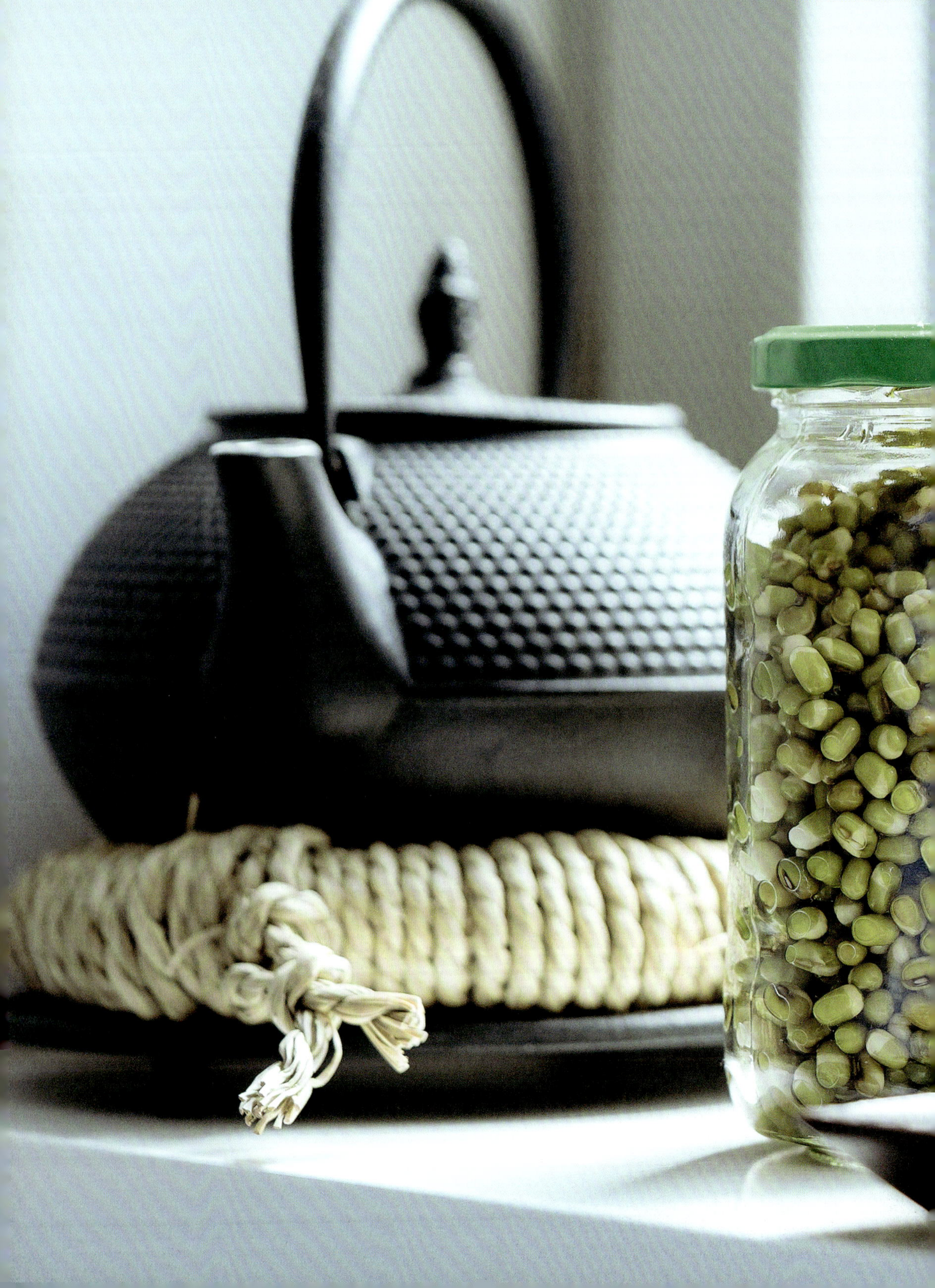

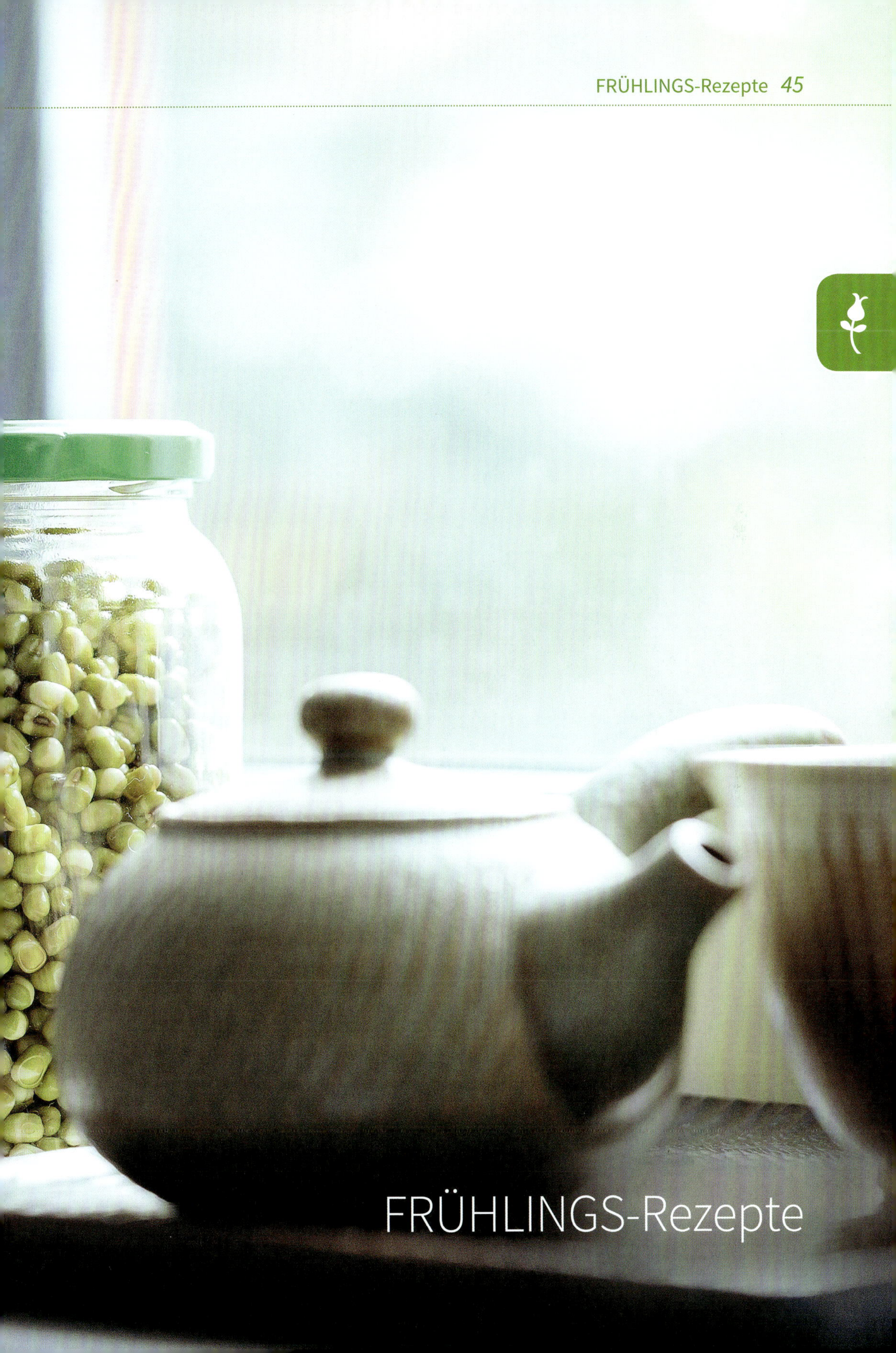

FRÜHLINGS-Rezepte

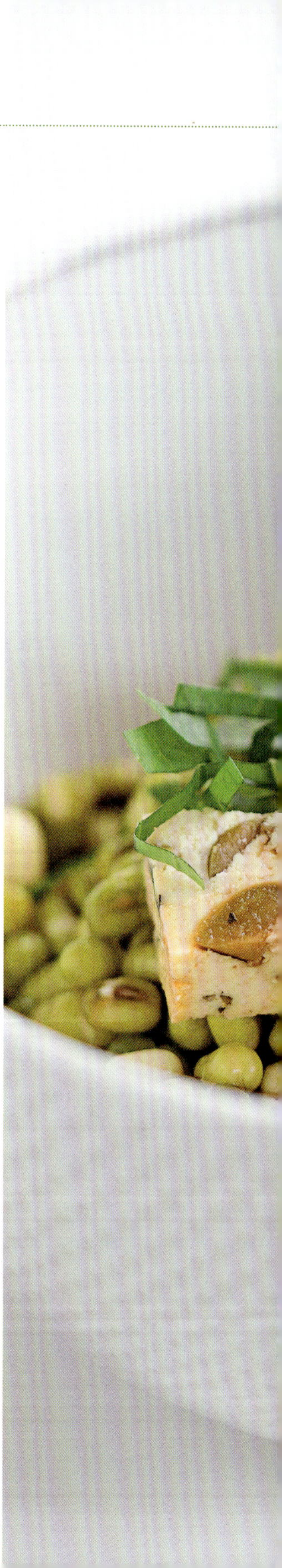

Mungbohnen mit Oliven-Tofu

Zutaten für 2 Portionen
100 g Mungbohnen
200 g Oliven-Tofu (1 Stck.)
frische Basilikumblätter
2 EL Tamari
1 Limette, halbiert

Die Mungbohnen ankeimen: In ein Schraubglas mit 1 Liter Fassungsvermögen geben, mit kaltem Wasser auffüllen und auf das Fensterbrett stellen. Zweimal täglich das Wasser wechseln. Nach 48 Std. die angekeimten Mungbohnen in ein Sieb geben, unter fließend kaltem Wasser spülen, abtropfen lassen und in einem verschlossenen Vorratsbehälter im Kühlschrank aufbewahren.

Angekeimte Mungbohnen auf zwei Schalen verteilen. Tofu in Stücke schneiden und auf den Mungbohnen anrichten. Basilikum in feine Streifen schneiden und über Tofu und Mungbohnen verteilen. Jeweils mit 1 EL Tamari und dem Saft einer halben Limette beträufeln.

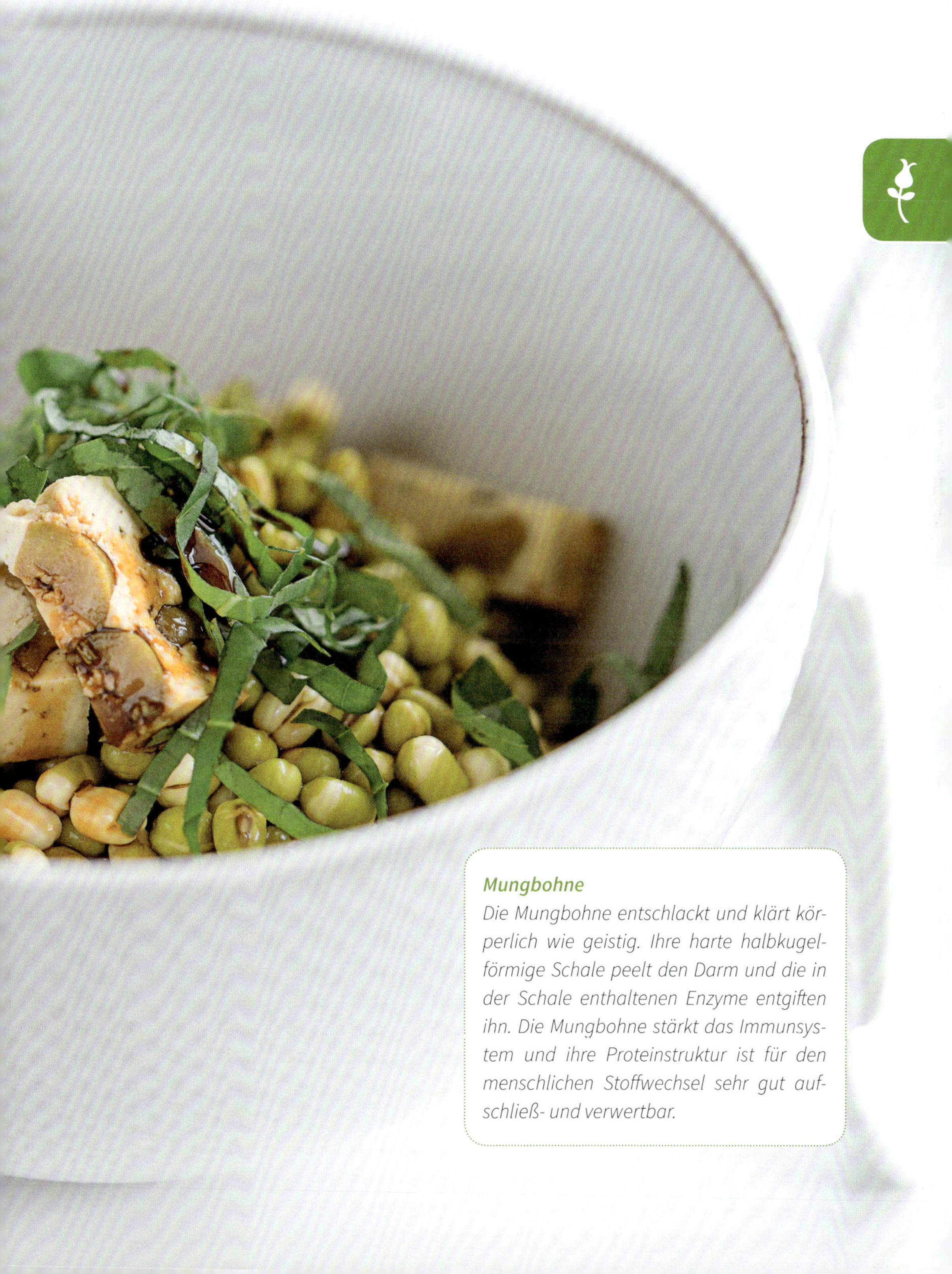

Mungbohne

Die Mungbohne entschlackt und klärt körperlich wie geistig. Ihre harte halbkugelförmige Schale peelt den Darm und die in der Schale enthaltenen Enzyme entgiften ihn. Die Mungbohne stärkt das Immunsystem und ihre Proteinstruktur ist für den menschlichen Stoffwechsel sehr gut aufschließ- und verwertbar.

Grüner Spargel mit Lupinen-Polenta

Zutaten für 2 Portionen

POLENTA
2 TL rosa Pfefferbeeren
50 g Maisgrieß
25 g Süßlupinenmehl
200 ml Reis Cuisine
200 ml Reismilch
½ TL Steinsalz

SPARGEL
1 Bund grüner Spargel
2 EL Olivenöl
frischer Koriander, Salz und Pfeffer

DRESSING
Saft von ½ Limette
3 EL Walnussöl
1 TL süße Asia-Chili-Soße

Für die Polenta 1 TL rosa Pfefferbeeren im Mörser andrücken. Mit den restlichen rosa Beeren, dem Maisgrieß und dem Lupinenmehl in einer Schüssel gut vermischen. Die Reis Cuisine mit der Reismilch und dem Steinsalz zum Kochen bringen. Unter ständigem Rühren die Maisgrieß-Mischung einrieseln lassen, aufkochen. Bei kleiner Hitze 3 Minuten köcheln lassen, dabei weiterrühren. Eine rechteckige Vorratsdose mit 500 bis 1000 ml Fassungsvermögen mit Olivenöl ausstreichen, die Polenta einfüllen, glatt streichen und mindestens 1 Std. kalt stellen. Nach dem Erkalten stürzen und in Stücke schneiden.

Den Spargel putzen. Zwei Pfannen mit je 1 EL Olivenöl erhitzen. In der einen Pfanne den Spargel, in der anderen die Polenta bei mittlerer Hitze unter mehrfachem Wenden 15 Minuten braten.

Die Zutaten für das Dressing in einem Schraubglas oder Dressing-Shaker gut schütteln und als Saucenspiegel auf zwei Teller verteilen. Spargel und Polenta darauf anrichten, mit Koriander dekorieren, salzen und pfeffern.

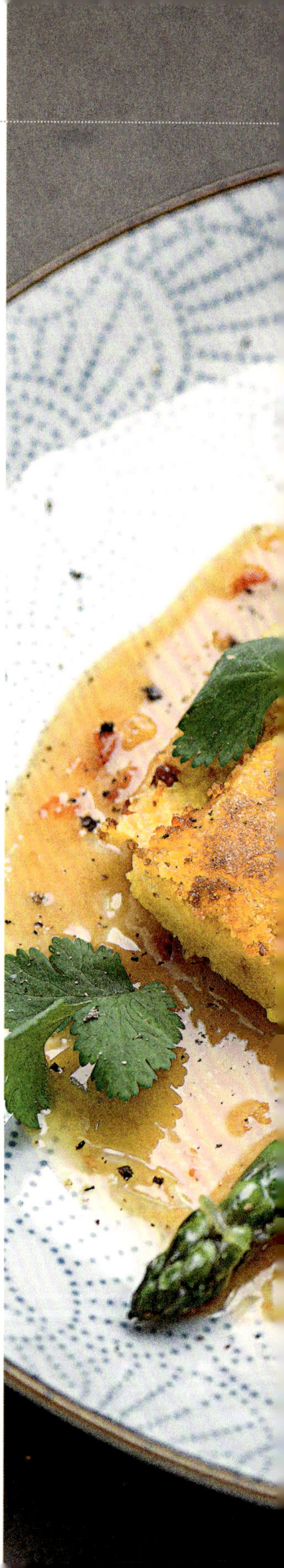

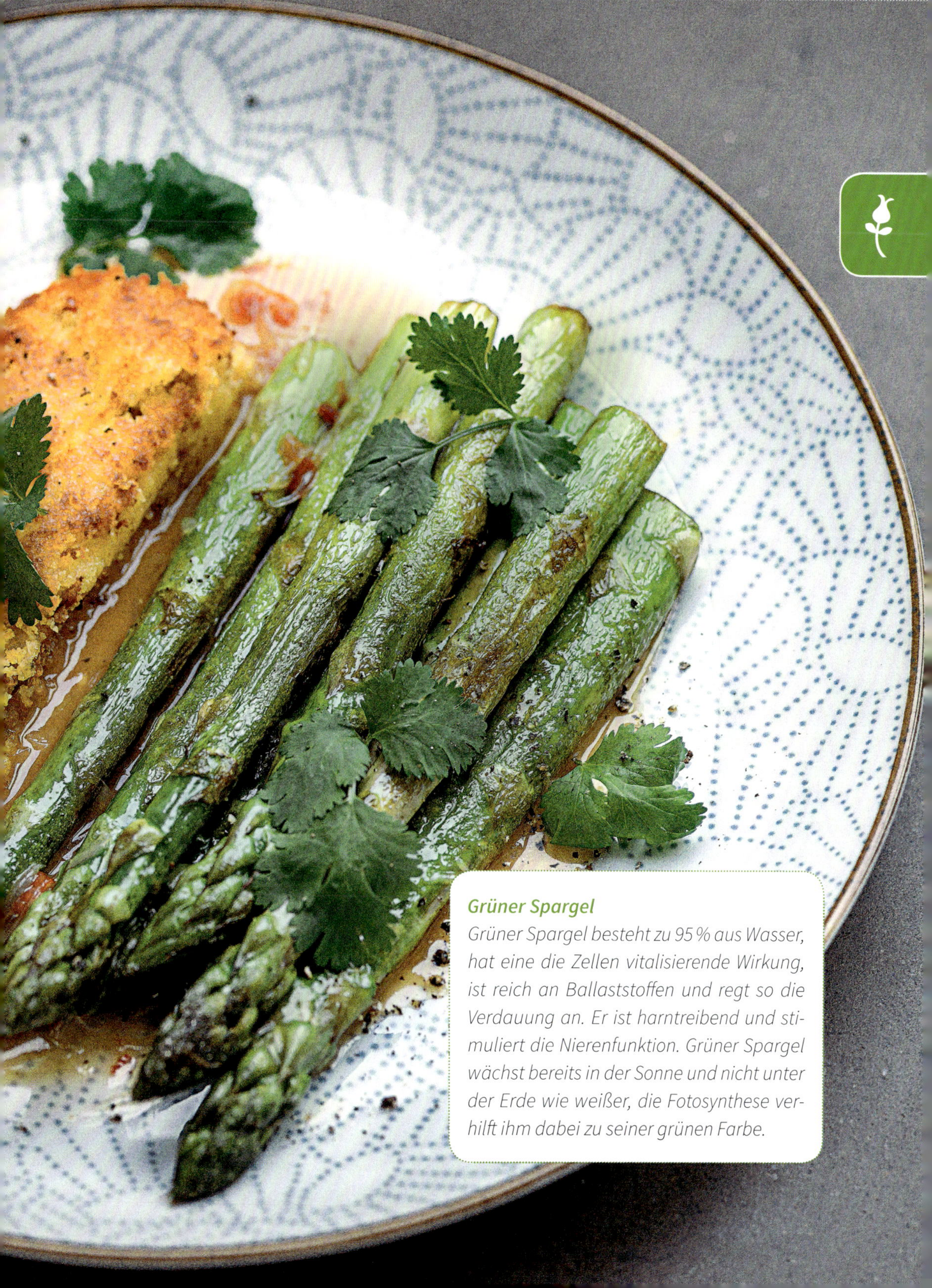

Grüner Spargel

Grüner Spargel besteht zu 95 % aus Wasser, hat eine die Zellen vitalisierende Wirkung, ist reich an Ballaststoffen und regt so die Verdauung an. Er ist harntreibend und stimuliert die Nierenfunktion. Grüner Spargel wächst bereits in der Sonne und nicht unter der Erde wie weißer, die Fotosynthese verhilft ihm dabei zu seiner grünen Farbe.

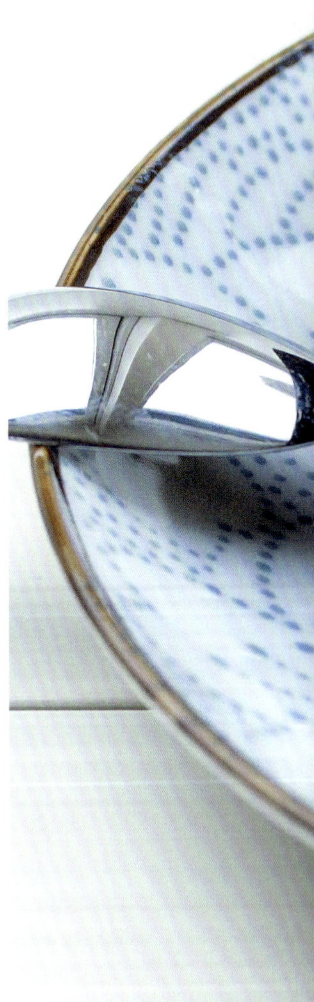

Avocado-Paprika-Pause

1 Paprikaschote
2 dicke Scheiben glutenfreies Brot (zum Beispiel Chia-Lupine)
1 reife Avocado
Tamari

Die Paprikaschote unter fließendem Wasser abspülen, halbieren, entkernen und die Stege entfernen, dann in Streifen schneiden. Das Brot würfeln. Die Avocado halbieren und den Kern entfernen. Die Kernhöhle mit Tamari füllen, mit den Paprikastreifen und den Brotwürfeln auf einem Teller anrichten.

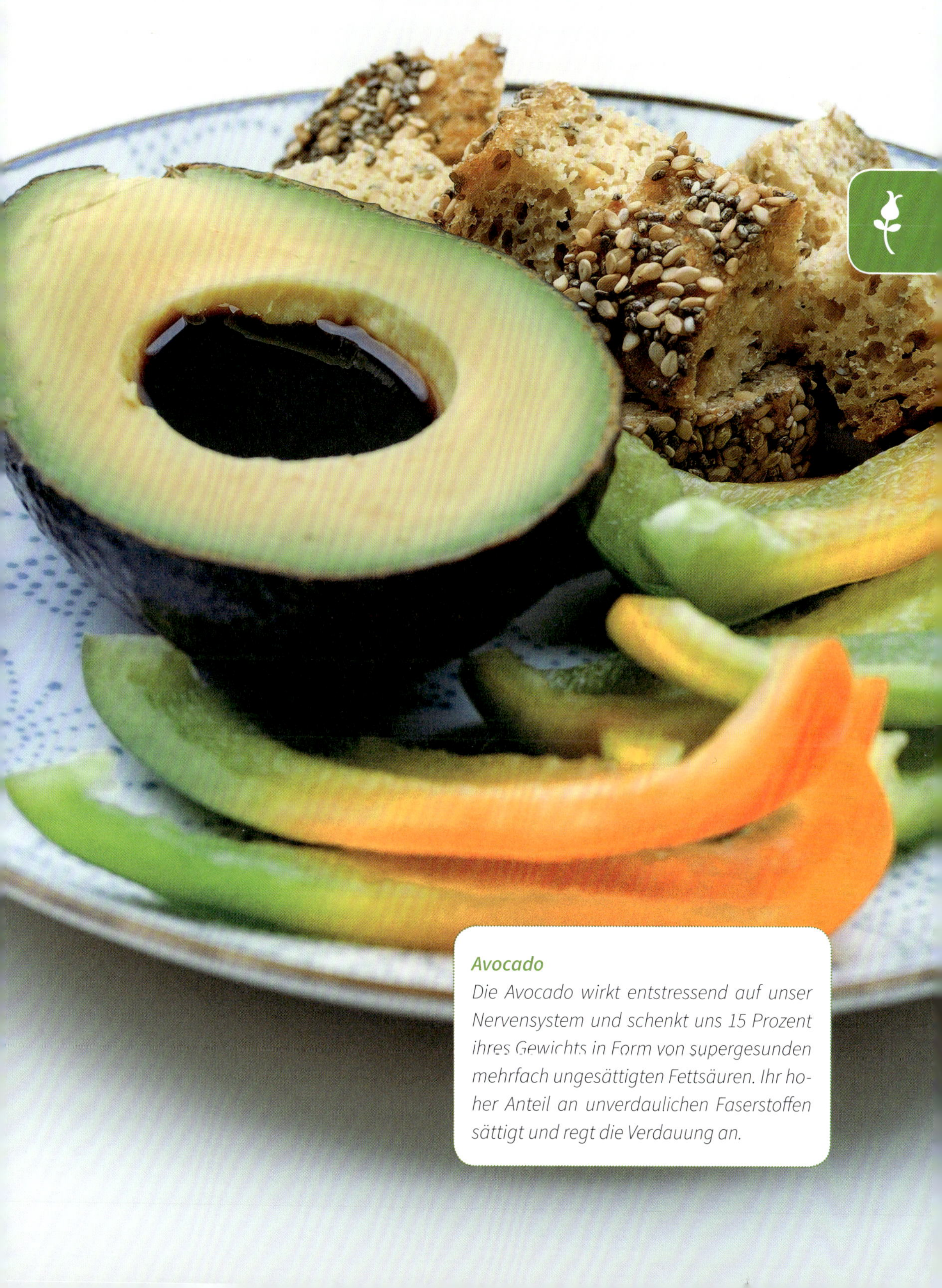

Avocado

Die Avocado wirkt entstressend auf unser Nervensystem und schenkt uns 15 Prozent ihres Gewichts in Form von supergesunden mehrfach ungesättigten Fettsäuren. Ihr hoher Anteil an unverdaulichen Faserstoffen sättigt und regt die Verdauung an.

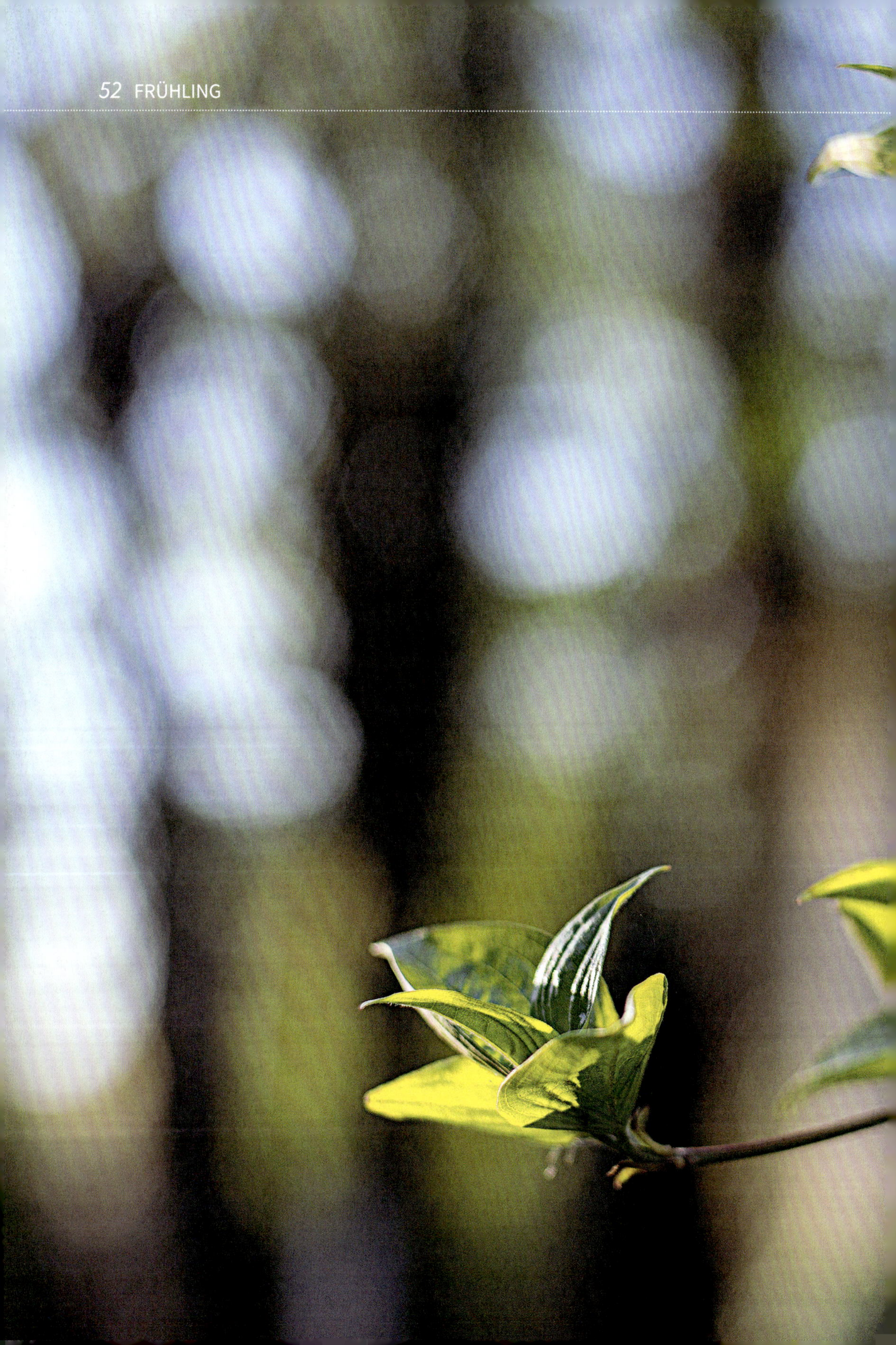

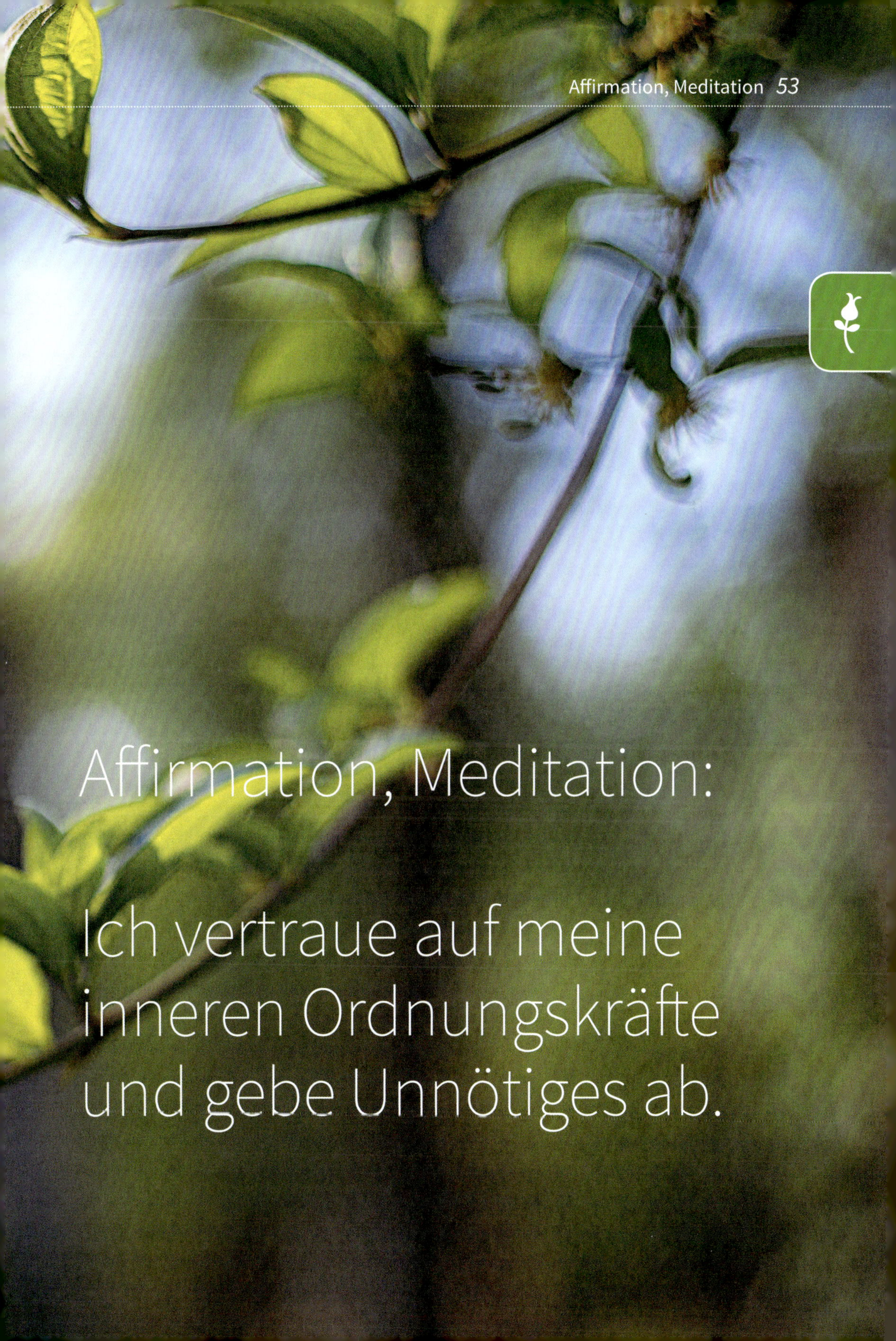

Affirmation, Meditation:

Ich vertraue auf meine inneren Ordnungskräfte und gebe Unnötiges ab.

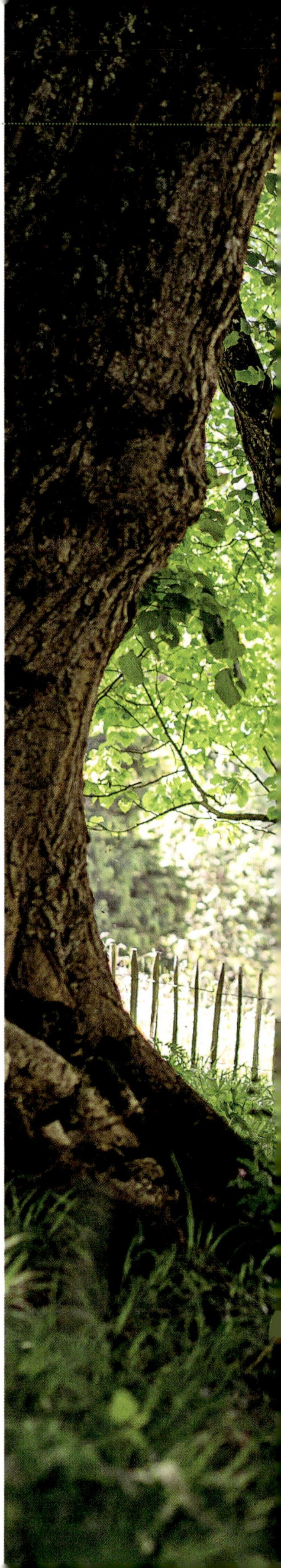

Übergangsritual: in den Sommer schaukeln

Im Juni fühlt sich die Ahnung vom Sommer schon nach Gewissheit an. Das drängende Wachstum des Frühlings beginnt sich in pralle Fülle zu verwandeln, überall leuchtet ein Überfluss an frischen Blättern, Halmen und Blüten. Unbeschwerte Spiel- und Entdeckungsfreude aus Kindertagen erscheint vor unserem inneren Auge, eine Analogie zur Energie des Frühlings an der Schwelle zum Sommer.

Suche dir eine Schaukel, wie sie uns als Kinder einst magnetisch anzog, auf Spielplätzen, im Nachbarsgarten. Schließe die Augen und stoße dich vom Boden ab, hol dir das Gefühl des langsamen Aufstiegs zurück, des Kribbelns im Bauch, gleich nach dem höchsten Punkt, beim Wechsel vom Aufwärts- in den Abwärtsschwung. Spüre die frische Luft im Gesicht, in den Haaren, genieße das dynamische Pendel, still jauchzend, vielleicht auch laut. Atme mit jedem Rückwärtsschwung tief ein, spüre die Kraft des Wandels, des Aufbruchs. Lasse mit jedem Vorwärtsschwung den Blick in den Himmel steigen, gebe dabei alles über den Atem ab, was zurückbleiben darf, am Wegesrand, unterwegs in den Sommer.

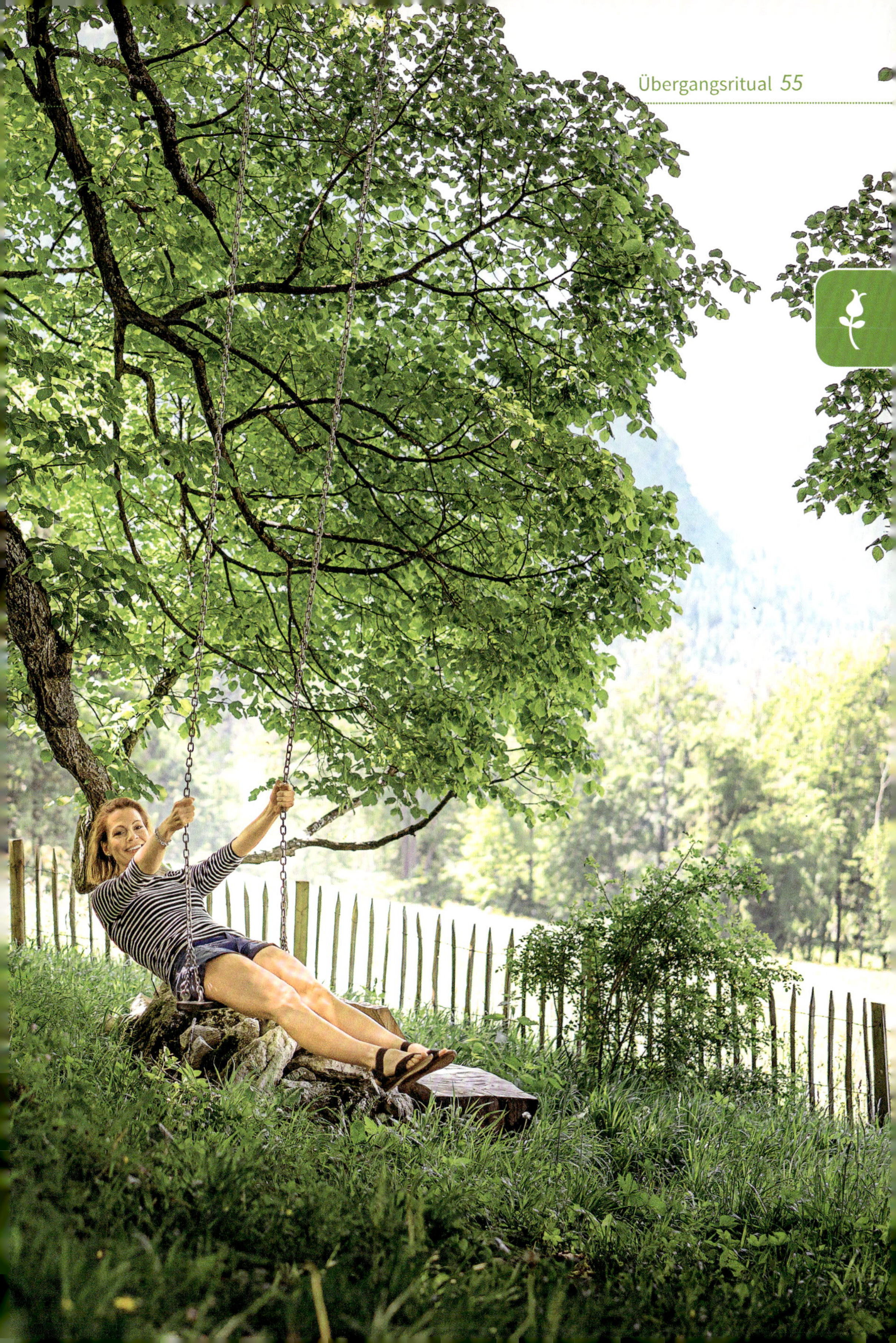

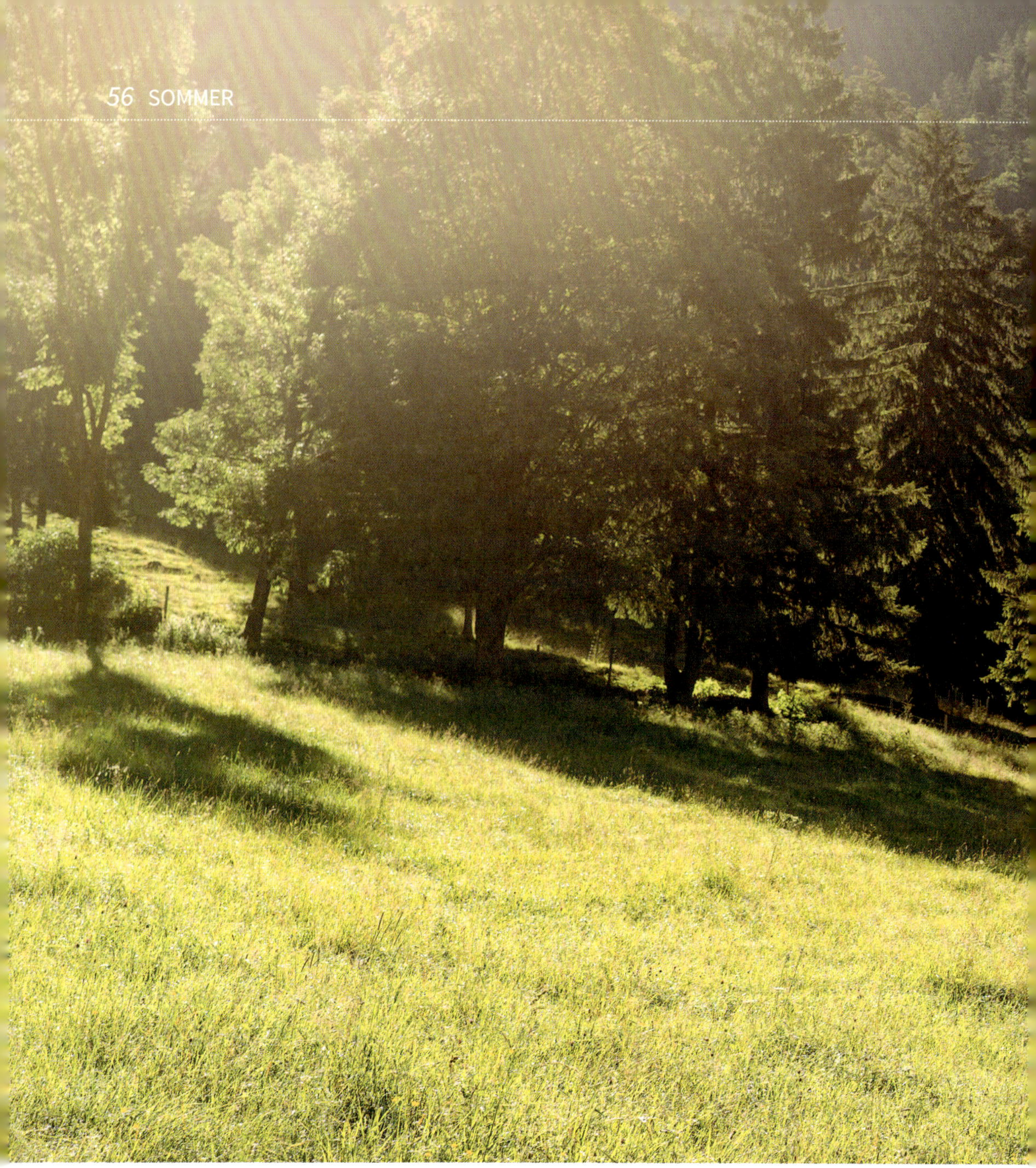

Sommer: Kraft und Fülle

Zu Mittsommer am 21. Juni ist der Tag am längsten, die Nacht am kürzesten, der Kalender meldet den astronomischen Sommeranfang. Die Natur befindet sich am Höhepunkt ihrer Entfaltung im Jahreskreis.

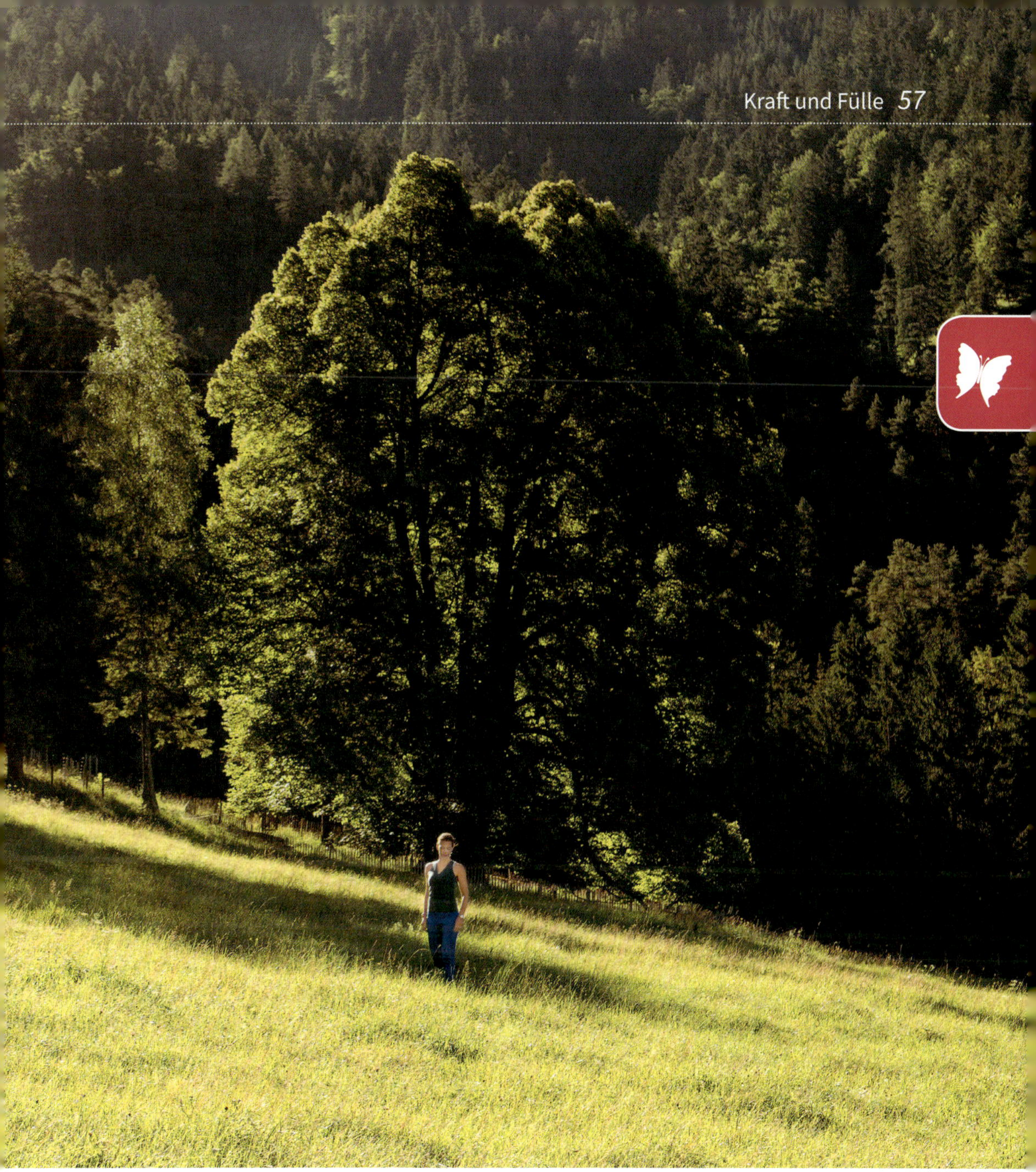

Während die Pflanzen der Reife zuwachsen, zieht es uns nach draußen, in die Wärme und die Gesellschaft anderer Menschen. Wir fühlen uns gesellig gestimmt wie kaum im Jahr, freuen uns auf das Außen, auf Austausch, auf Kommunikation. Die sommerheißen Tage sind die richtige Zeit für dynamische Bewegungspraxis, kühlende Atemübungen und leichte Nahrung.

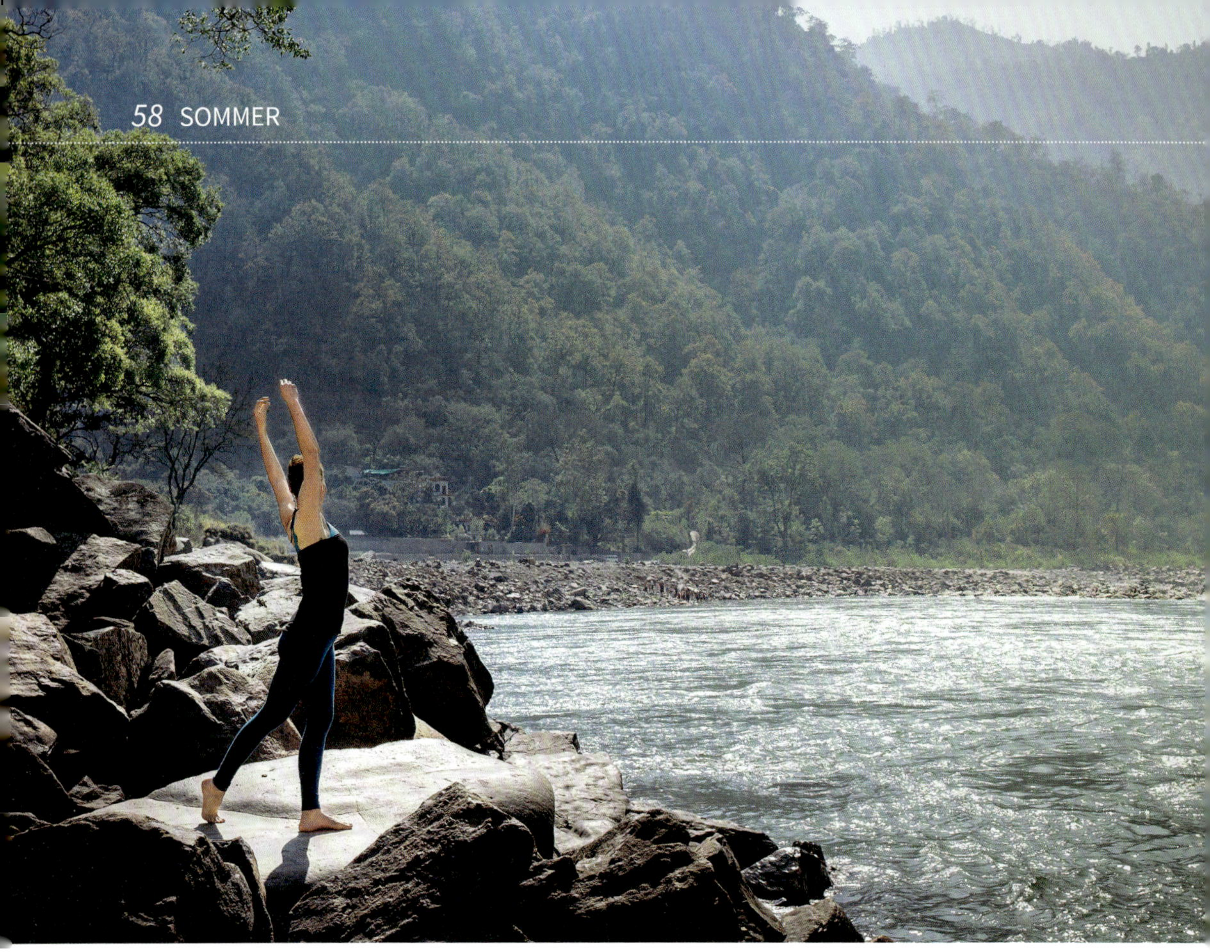

Grenzen ausloten, kraftvoll wachsen

Sommersonne an tiefblauem Himmel: Als helle, männliche, feurige Yang-Energie hält sie das Zepter fest in der Hand, regiert sie die langen Tage bis hinein in die lauen Nächte. Der kühlende Yin-Ausgleich steht uns auf vielfältige Art zur Verfügung: Der See lädt ein zum Schwimmen, ein Sommerregen erfrischt Körper und Geist.

Enorme Energiepotenziale entladen sich im Sommer in mächtigen Gewittern: Die schöpferische Spannung zwischen Himmel und Erde ist nie so gewaltig am Werk wie zu dieser Jahreszeit. Unser Körper fühlt sich gleichermaßen energetisiert, die Muskeln rufen nach Bewegung, wir sind bereit, uns anzustrengen, zu wachsen, in die eigene Kraft zu gehen, zu handeln, aktiv zu sein. Der Sommer unterstützt Veränderungen, ist ideal geeignet, achtsam unsere Grenzen auszuloten, um behutsam Wachstumsziele und -reize zu setzen.

Intuitiv wählen wir kühlende Nahrung, fühlen uns hingezogen zu Gurke und Melone, wasserspeichernden Früchten. Leuchtendes Blattgrün, Wildkräuter und grüne Smoothies ziehen uns an, Sommersuppen dürfen gerne kalt sein.

Die Natur hat den Höhepunkt ihrer Entfaltung im Jahreszyklus erreicht, die glutvolle Sonne nimmt jetzt den höchsten Stand am Himmel ein. Feuer brennt von unten nach oben, verkörpert eine aufstrebende Energie. Diesem Prinzip folgen nun Pflanzen und Tiere mit ihrem aufwärtsstrebenden Wachstum, und auch wir dehnen uns aus Richtung Himmel, erweitern jetzt unsere Grenzen, körperlich wie auch geistig. Leicht fühlt sich das Leben an, die Tage sind lang, die Nächte kurz, alles um uns herum scheint zu vibrieren.

Hochwertiges Wasser zu trinken ist jetzt noch wichtiger.

Dabei sind wir gut beraten, wachsam zu sein und gut für unseren Körper zu sorgen. Zu viel hitziges Yang lässt uns schwindlig werden, zu wenig Yin verdickt das Blut, das uns zähflüssig und klebrig viel von unserer leichten Energie verlieren lässt, die inneren Prozesse in unserem Körper bremst. Um dem entgegenzuwirken, heißt die Devise, täglich mindestens zwei Liter frisches Wasser trinken — so pflegen wir unsere Nieren (siehe Seite 22: »Wasser, dein Lebenselixier«).

Wie die Früchte an Gehalt und Süße zulegen bis zur Ernte im Herbst, gewinnen wir an Kraft, Leichtigkeit und Flexibilität, füllen ein Energiereservoir, das wir über den Herbst hinaus mit in den ruhespendenden Winter nehmen. Auf vielen Ebenen legen wir jetzt im Sommer bereits die Grundlage dafür, wie es uns im Winter gehen wird: wie viel Power wir haben, wie viel Widerstandskraft, wie viel Energiereserven, und wie anpassungsfähig unser ganzes System auf die winterlichen Temperaturunterschiede reagieren wird.

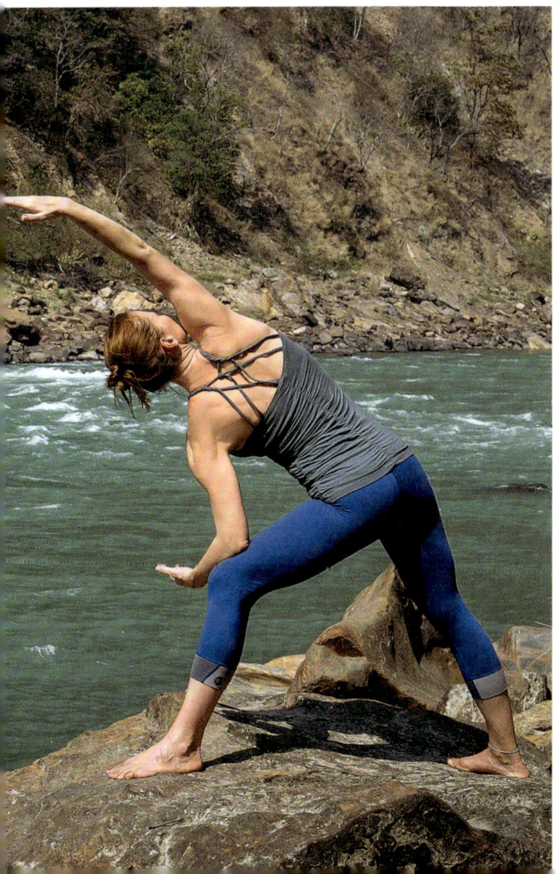

SCHWERPUNKTE IM SOMMER

Schlüsselreize: *Hitze, Weite, Freude, Glück, Aktivität, Erleben, Genuss*
Element: *Feuer (rot, lodernd, klärend)*
Organe: *Herz, Dünndarm*
Bewegungspraxis: *Wachsen, Kraft, Ausdehnung, Veränderung, Neuanfang, Umwandlung, Geschwindigkeit, Körperlichkeit*
Energetisch-geistig: *Die Lebensenergie, »Prana«, ist deutlich pulsierend spürbar*
Chance: *Freude am Körper spüren und kultivieren, Lebendigkeit aktivieren, sich fordern, eigene Grenzen aufdecken*
Im Auge behalten: *Hat mein Ehrgeiz ein ausgewogenes Maß?*

Den Körper stärken mit Sonnenlicht, Siesta und Standhaltungen

Jetzt im Sommer ist das Angebot an Licht und Sonnenenergie so hoch wie zu keiner anderen Zeit des Jahres. Schon eine Viertelstunde Spaziergang im Freien täglich, Gesicht und Arme unbedeckt der Sonne zugewandt, füllt unsere Vitamin-D-Speicher auf. Das im Körper produzierte Hormon entsteht in der Haut unter Sonneneinstrahlung und lässt sich kaum über die Nahrung aufnehmen. Ich selbst verzichte beim Spazierengehen auf Sonnencreme. Lege ich mich – zum Lesen oder Träumen – in eine Wiese, dann idealerweise in den Schatten eines Baumes oder alternativ hautschützend bekleidet.

Früher Morgen und später Abend sind jetzt die richtigen Zeiten für Aktivität.

Von den Ländern des Südens sollten wir uns, wenn möglich, die Siesta abschauen: Ein Mittagsschlaf oder entspanntes Dösen während der heißesten Zeit des Tages stärkt den Körper für die anstrengenden Herausforderungen des Alltags wie Lärm, Stress oder Arbeitsbelastung und erhöht die Kreativität. Früher Morgen und später Abend bieten sich jetzt als Zeiten für die Bewegungspraxis besonders an.

Passend zur aufrechten Feuerenergie des Sommers fokussieren wir uns bei der Bewegungspraxis auf Standhaltungen und kraftvolle Übungen, noch stärker als sonst gilt es nun, in uns hineinzuspüren: Viel Energie ist jetzt abrufbereit, weshalb es aber auch besonders wichtig ist, die eigenen Grenzen zu beachten, sich zurückzuhalten, keinen übertriebenen Ehrgeiz zu zeigen: Die Muskulatur lässt sich warm besonders intensiv dehnen, dynamische Flows kurbeln das Herz-Kreislauf-System an, ein stärkeres Gewicht auf Umkehrhaltungen hilft bei Bedarf große Sommerhitze auszugleichen.

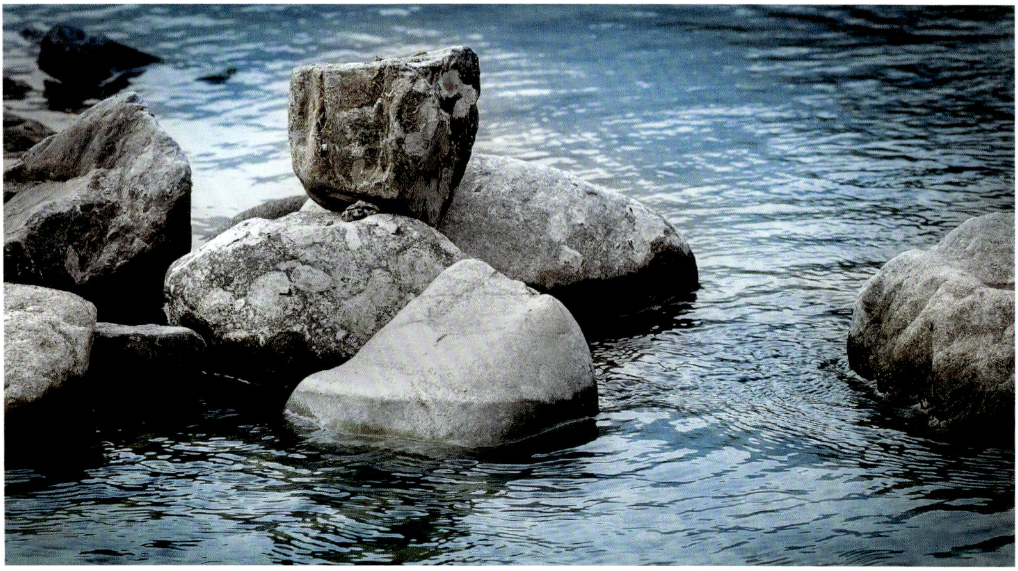

Den Geist fokussieren: Ein heißes Herz verlangt einen kühlen Kopf

Das hohe Energieniveau des Sommers beeinflusst auch unsere Emotionen, steigert sie. An erster Stelle die Freude: Schäumt sie über, gerät sie außer Kontrolle, so reißt sie Grenzen ein über das gesunde Maß hinaus und wir nähern uns dem Chaos. Die Bewegungspraxis im Sommer-Flow ist ein probates Ventil, dem Nachlassen der Selbstdisziplin entgegenzuwirken, ein Ausgleich zum sommerlichen Drang nach ungebremstem Vergnügen. Dieser Flow widmet sich dem Prinzip Hingabe, fordert uns auf, ihm unsere ungeteilte Aufmerksamkeit zu widmen, uns zu 100 Prozent auf ihn einzulassen. »Mit ganzem Herzen dabei sein« kommt als Redewendung nicht von ungefähr: Ein heißes Herz ist ganz dem gegenwärtigen Moment hingegeben, sicher, kompromisslos. Idealerweise findet es seinen Ausgleich in einem kühlen Kopf. Wir lassen das Feuer im Herzen zu, schulen aber gleichzeitig unsere Disziplin und schützen so unsere Reserven, weil wir auch unbewusst mit unserer Freude nicht an die Grenzen gehen oder darüber hinaus. Freude bleibt Freude und wird nicht zum euphorisierenden Kick, dem wir hinterherjagen.

Die Vögel des Sommers wissen, wie sich die Hitze am besten aushalten lässt: Schwalben jagen vormittags und dann erst wieder nach Sonnenuntergang. Pünktlich zum Nachlassen der größten Hitze melden sich auch die Grillen mit ihrem Frühabendkonzert zum Ende der Siesta. Dazwischen sucht, wer kann, ruhend den Schatten.

In Stille und Morgenkühle lassen wir uns auf den Tagesbeginn ein: hören das Erwachen der Vögel, sehen dem Aufgehen der Sonne zu. Wie die Natur, so nutzen auch wir die heißeste Zeit des Tages wenn möglich für einen mittäglichen Power Nap, der unsere Energiereserven neu auflädt und unsere Verdauung ohne Außenreize arbeiten lässt.

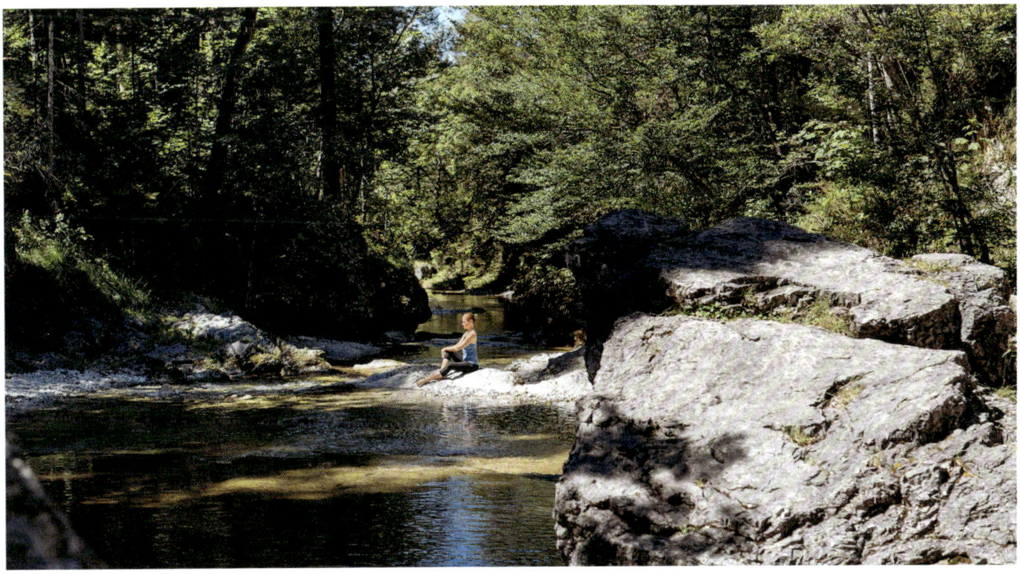

Sommer-Pranayama: Kühlende Atmung – Shitali

Wähle einen aufrechten, bequemen Sitz. Spüre in deine Wirbelsäule: Lass sie gerade aufgerichtet hoch zu deiner Kopfkrone wachsen. Deine Sitzbeinhöcker sind in Kontakt mit der Erde. Strecke die Zunge leicht aus dem Mund. Rolle die Zungenränder so aufwärts, dass die Zungenmitte unten ist und die Zungenränder eingerollt nach oben zeigen, deine Zunge ein Röhrchen bildet. Falls dir das Einrollen der Zunge nicht möglich ist, dann atme über die flach aus dem Mund gestreckte Zunge. Atme langsam und tief mit leisem Zischlaut die Luft über die Zunge ein. Stelle dir dabei vor, dass du kühlende, entspannende, harmonisierende Energie einatmest. Dann atme zügig, aber lautlos durch die Nase tief aus. Wiederhole 10 Atemzüge. Lass anschließend den Atem ein paar Atemzüge lang von selbst fließen und spüre nach.

Unser Atem ist nicht nur mit unserem Körper verbunden, sondern auch eng, sehr eng mit unserem Geist. Eine kühlende Pranayama-Praxis bietet sich daher auch auf geistiger Ebene ganz besonders an für einen erholsamen Ausgleich an heißen Sommertagen. Shitali hilft uns, mit minimalem Aufwand zu viel (sommerliche) Hitze zu kompensieren. Shitali kühlt den Körper und hilft besonders beim Abgeben verbrauchter Energie.

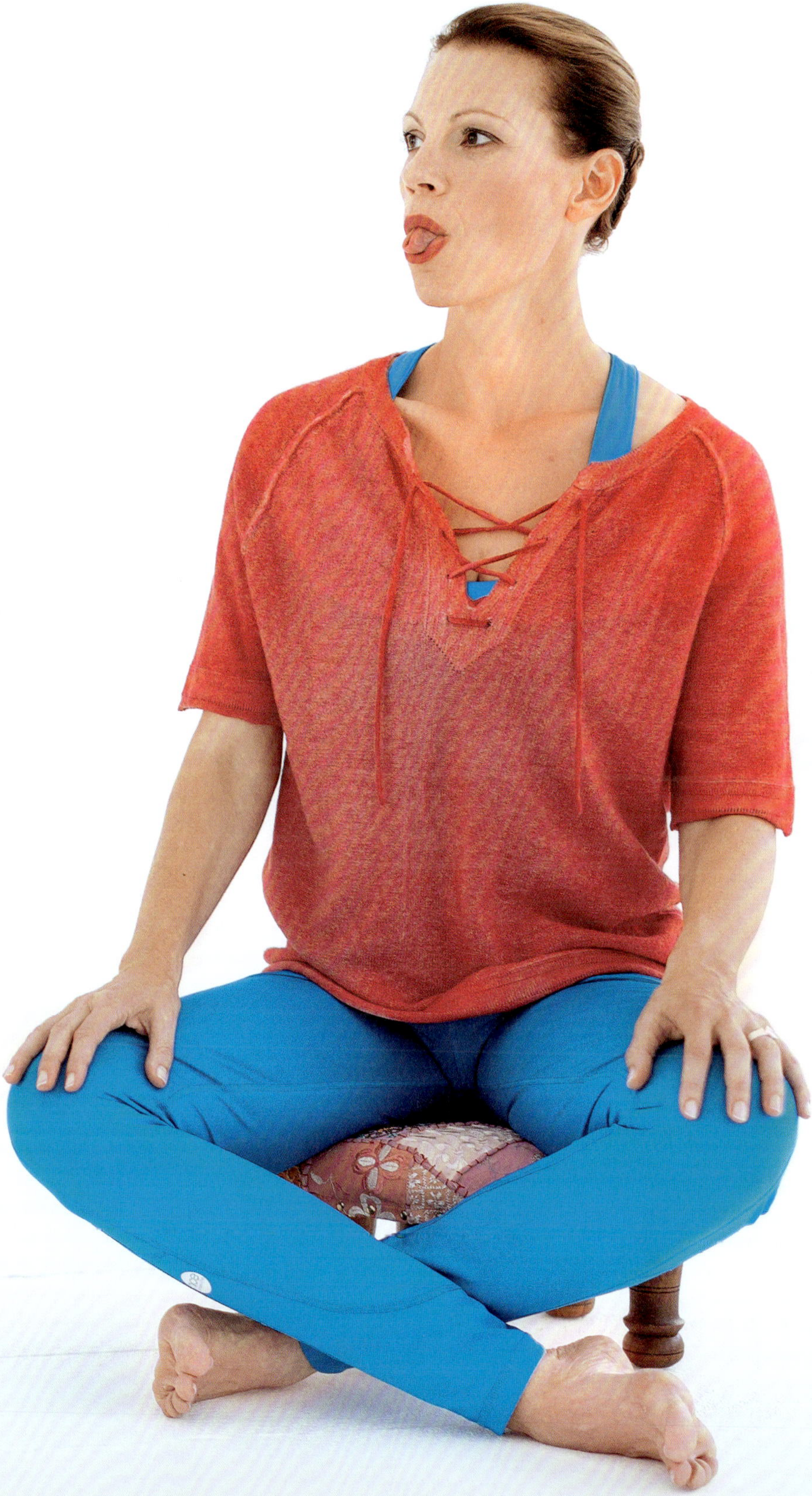

Sommer-Flow: pulsierend, aktivierend

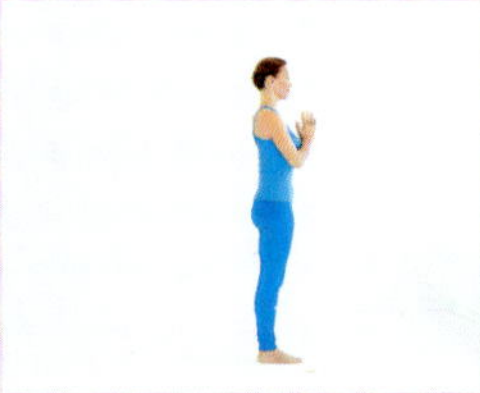
01 | Aufrechter Stand

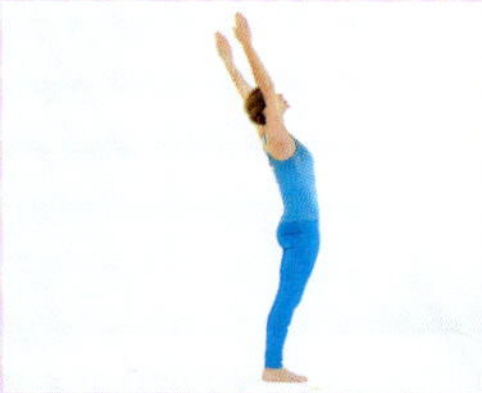
02 | Sanfte Rückbeuge

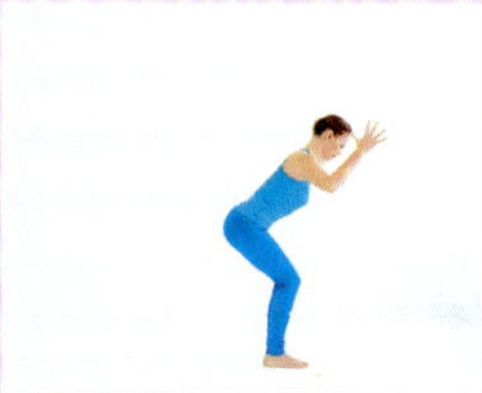
03 | Kraftvolle Haltung

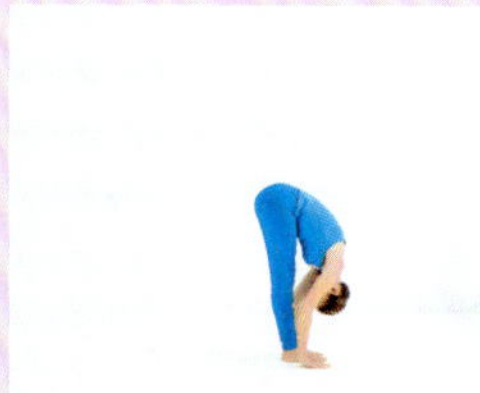
04 | Vorbeuge federnd

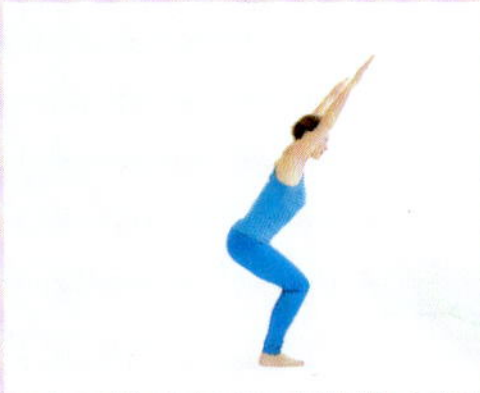
05 | Stuhl

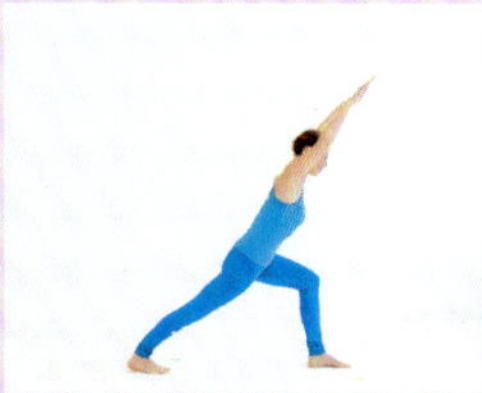
06 | Hoher Ausfallschritt, rechts 1

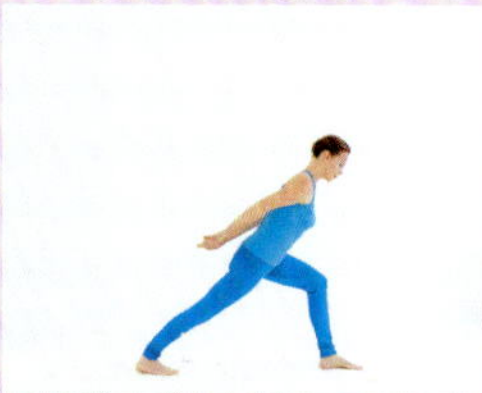
07 | Hoher Ausfallschritt, rechts 2

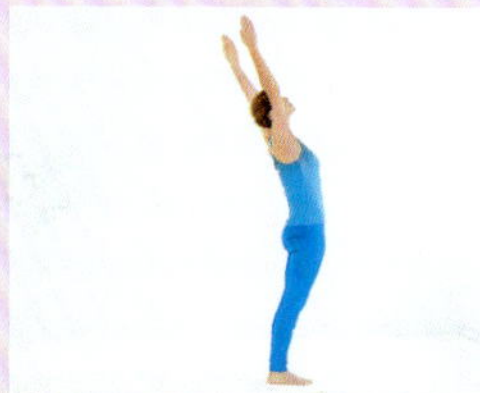
08 | Sanfte Rückbeuge

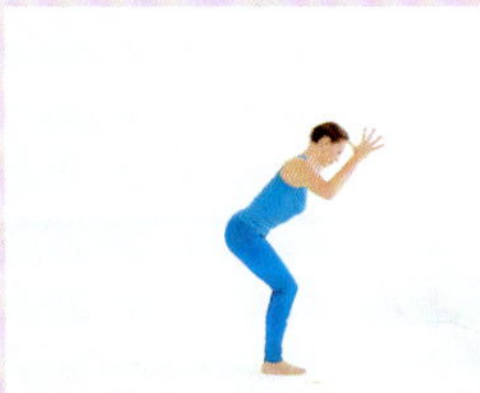
09 | Kraftvolle Haltung

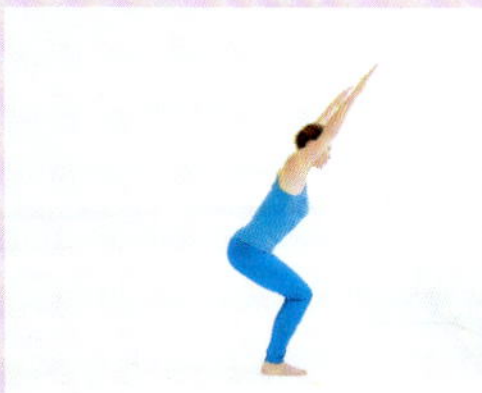
10 | Stuhl

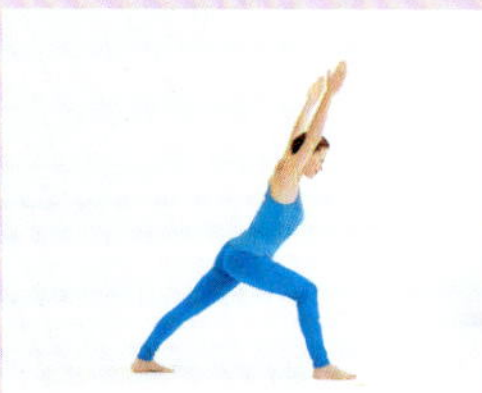
11 | Hoher Ausfallschritt, links 1

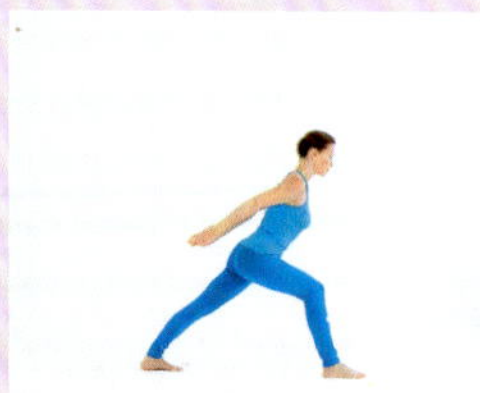
12 | Hoher Ausfallschritt, links 2

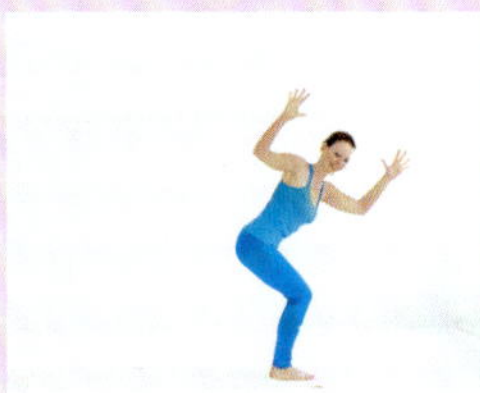
13 | Kraftvolle Haltung rotierend

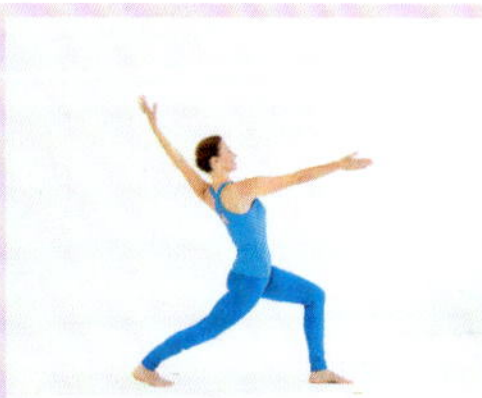
14 | Heldenhaltung 1, rechts

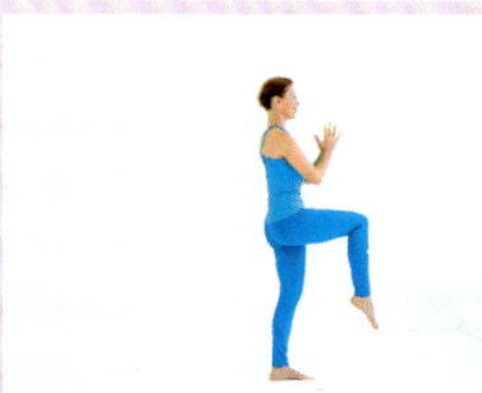
15 | Aufrechter Stand einbeinig 1

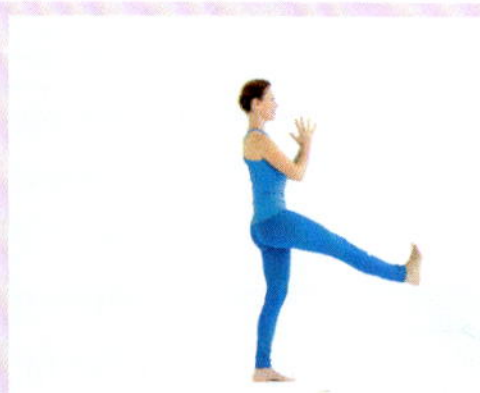
16 | Aufrechter Stand einbeinig 2

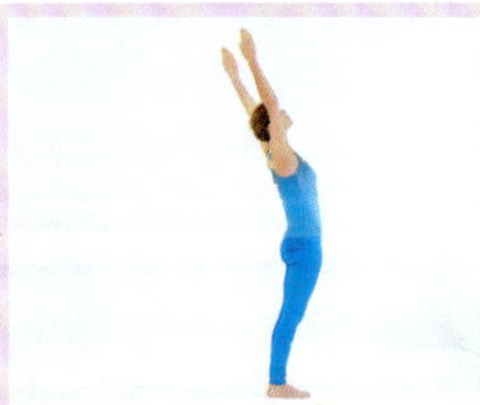
17 | Sanfte Rückbeuge

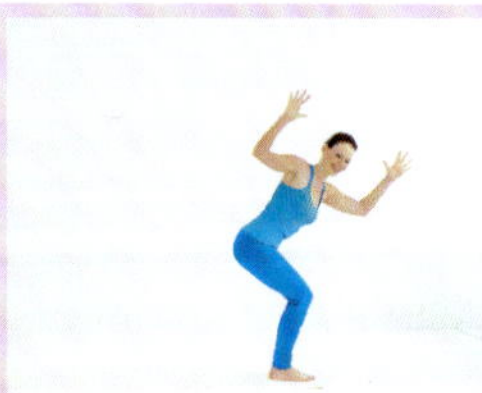
18 | Kraftvolle Haltung rotierend

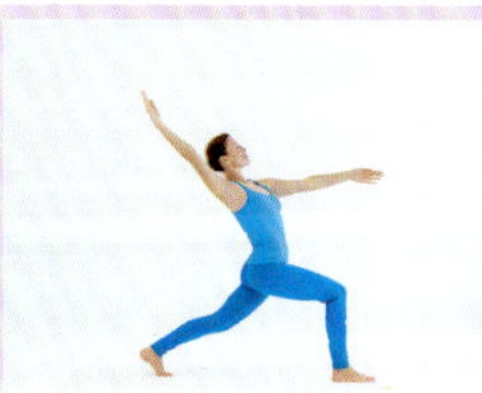
19 | Heldenhaltung 1, links

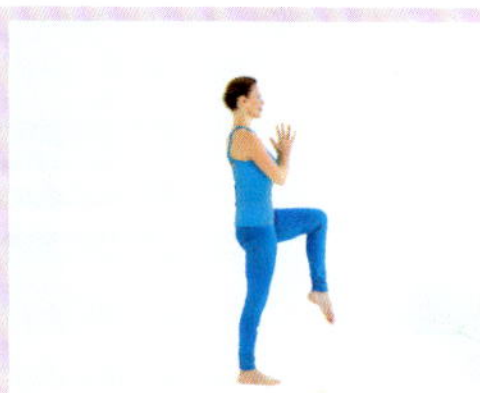
20 | Aufrechter Stand einbeinig 1

Wir praktizieren intensiv, gehen konsequent in die Kraft, halten lange, fordern uns diszipliniert, spüren Hitze im Körper pulsieren. Nutze die kühlen Morgen- oder Abendstunden für deine Bewegungspraxis und nimm dir etwa 20 bis 30 Minuten Zeit für diesen Flow.

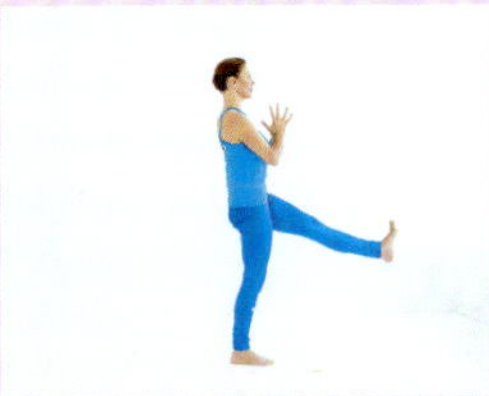
21 | Aufrechter Stand einbeinig 2

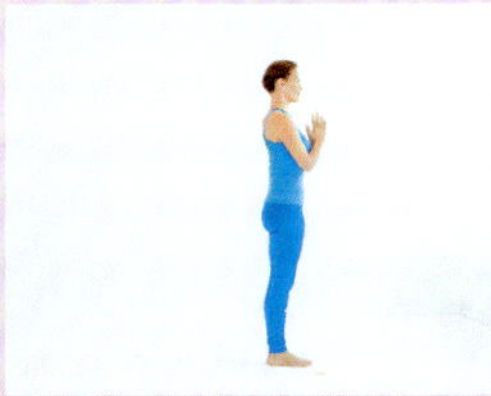
22 | Aufrechter Stand

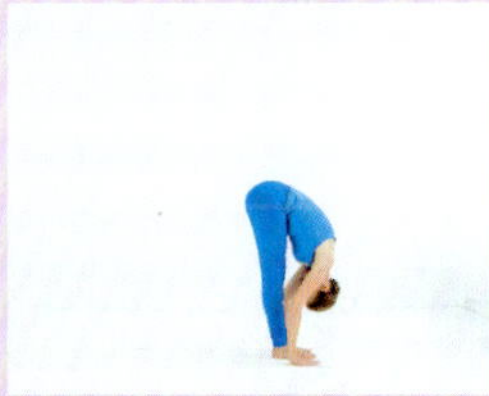
23 | Vorbeuge federnd

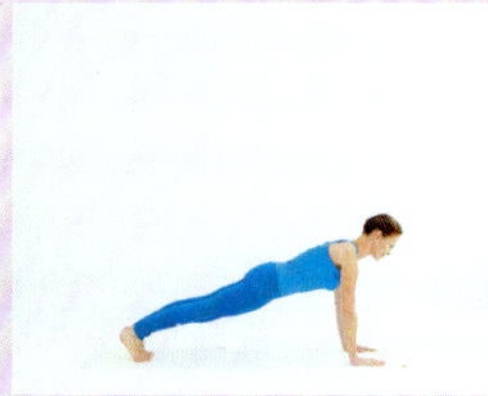
24 | Planke

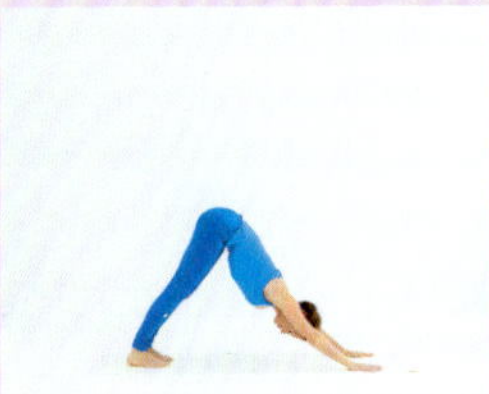
25 | Herabschauender Hund

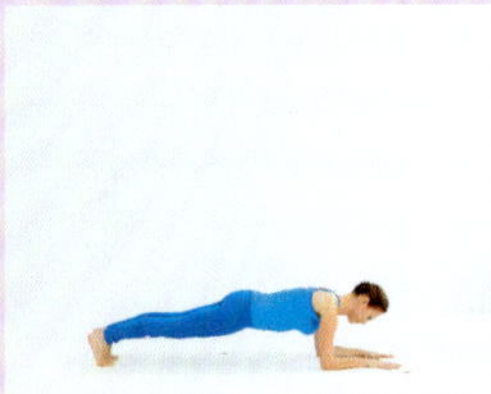
26 | Tiefe Planke

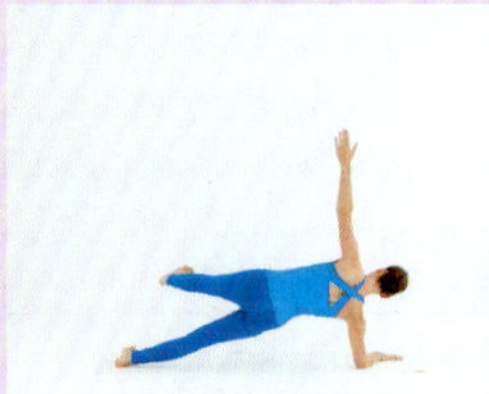
27 | Seitliche Planke, rechts

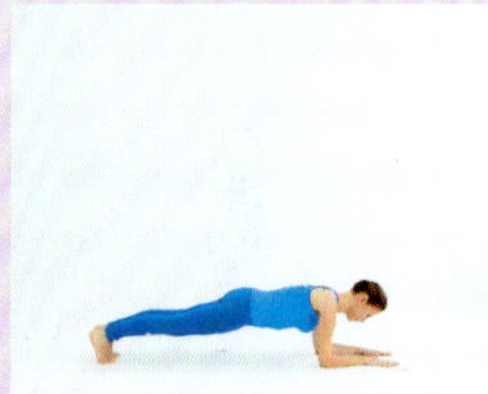
28 | Tiefe Planke

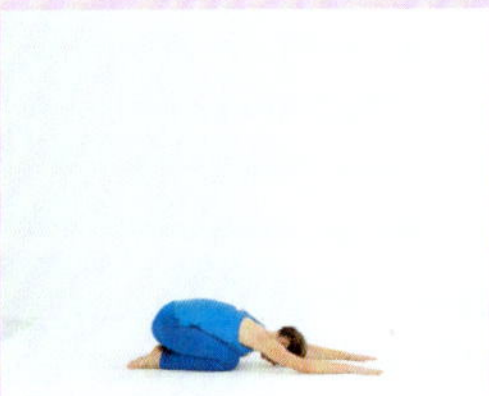
29 | Kindhaltung

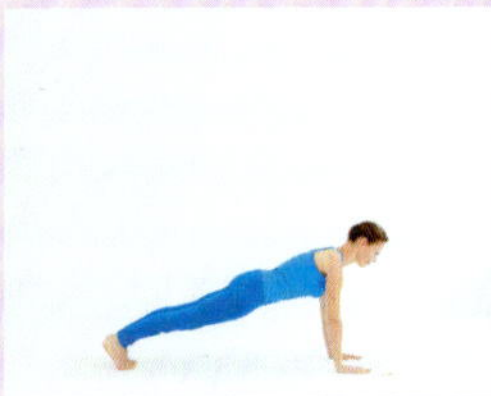
30 | Planke

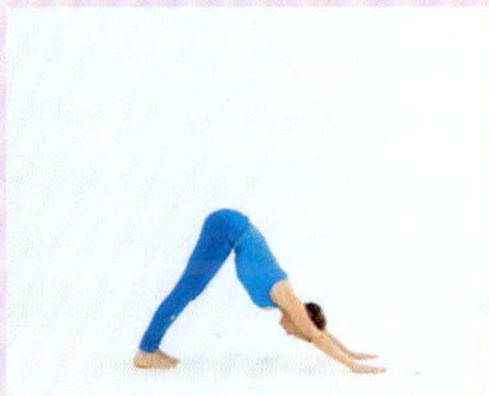
31 | Herabschauender Hund

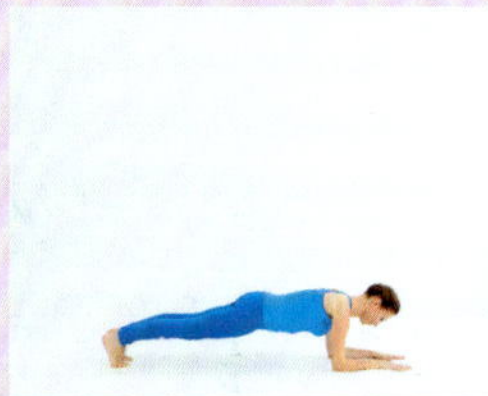
32 | Tiefe Planke

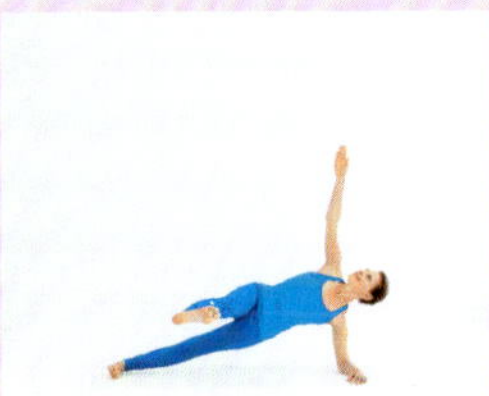
33 | Seitliche Planke, links

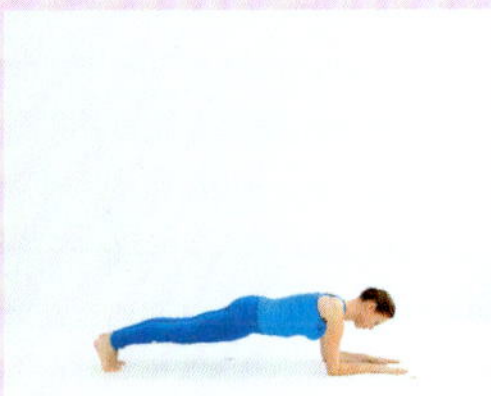
34 | Tiefe Planke

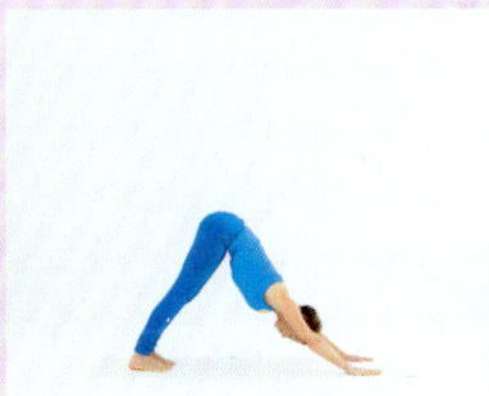
35 | Herabschauender Hund

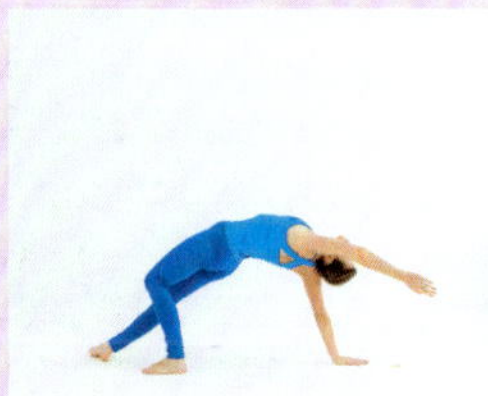
36 | Geöffnete Planke

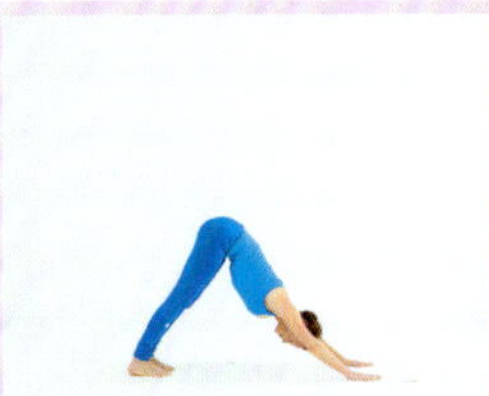
37 | Herabschauender Hund

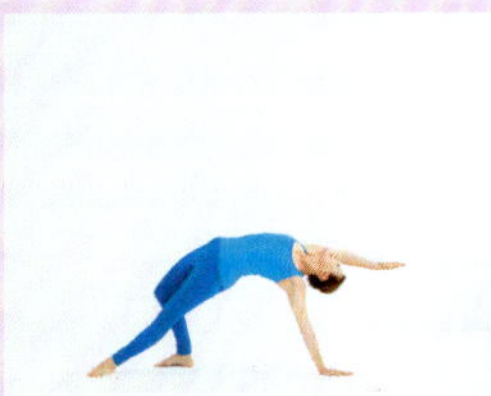
38 | Geöffnete Planke

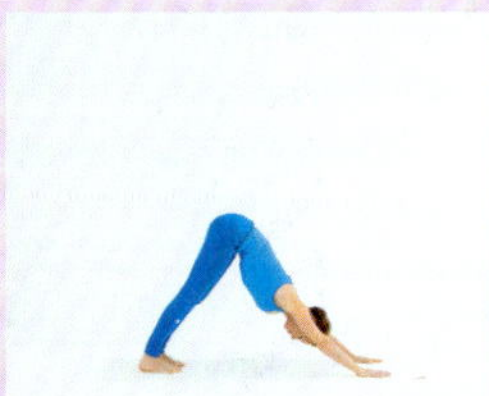
39 | Herabschauender Hund

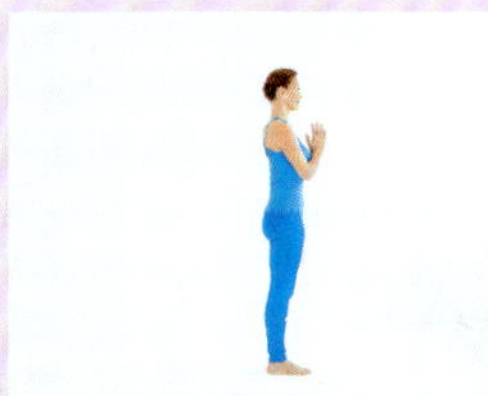
40 | Aufrechter Stand

1. Aufrechter Stand

Im Stand festigen wir unsere äußere wie innere Haltung, finden unsere Stabilität. Die Aufrichtung beginnt in den Füßen, steigt über die Beine ins Becken und weiter bis in die Wirbelsäule. Die Beine sind geschlossen, parallel zueinander, die Schultern entspannt, die Handflächen berühren einander vor dem Herzzentrum. Unser Körpergewicht ruht gleichmäßig verteilt auf beiden Füßen. So verweilen wir für einige Atemzüge, kommen an in der Praxis.

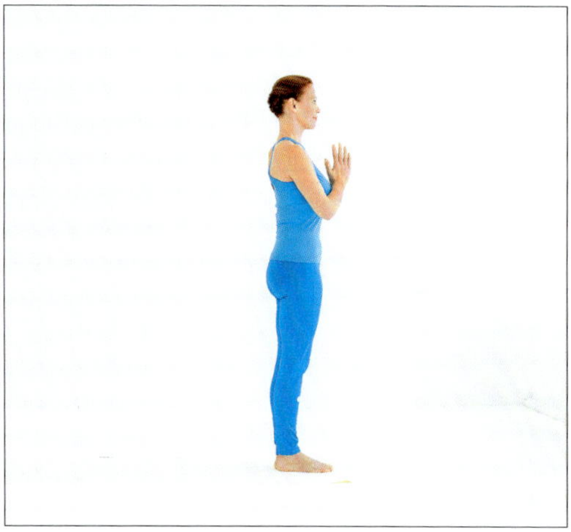

2. Sanfte Rückbeuge

Rückbeugen weiten die Körpervorderseite und öffnen den Herzraum. Die Sanfte Rückbeuge fordert ein gleichmäßig verteiltes Zurückneigen über die gesamte Wirbelkette: Bauch-, Bein- und Halsmuskulatur sollen einerseits Länge zulassen und andererseits sicher halten. Führe die Arme über die Seiten in einem großen Bogen nach oben, der Blick folgt den Daumen, die Schultern entspannen sich dabei. Die Handflächen berühren einander. Verweile für einige Atemzüge in der Sanften Rückbeuge.

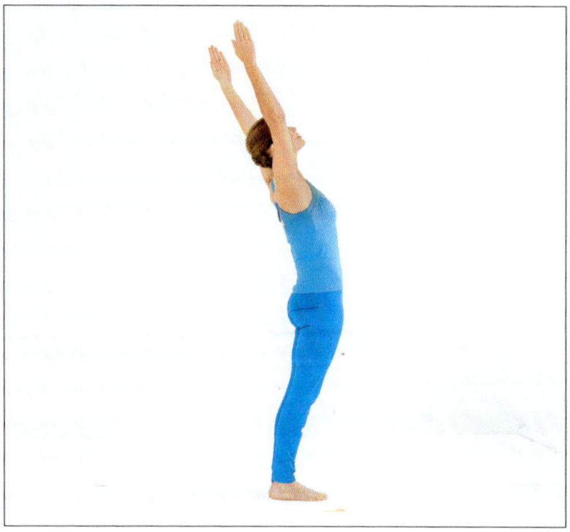

3. Kraftvolle Haltung

Die Kraftvolle Haltung fordert und fördert unser Durchhaltevermögen und stärkt die Oberschenkelmuskulatur. Beuge beide Beine, als wolltest du dich nach hinten absetzen. Vermeide dabei eine erhöhte Belastung der Wirbelsäule, indem du dich auf die Aufrichtung der Wirbelsäule konzentrierst, bevor du den Oberkörper nach vorne neigst. Halte die Wirbelsäule in ihrer natürlichen Welle, die Arme sind gebeugt, die Hände aufgefächert, der Blick geht geradeaus.

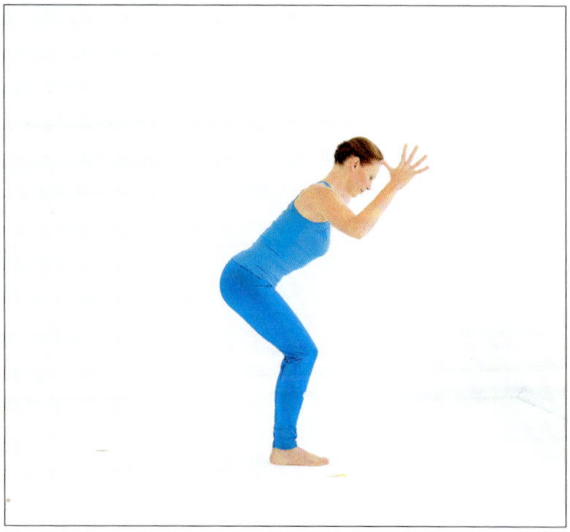

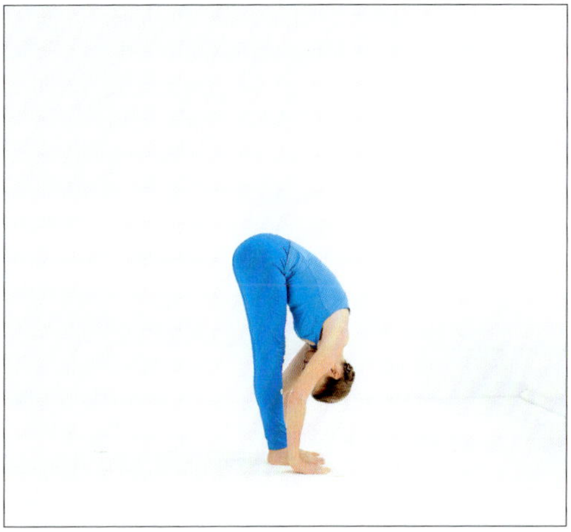

4. Vorbeuge federnd

Die Schwerkraft längt den Rücken nach unten, entlastet ihn, entspannt zeitgleich Kopf und Nacken. Stehe aufrecht, die Füße sind aktiv, der Stand ist stabil. Lege nun den Oberkörper mit langer Wirbelsäule aus der Hüfte heraus auf den gebeugten Oberschenkeln ab: Der Oberkörper sinkt völlig entspannt weiter nach unten. Wenn sich die Beine strecken lassen, dann strecken wir sie. Intensivierend schiebt der Kronenpunkt des Kopfes mit federnden Bewegungen des Oberkörpers Richtung Boden.

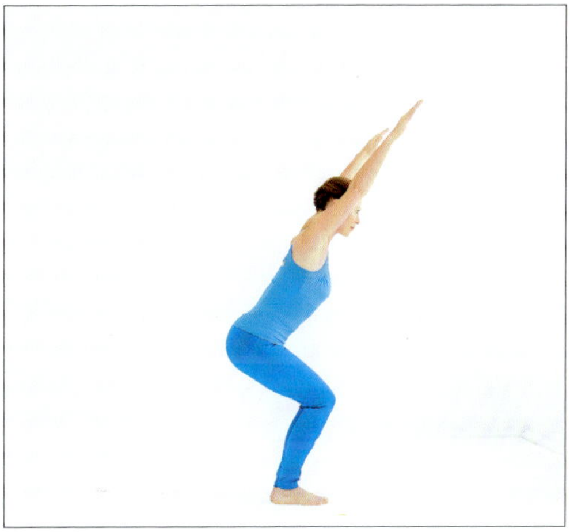

5. Stuhl

Die Beine sind die Basis für unsere standhafte Aufrichtung, sie tragen uns buchstäblich durch das Leben. Der Stuhl kräftigt die Beine, wirkt belebend, ähnlich der Kraftvollen Haltung. Strecke die Arme neben den Ohren weit nach oben Richtung Decke, achte dabei besonders auf eine lange Wirbelsäule und darauf, dass die Arme ganz gestreckt sind. Ausatmend beugst du nun beide Beine, lege dich aus den Hüftgelenken mit langem Rücken nach vorn, bis die Knie ganz präzise über dem zweiten Zeh stehen.

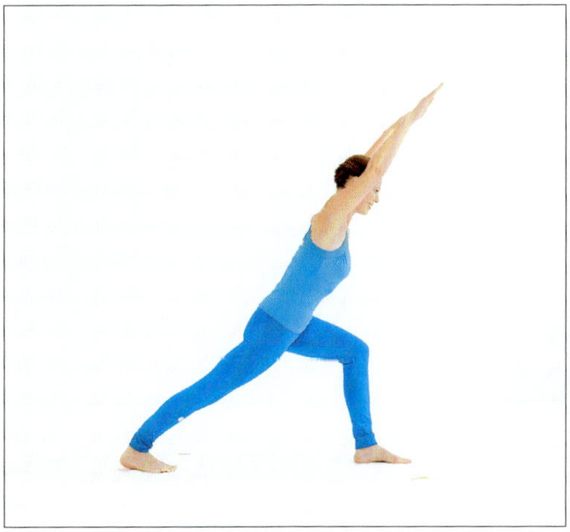

6. Hoher Ausfallschritt, rechts 1

Halte weiter die Beine gebeugt und verlagere das Körpergewicht auf das linke Bein. Neige den Oberkörper nach vorne, lass das rechte Bein in einem großen Ausfallschritt nach hinten gleiten. Der Nacken ist lang und der Blick zum Boden gerichtet. Die Oberarme bleiben neben den Ohren, strecke die Arme noch einmal mehr in die Länge und lass dabei die Schulterblätter tief Richtung Becken gleiten.

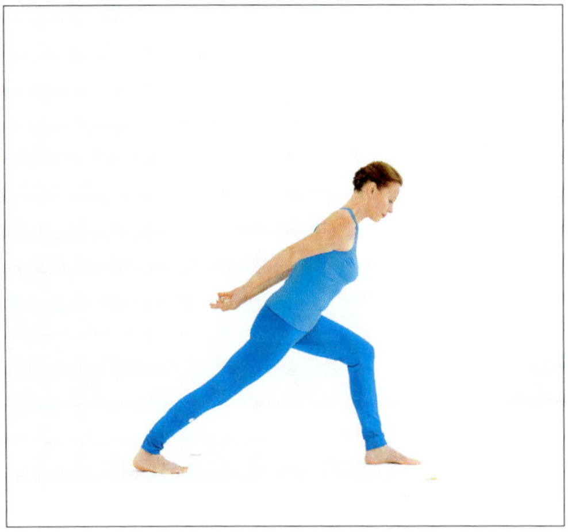

7. Hoher Ausfallschritt, rechts 2

Rotiere ausatmend die gestreckten Arme im Schultergelenk um 180 Grad vor dem Körper nach unten bis hinter das Becken, einatmend wieder zurück nach oben. Lass eine fließende, lebendige, pulsierende Bewegung in den Armen entstehen und wiederhole 10–20 Atemzüge, je nach Energie und Befindlichkeit. Schließe dann einatmend mit einem Aufrichten in den Aufrechten Stand.

⇔ **8.–12.** *Die Übungen 2. und 3. sowie 5., 6. und 7. auf der jeweils anderen Seite wiederholen.*

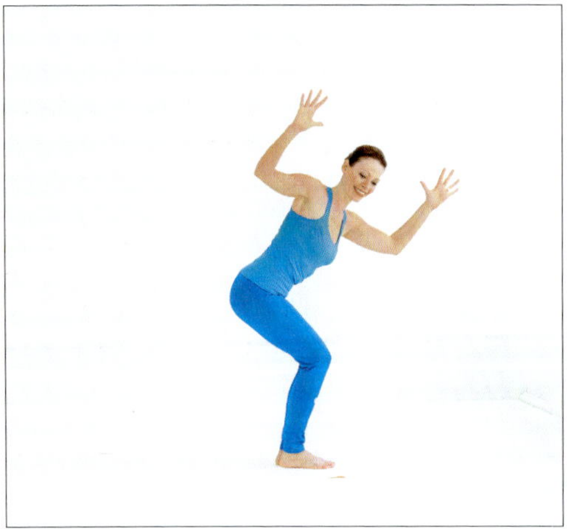

13. Kraftvolle Haltung rotierend

Beuge beide Beine, als wolltest du dich nach hinten absetzen. Achte dabei wieder auf die Aufrichtung der Wirbelsäule, bevor du deinen Oberkörper nach vorne neigst. Lenke deinen Bauchnabel Richtung unterer Rücken, fühle dich im Becken stabil und beginne dann aus deiner starken Mitte heraus eine rotierende Bewegung mit dem Oberkörper, abwechselnd nach rechts und nach links. Halte dabei die Arme gebeugt, die Finger gespreizt.

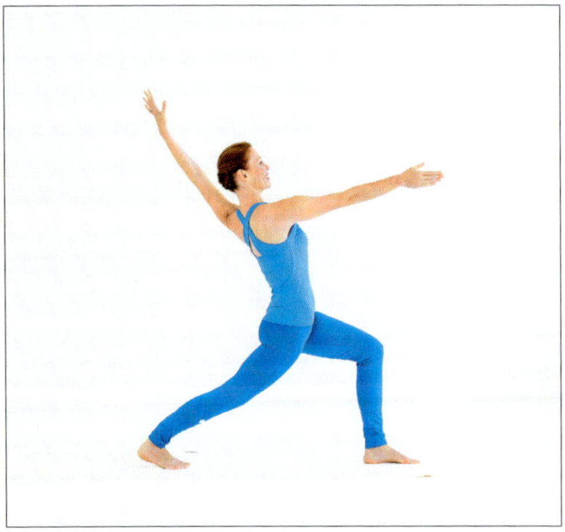

14. Heldenhaltung 1, rechts

Verlagere dein Körpergewicht auf den linken Fuß, setze den rechten Fuß leicht nach außen gedreht in einem Ausfallschritt nach hinten, strecke aktiv das Bein. Die Beine sind hüftbreit, das Körpergewicht ist auf beide Beine verteilt. Aktiviere einatmend den Beckenboden, lenke die Sitzbeinknochen zueinander und öffne den Oberkörper in eine leichte Rückbeuge. Strecke den linken Arm nach hinten oben, der rechte schiebt weit nach vorn. Die Arme minimal voneinander weg und aufeinander zu bewegend, spüre in Arme und Rücken hinein.

15. Aufrechter Stand einbeinig 1

Stabilität braucht ein Fundament: Dabei hilft uns eine gute Ausrichtung von Füßen und Standbein. Verankere im Aufrechten Stand die Fußsohlen fest auf der Erde, wachse mit dem Scheitelpunkt nach oben, die Wirbelsäule ist aufgerichtet. Verlagere das Gewicht auf dein linkes Bein und hebe das rechte Knie bis auf Beckenhöhe. Lege die Handflächen mit gespreizten Fingern vor dem Herzzentrum aneinander und verweile in dieser Position für 3–6 Atemzüge.

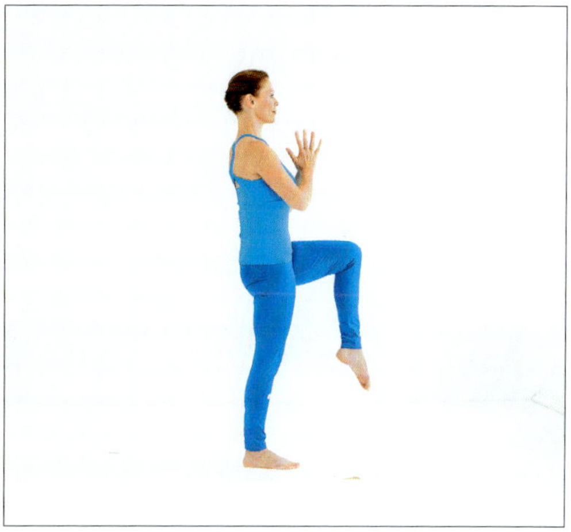

16. Aufrechter Stand einbeinig 2

Strecke nun das rechte Bein nach vorn aus und verweile erneut für 3–6 Atemzüge im einbeinigen Aufrechten Stand.

In fordernden Zeiten ist es oft eine Herausforderung, das Gleichgewicht zu finden und/oder zu halten. Hier können Balance-Übungen wie diese wertvolle Hilfestellung leisten.

*⇔ **17.–23.** Die Übungen 8., 13. bis 16. sowie 1. und 4. wiederholen (siehe Flow).*

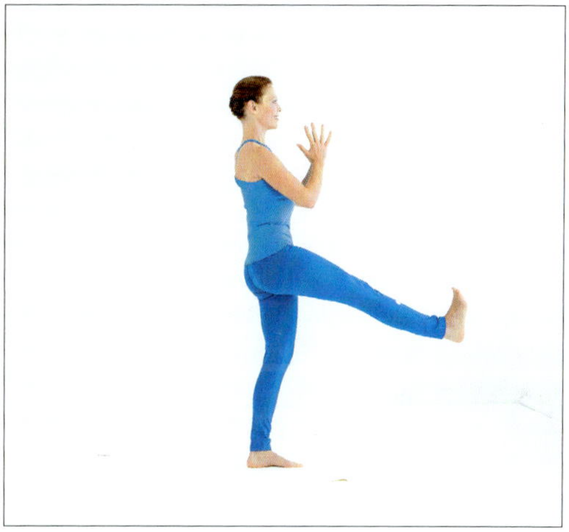

24. Planke

Die Planke aktiviert ideal die mehrschichtige, schräg, längs und quer verlaufende Bauchmuskulatur, kräftigt Rumpf und Rücken. Komm mit den Händen zum Boden, laufe oder spring mit den Füßen nach hinten und strecke die Beine. Die Handgelenke befinden sich unter den Schultern. Die Länge in der Wirbelsäule, über die Beine bis zu den Fersen und die Breite in unseren Schultern gibt uns Stabilität. Die Aktivität in der Körpermitte vertiefen wir, indem wir die Bauchdecke breitflächig nach innen lenken.

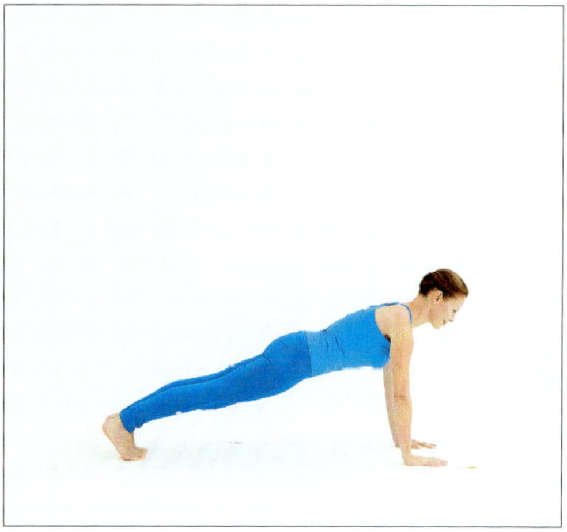

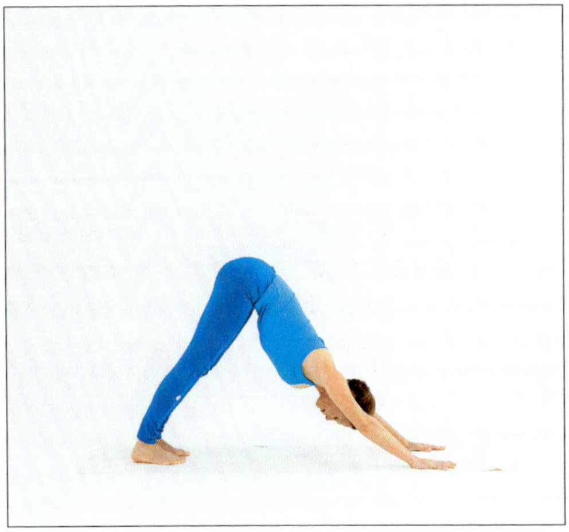

25. Herabschauender Hund

Der Herabschauende Hund dehnt intensiv die Beinrückseiten und sorgt für viel Länge im unteren und Offenheit im mittleren Rücken, kräftigt Arm- und Schultermuskeln, das Loslassen im Kopf entspannt Nacken und Geist. Schiebe aus der Planke das Steißbein Richtung Himmel, der Kopf hängt zwischen den Armen. Die Fersen ziehen Richtung Boden. Ist der Rücken nicht gerade, beugen wir die Beine und längen zunächst den Rücken. Komm anschließend zurück in die Planke, und lege für die Tiefe Planke (26.) die Unterarme am Boden ab.

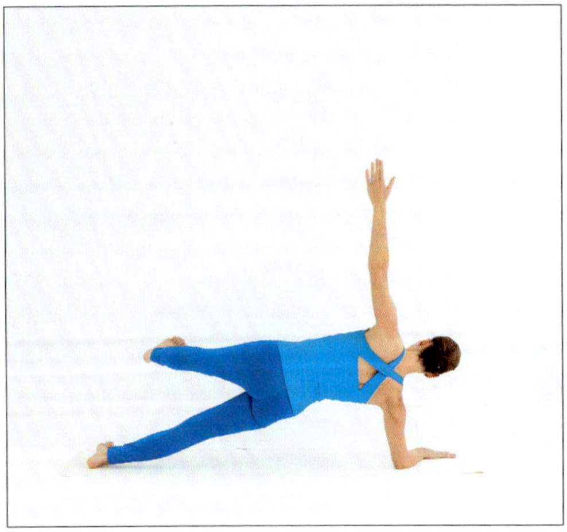

27. Seitliche Planke, rechts

Verlagere das Körpergewicht aus der Tiefen Planke auf Unterarm und rechten Fuß, drehe den Körper um 90 Grad nach links, der linke Arm zieht Richtung Himmel. Sobald sich Stabilität im Körper einstellt, hebe das obere Bein und strecke es nach vorn. Der Atem fließt gleichmäßig und ruhig. Verweile hier für etwa 5 Atemzüge, lass die Schultern breit. Um entspannt aufzulösen, hole das linke Bein wieder über das rechte und drehe den Körper zurück in die Tiefe Planke (28.).

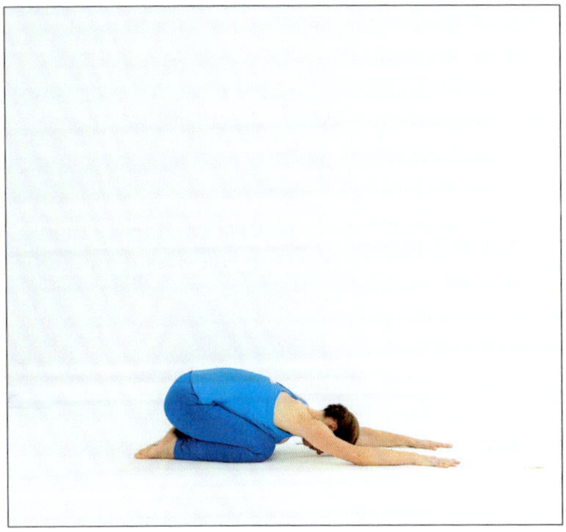

29. Kindhaltung

Setze aus der Tiefen Planke heraus die Knie auf die Matte und schiebe das Becken zurück zu den Fersen. Der Oberkörper liegt auf den Oberschenkeln, die Stirn auf der Erde. Die Arme sind gestreckt und die Handflächen berühren den Boden: Mit etwas Schub in die Matte hinein lässt sich das Gesäß noch tiefer auf die Fersen absenken. In der Kindhaltung beobachte deine ganz natürlichen Atemwellen.

⇔ **30.–34.** *Die Übungen 24. bis 28. mit der anderen Seite wiederholen (siehe Flow).*

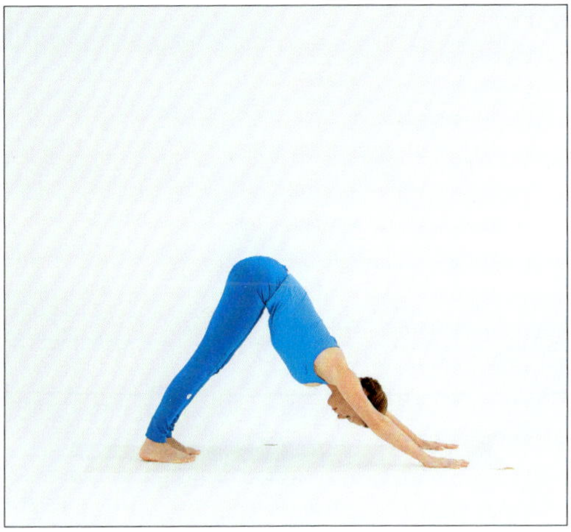

35. Einbeiniger Hund, rechts

Aus der Tiefen Planke (34.) stütz dich mit einem Arm nach dem anderen in den Herabschauenden Hund. Aus dem Herabschauenden Hund verlagern wir einatmend das Körpergewicht auf das rechte Bein. Aus der Stabilität von Armen, Schultern und Rumpf darf das linke Bein weit nach oben aufsteigen. Verlagere aus dem Einbeinigen Hund das Körpergewicht auf den rechten Arm …

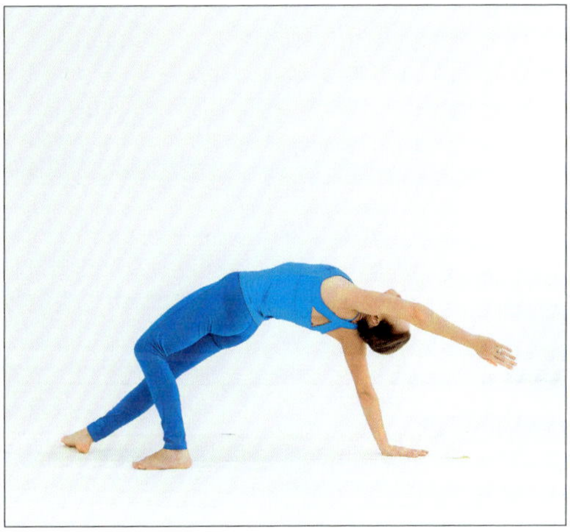

36. Geöffnete Planke

… und rolle auf die Außenseite des rechten Fußes. Lenke den Unterbauch nach innen und den Beckenboden nach oben, stabilisiere dich und hebe nun gefühlvoll das linke Bein, stelle den linken Fuß hinter dem rechten mit dem Zehenballenbereich auf den Boden. Neige dich weit zurück und hebe zugleich das Becken weit nach oben an, verweile hier so lange, wie dein Atem gleichmäßig und frei fließt.

⇔ **37.–39.** *Die Übungen 35.–36.–35. zur anderen Seite wiederholen (siehe Flow).*

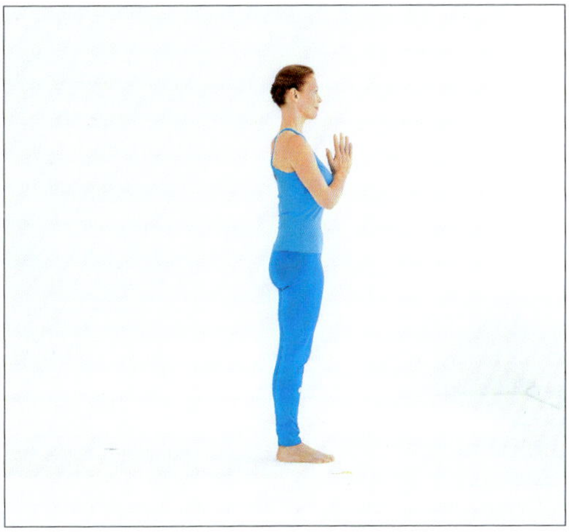

40. Aufrechter Stand

Wie zu Beginn des Flows nehmen wir noch einmal den Aufrechten Stand ein, schließen die Augen und spüren in die Körperempfindungen nach dem Sommer-Flow. Die Bauchdecke ist völlig entspannt, wir nutzen die Zeit, um unseren Atem zu beobachten – zu hören, zu spüren, wie er von selbst ruhiger und leiser wird. Wir verweilen für einige Atemzüge in dieser Bewusstheit im Aufrechten Stand.

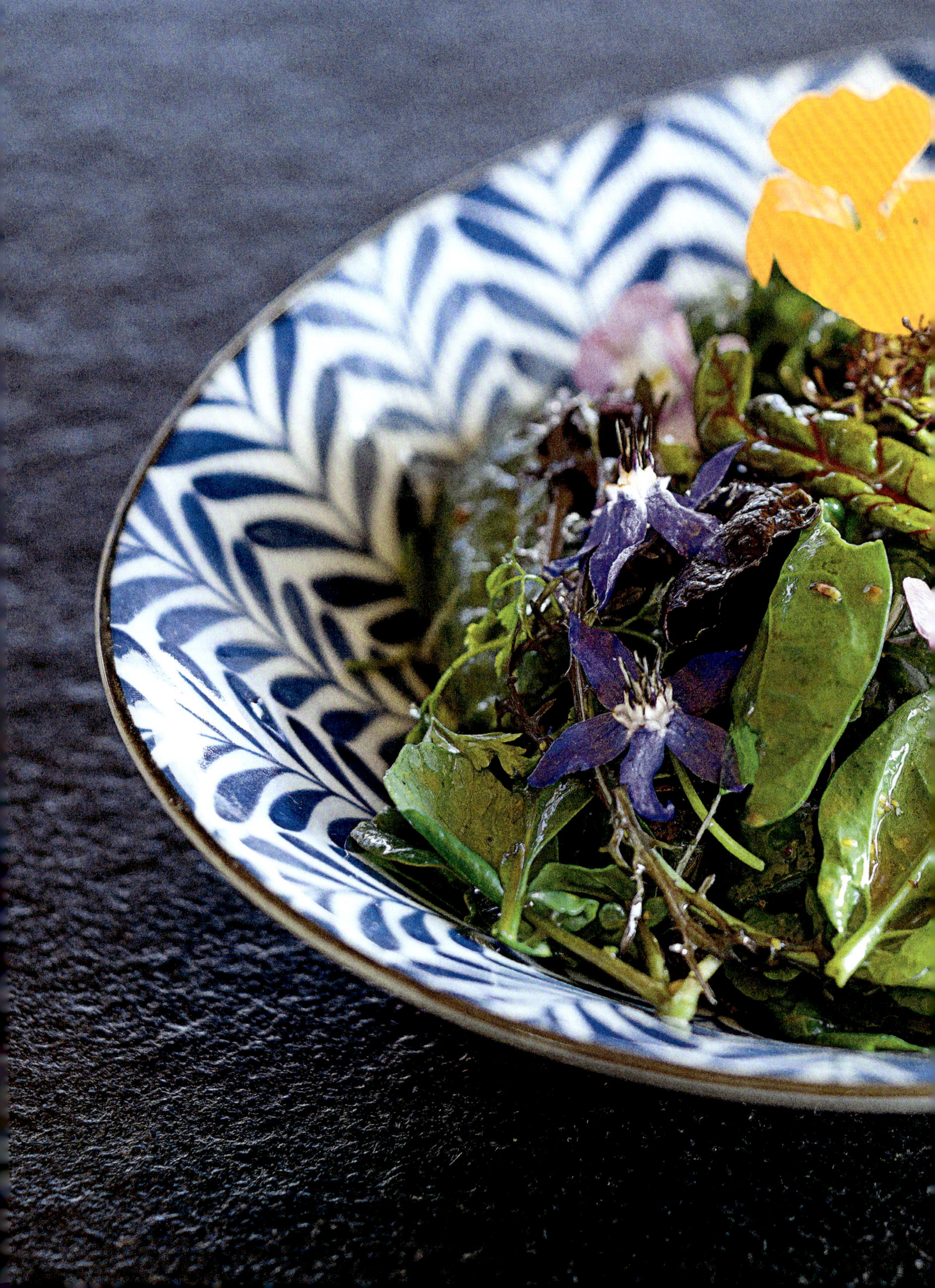

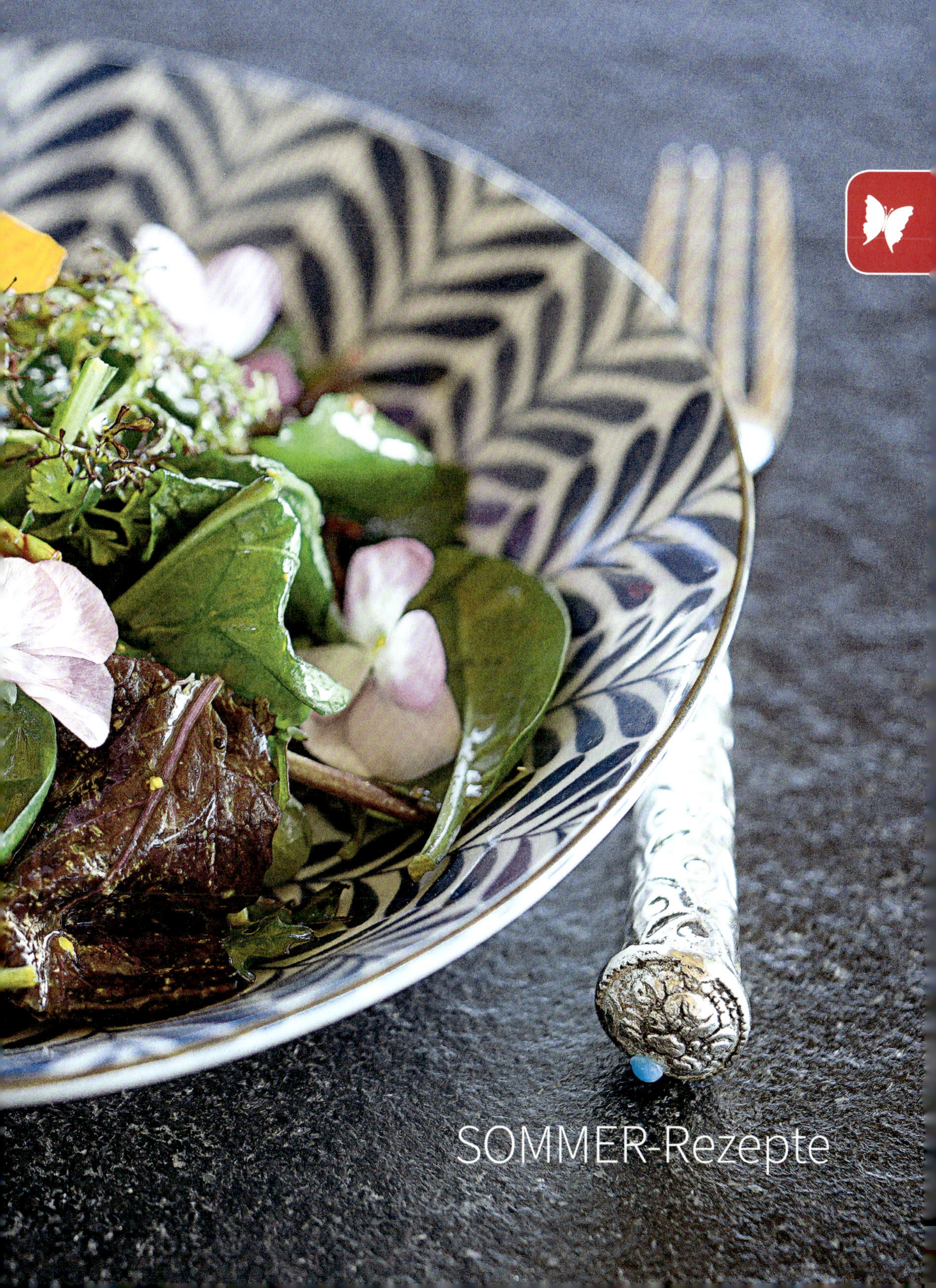

SOMMER-Rezepte

Salat von Beluga-Linsen und buntem Gemüse

Zutaten für 2 Portionen

LINSEN

1 gut daumengroßes Stück Ingwer mit Schale, gewaschen
125 g Belugalinsen
1 TL Kreuzkümmelsamen
Salz oder Tamari

DRESSING

Saft von 1 Limette
2 EL Tamari
1 EL Mango-Chutney
1 EL Balsamico dunkel

GEMÜSE

1 Handvoll kleine kernlose Trauben
(alternativ Melone, Gurke, frische Beeren)
1 Paprikaschote, 1 Selleriestange
1 Handvoll frische Korianderblätter

Den Ingwer so schälen, dass möglichst große Schalenstücke entstehen. Den Ingwer zur Seite legen. Die Linsen mit der doppelten Menge Wasser zum Kochen bringen, Kreuzkümmel und die großen Ingwerschalenstücke mit ins Kochwasser geben. 20 Minuten bei kleiner Hitze köcheln. Falls nötig Restwasser abgießen, die Ingwerschalen entfernen und die Linsen salzen.

Die Zutaten für das Dressing in einem Schraubglas oder Dressing-Shaker gut schütteln.

Für das Gemüse den geschälten Ingwer sehr fein würfeln, die Weintrauben halbieren. Die Paprika unter fließendem Wasser abspülen, halbieren, entkernen und die Stege entfernen, den Sellerie putzen, beides fein würfeln. Gemüse und Linsen in eine Schüssel geben und gut vermengen. Das Dressing zugeben und gut vermischen. Korianderblättchen unterheben. Den Salat auf 2 Schüsseln verteilen.

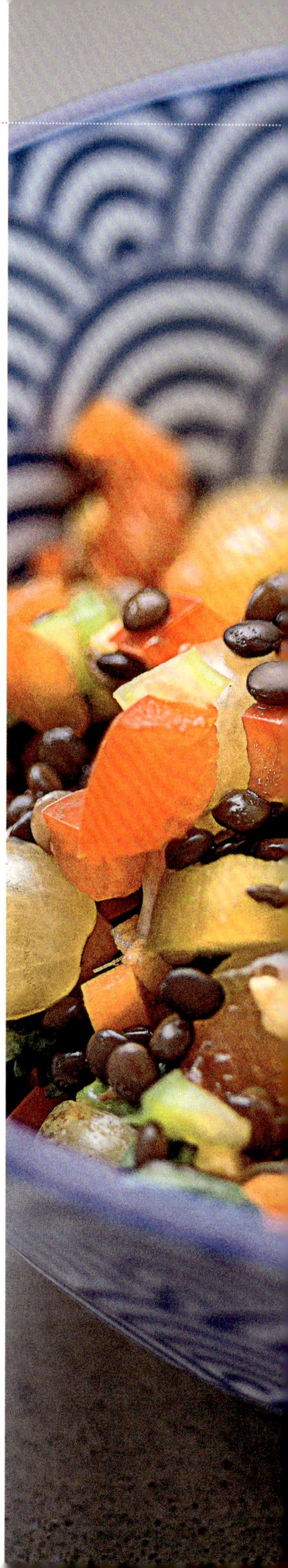

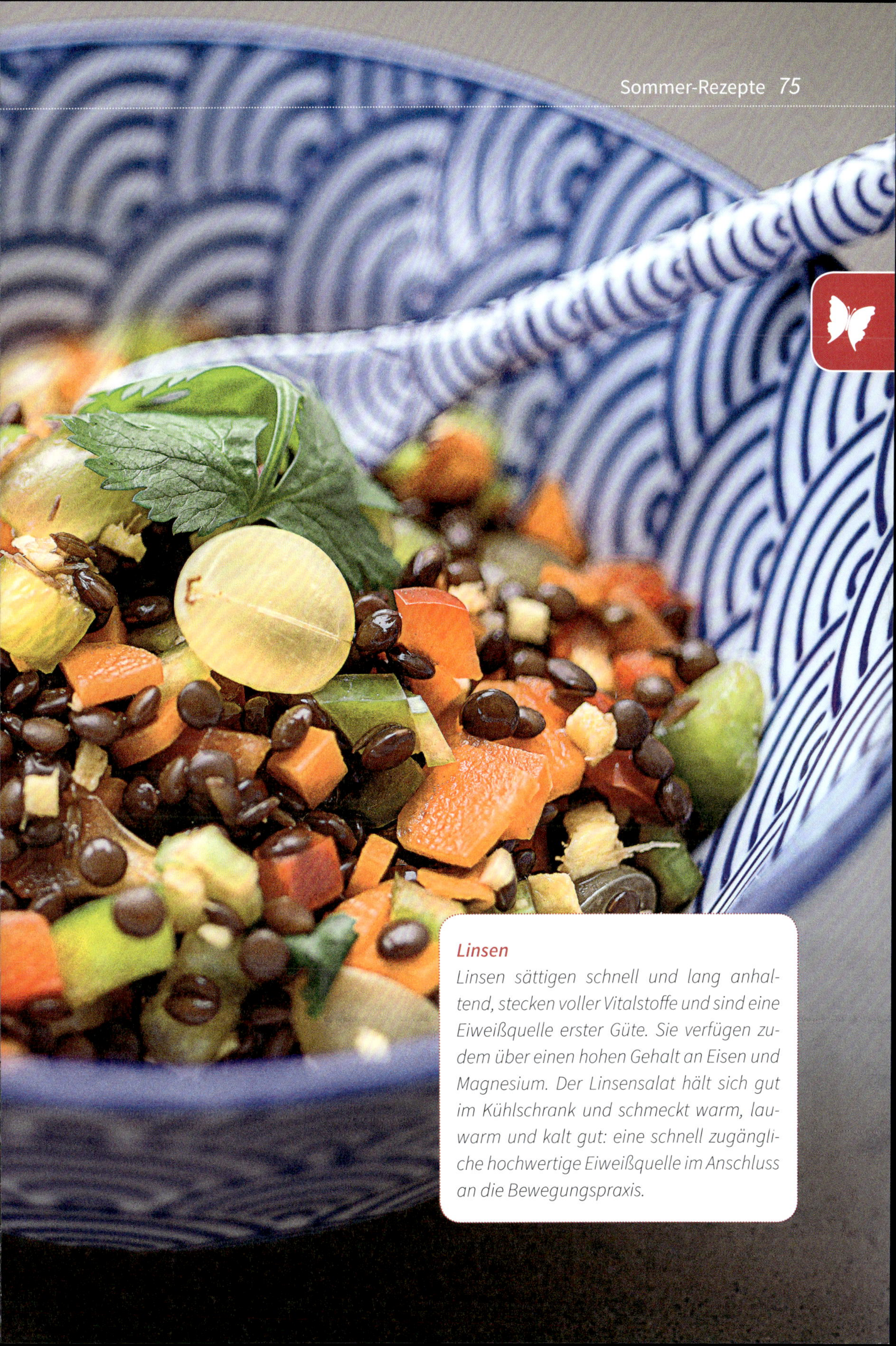

Linsen

Linsen sättigen schnell und lang anhaltend, stecken voller Vitalstoffe und sind eine Eiweißquelle erster Güte. Sie verfügen zudem über einen hohen Gehalt an Eisen und Magnesium. Der Linsensalat hält sich gut im Kühlschrank und schmeckt warm, lauwarm und kalt gut: eine schnell zugängliche hochwertige Eiweißquelle im Anschluss an die Bewegungspraxis.

Kalte Gurkensuppe mit Minze und Erdnüssen

Zutaten für 2 Portionen
1 Salatgurke
250 ml Reis Cuisine
2 gehäufte EL frische Minzblätter, fein gehackt
Steinsalz
schwarzer Pfeffer aus der Mühle
Saft von 1 Zitrone
nach Belieben 1 Knoblauchzehe, fein gehackt
50 g Erdnüsse
ein paar Minzblätter zum Dekorieren

Die Gurke waschen und reiben/raspeln. Gurkenraspel in einer großen Schüssel mit der Reis Cuisine und der gehackten Minze verrühren, salzen und pfeffern. Zitronensaft und nach Belieben Knoblauch zugeben und alles vermischen. Mindestens 1 Std. kalt stellen.

Erdnüsse hacken, beiseitestellen. Die Gurkensuppe in 2 Schalen geben, mit Erdnüssen bestreuen und mit Minzblättern dekorieren.

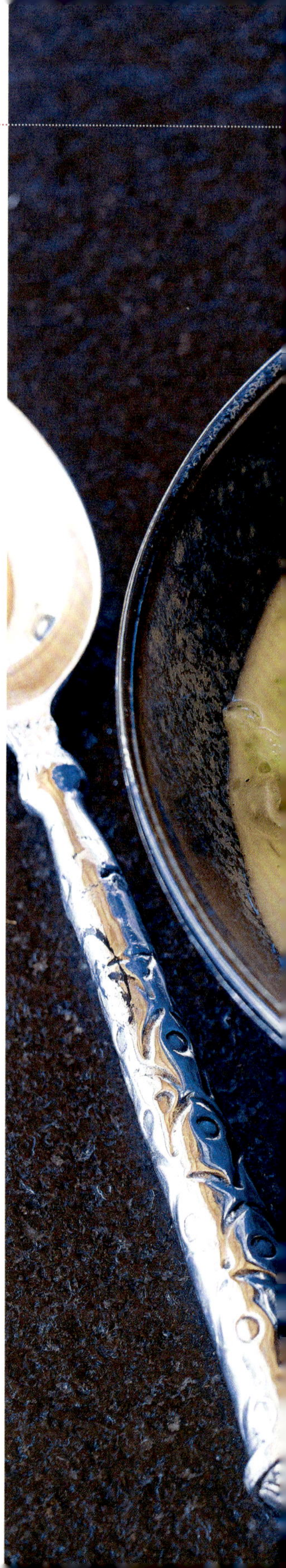

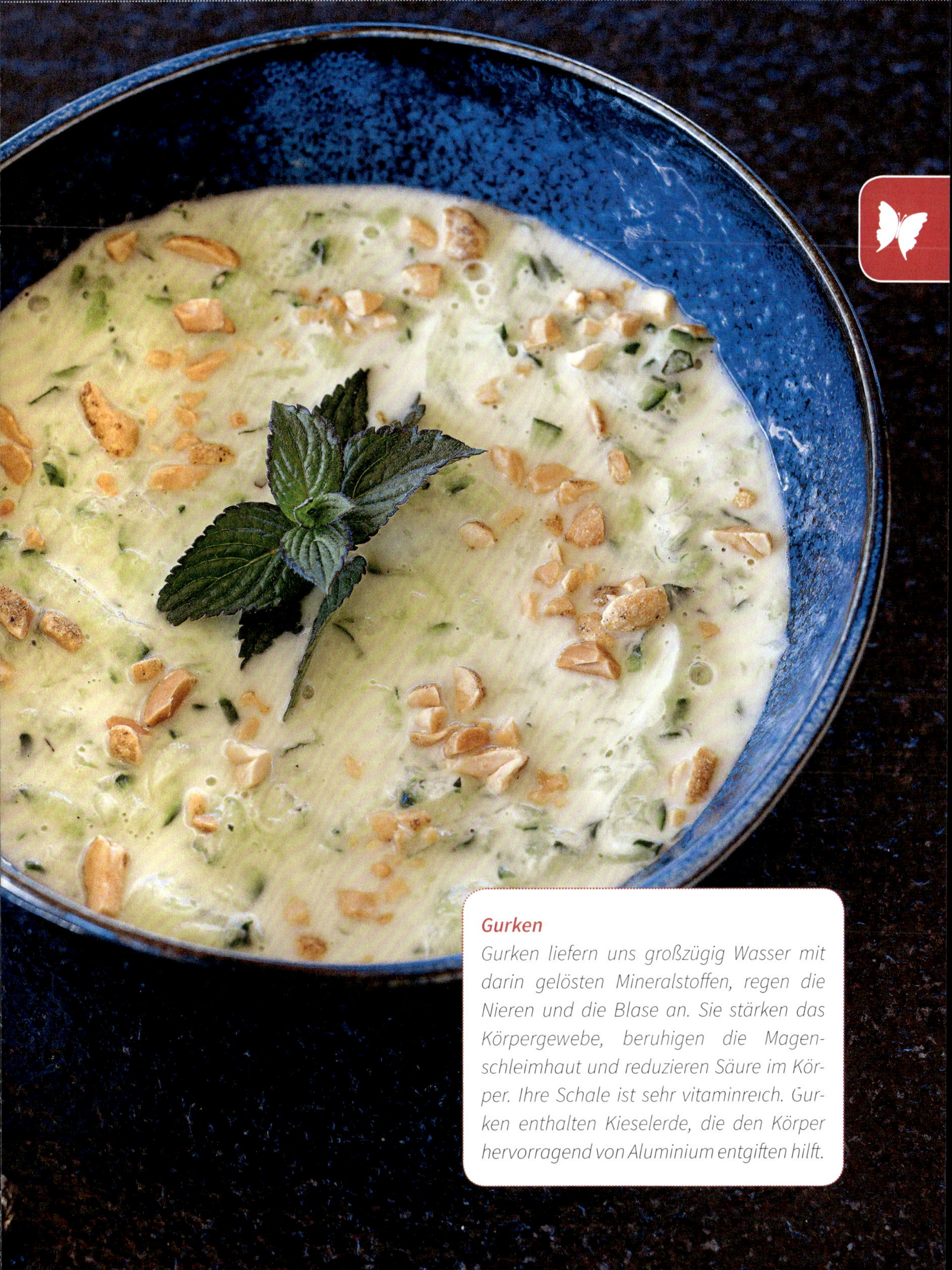

Gurken

Gurken liefern uns großzügig Wasser mit darin gelösten Mineralstoffen, regen die Nieren und die Blase an. Sie stärken das Körpergewebe, beruhigen die Magenschleimhaut und reduzieren Säure im Körper. Ihre Schale ist sehr vitaminreich. Gurken enthalten Kieselerde, die den Körper hervorragend von Aluminium entgiften hilft.

Salat von Quinoa und Roter Bete mit Walnuss-Tamari-Topping

Zutaten für 2 Portionen

125 g Rote Bete, vorgekocht (vakuumiert oder im Glas), mit Saft
etwa 200 ml Wasser
100 g Quinoa
2 EL getrocknete Berberitzen
½ TL Kreuzkümmelsamen, im Mörser zerstoßen
½ TL Koriandersamen, im Mörser zerstoßen
50 g Walnüsse
1 EL Tamari
1 Handvoll Baby-Spinat (alternativ Portulak oder Baby-Mangold)

DRESSING
Saft von ½ Zitrone
4 EL Limonenöl (aromatisiertes Olivenöl)
1 TL mittelscharfer Senf
2 EL weißer Balsamico , 1 Prise Fleur de Sel

Die Rote Bete würfeln und beiseitestellen. Rote-Bete-Saft aus der Packung oder dem Glas mit Wasser auf 200 ml auffüllen, in einen kleinen Topf geben. Quinoa, Berberitzen sowie Kreuzkümmel und Koriander zugeben, zum Kochen bringen und 15 Minuten köcheln.

Währenddessen in einer kleinen Pfanne die Walnüsse rösten, bis sie duften. Mit 1 EL Tamari ablöschen und weiter wenden, bis keine Flüssigkeit mehr in der Pfanne ist. Beiseite stellen.

Die Zutaten für das Dressing in einem Schraubglas oder Dressing-Shaker cremig schütteln. Die Spinatblätter waschen und mit Salatschleuder oder Geschirrtuch trocken schleudern, auf 2 Tellern anrichten.

Den Quinoa abgießen und nach Geschmack warm, lauwarm oder abgekühlt auf den Spinatblättern anrichten. Rote-Bete-Würfel darauf verteilen und alles mit dem Dressing übergießen, Tamari-Walnüsse als Topping dekorieren.

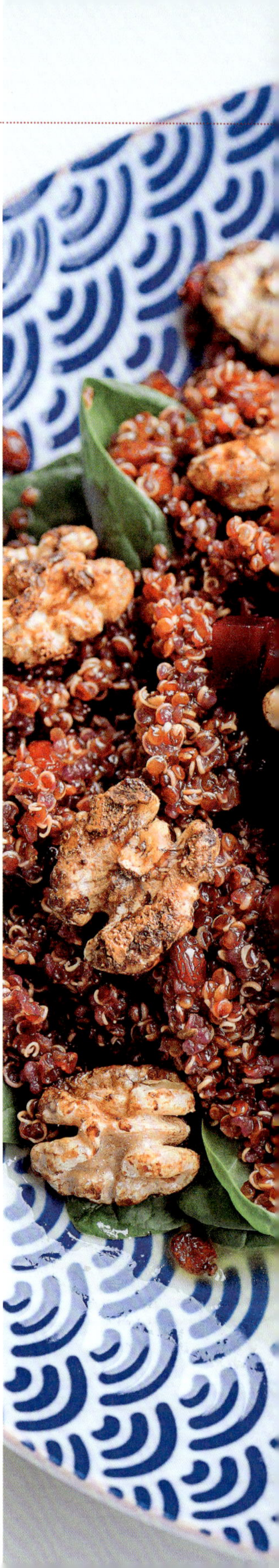

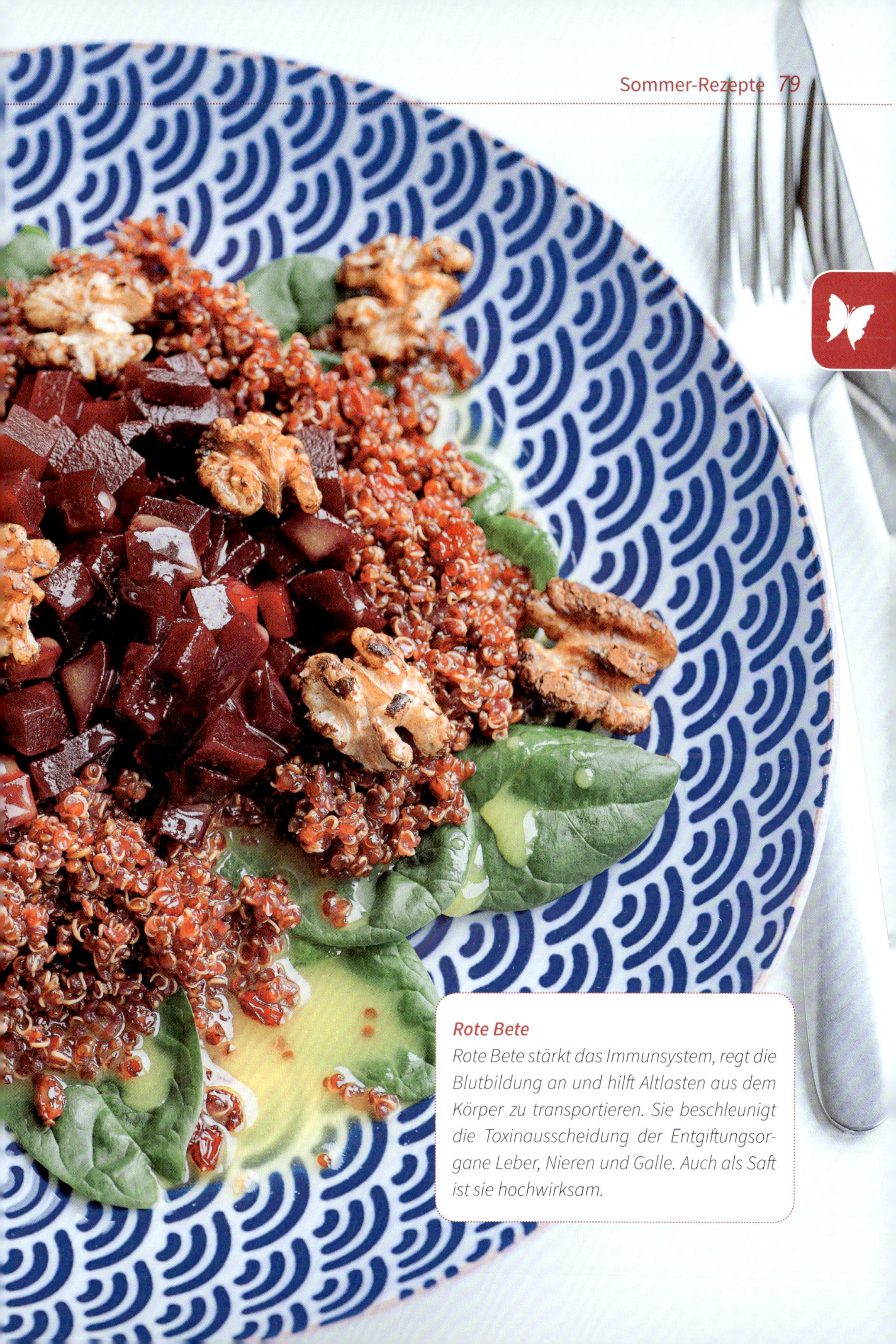

Rote Bete

Rote Bete stärkt das Immunsystem, regt die Blutbildung an und hilft Altlasten aus dem Körper zu transportieren. Sie beschleunigt die Toxinausscheidung der Entgiftungsorgane Leber, Nieren und Galle. Auch als Saft ist sie hochwirksam.

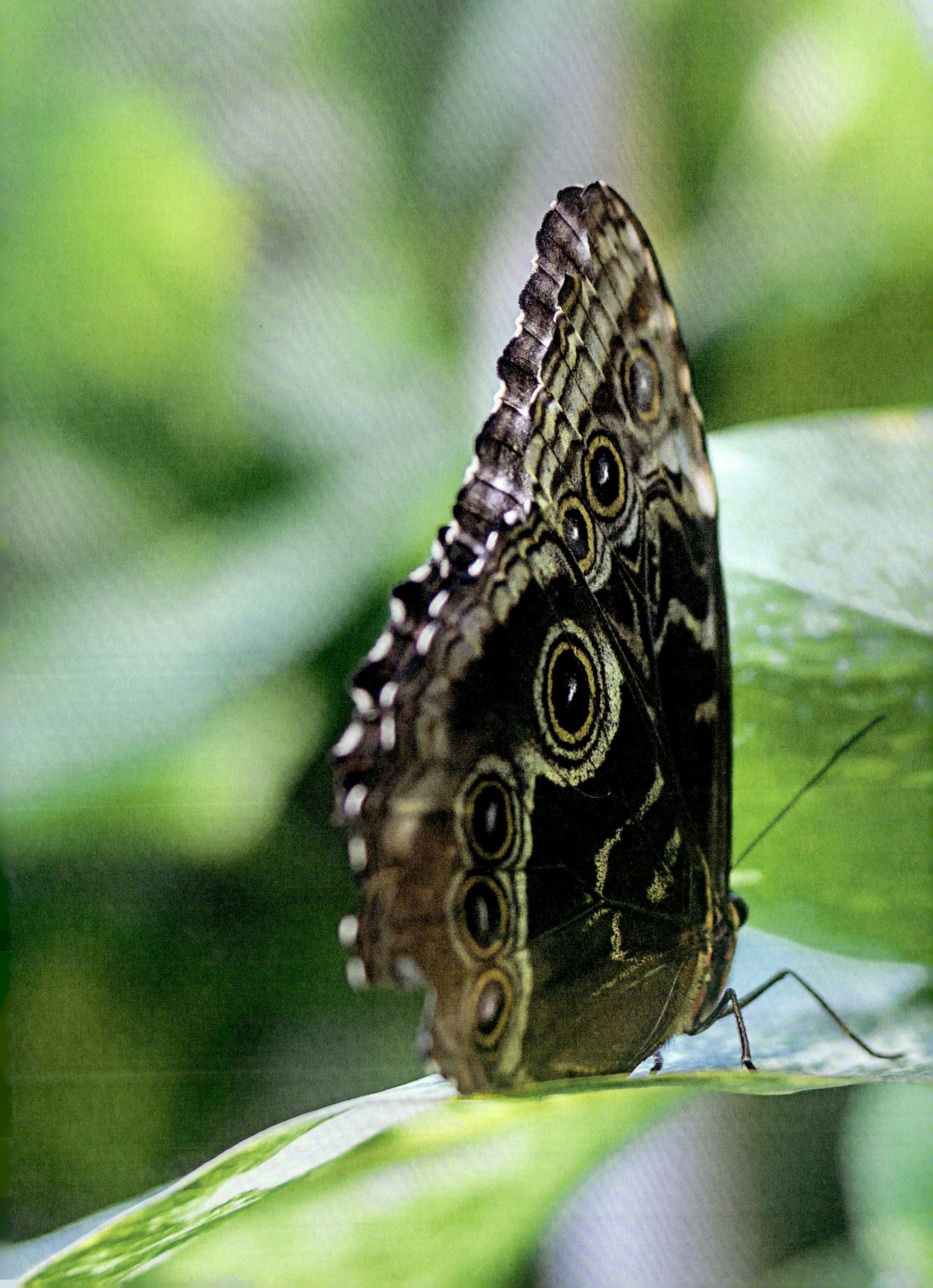

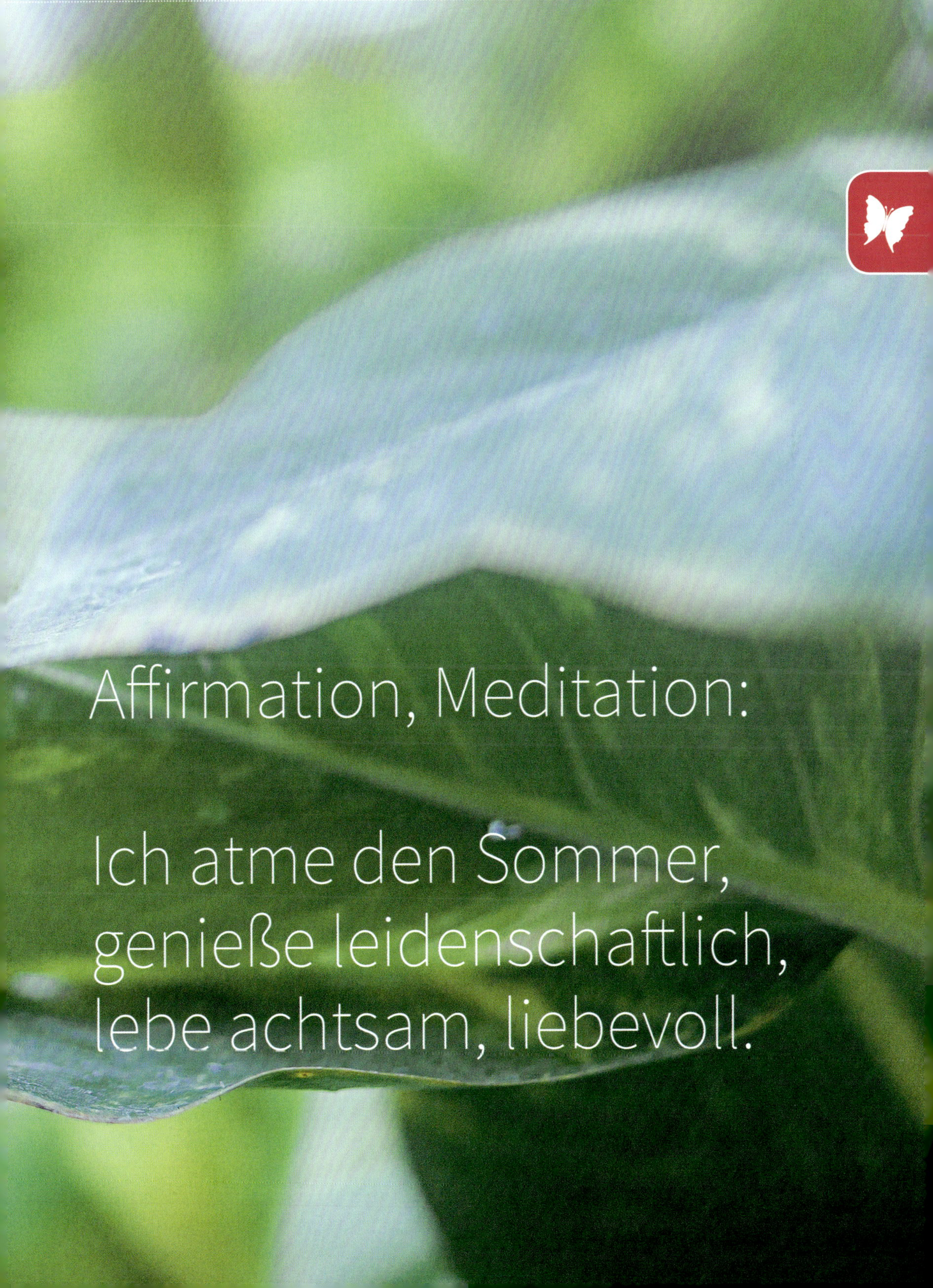

Affirmation, Meditation:

Ich atme den Sommer,
genieße leidenschaftlich,
lebe achtsam, liebevoll.

Übergangsritual: Dank an den Sommer

Am Abend leuchtet das Licht oft bernsteinfarben; langsam wird es wieder etwas früher dunkel. Wir können bereits spüren, wie die auswärts gerichtete Sommerenergie beginnt, sich nach innen zu wenden.

Noch ist es spätsommerlich warm. Suche dir ein bewegtes Wasser, ein Bachbett oder einen Strand an See oder Meer. Am besten mit einem Grund, den du deutlich spüren kannst unter den Füßen, der nicht nur sanft nachgibt, sondern durchaus kraftvoll in deine Fußsohlen drückt – Steine, Kiesel. Setze behutsam Fuß um Fuß im Wasser, spüre bewusst den Boden unter deinen Füßen. Wir genießen noch einmal die Kühle des Wassers, lassen es mitnehmen, was wir abgeben wollen. Spüre, wie das Wasser die Haut streichelt, der Boden gleichzeitig zu behutsamem Einlassen wie achtsamer Abgrenzung auffordert.

Setze Schritt für Schritt in Zeitlupe deine Füße, lasse das Wasser unter der Fußsohle durchströmen, bevor du den Fuß wieder auf dem Boden absetzt. Jeder Atemzug bringt spätsommerliche Wärme in die Lungen. Und das Wasser nimmt mit dem Ausatmen von der Fußsohle an Verbrauchtem mit, was nicht länger ein Teil von uns sein soll. Mit jedem Schritt übermitteln wir der Erde unter dem Wasser unseren Dank für den zurückliegenden Sommer.

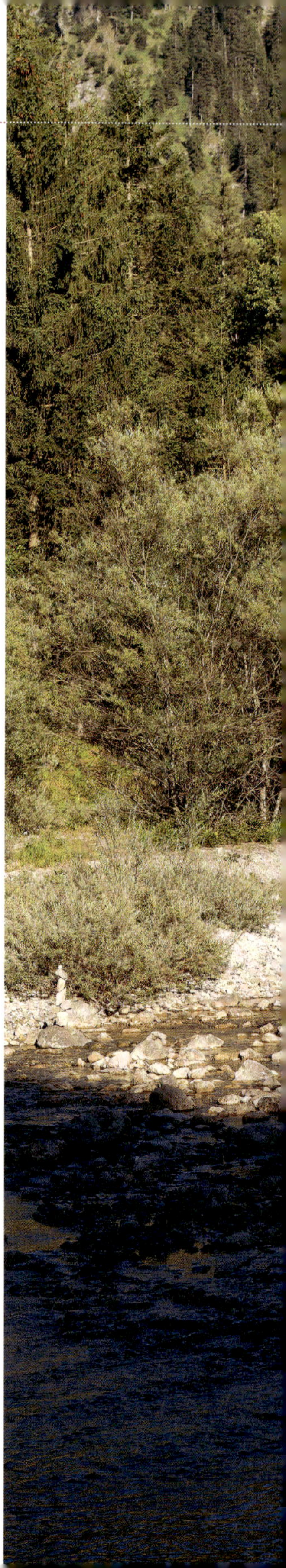

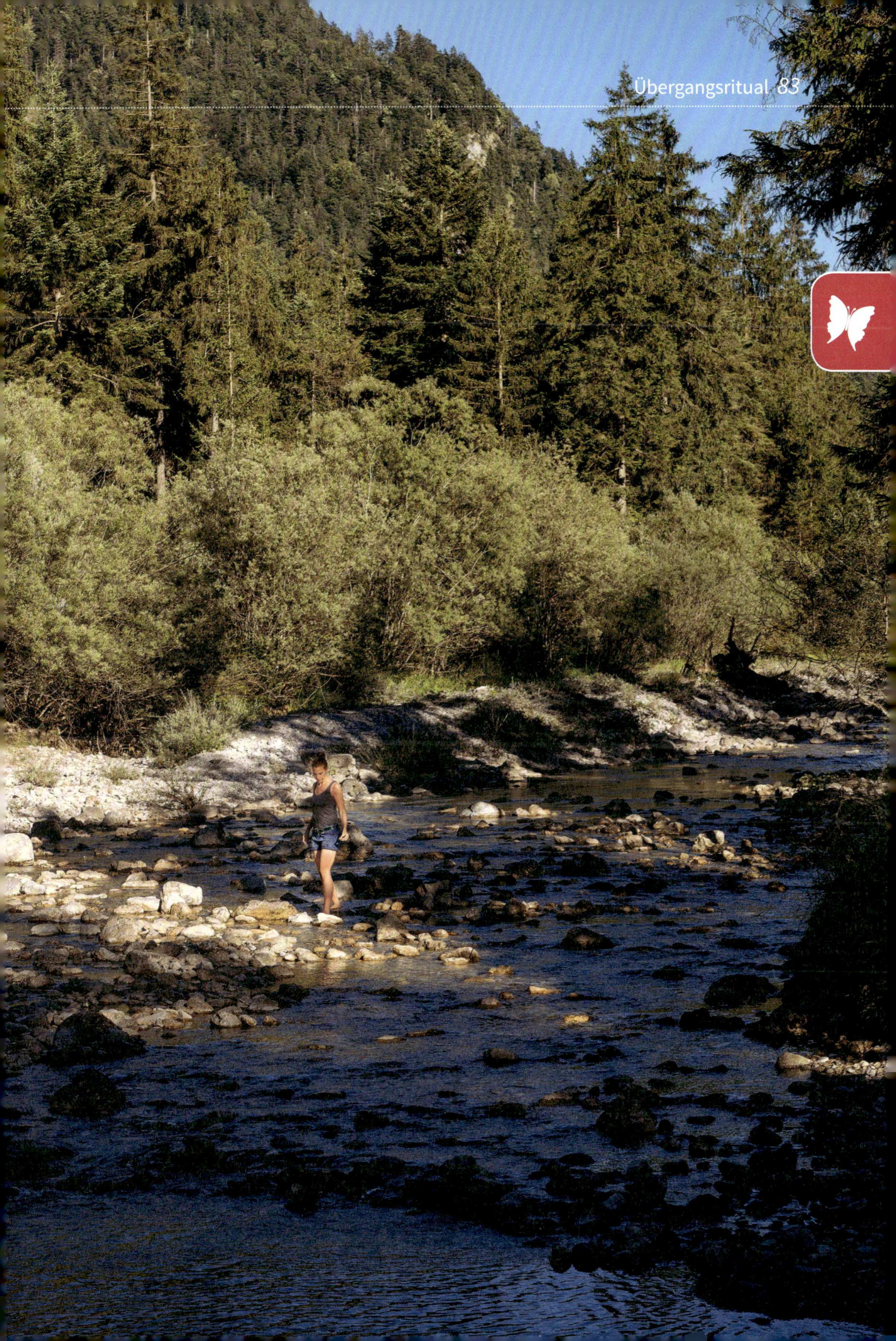

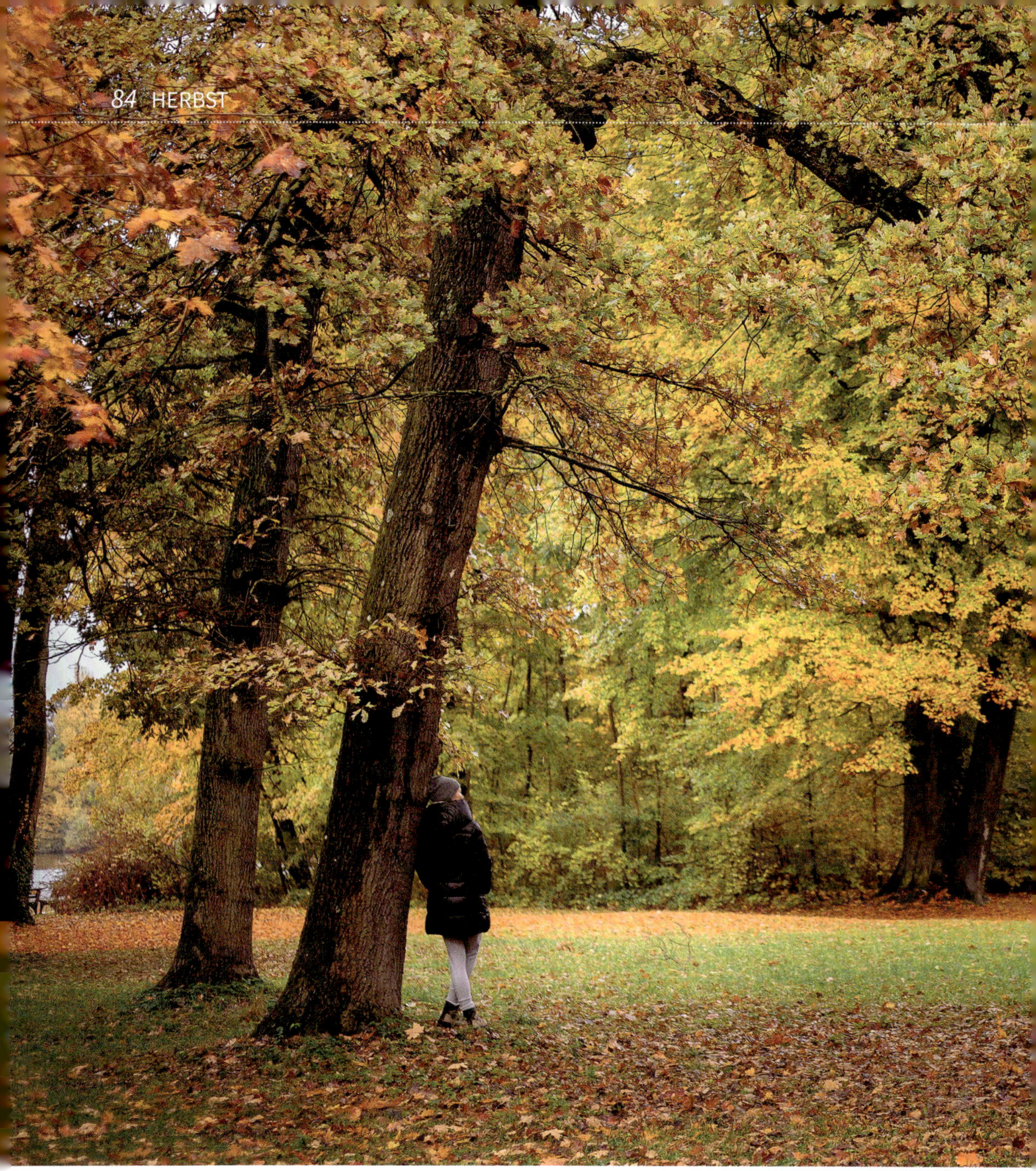

Herbst: Loslassen, Ausgleich

Um die Tagundnachtgleiche zwischen 22. und 24. September werden die Tage kürzer, erste bunte Blätter kündigen den Herbst an. Im Kontrast zur nach außen gewandten Perspektive von Frühjahr und Sommer richtet sich die Natur zusehends nach innen aus

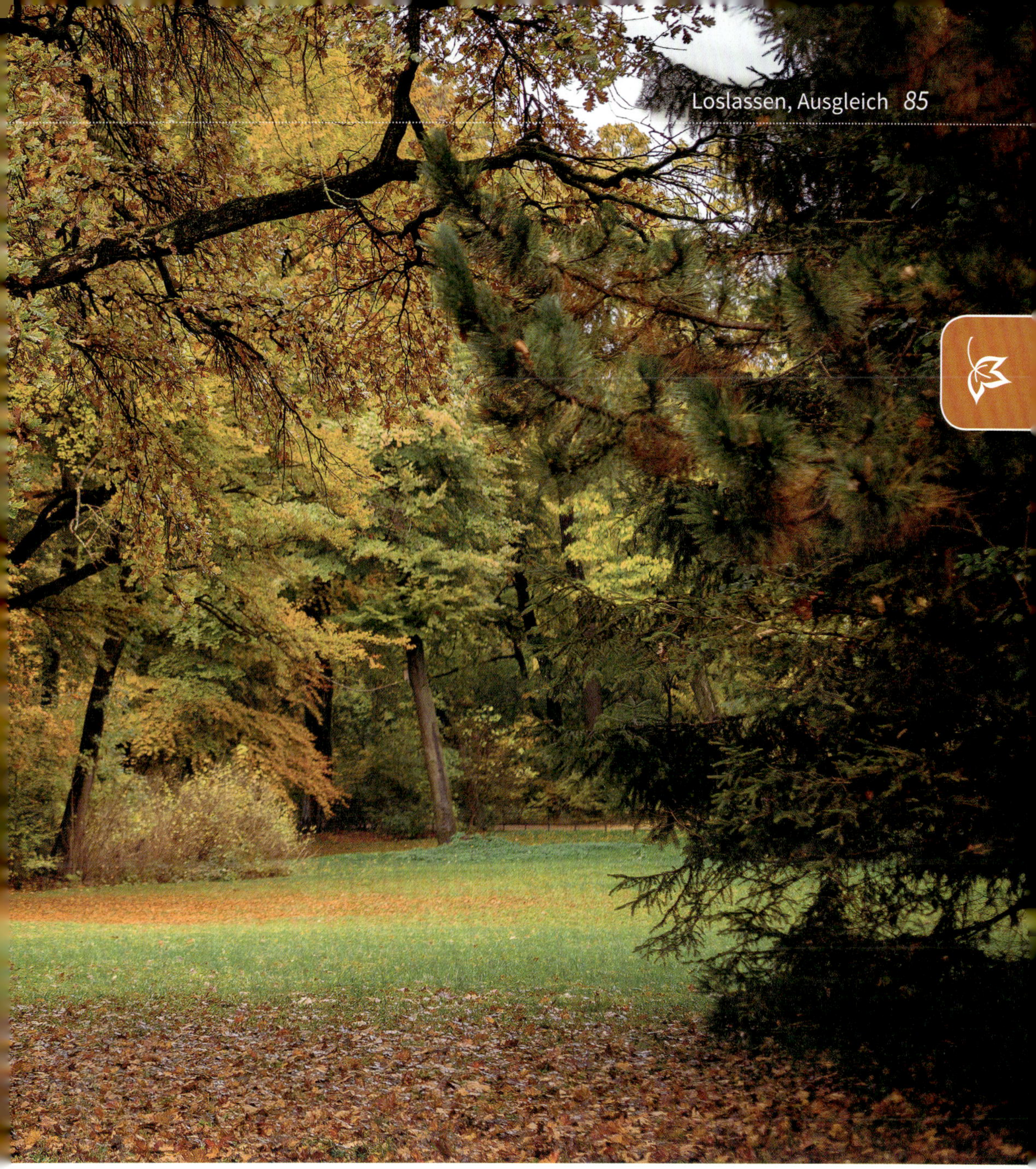

Pralle Reife begegnet uns überall, leuchtend warmes Gelb und Orange, Rot: Laub strahlt durch weißen Morgennebel, erster Raureif umhüllt Gräser und Zweige. Kürbisse leuchten am Marktstand, an der Seite von frisch gepresstem Most und Öl, lassen Lust auf warme Suppen und Ofengemüse aufkommen. Von den Bäumen fallen bunte Blätter und lenken unseren Blick auf die großen Herbstthemen: Ausgleichen und Loslassen.

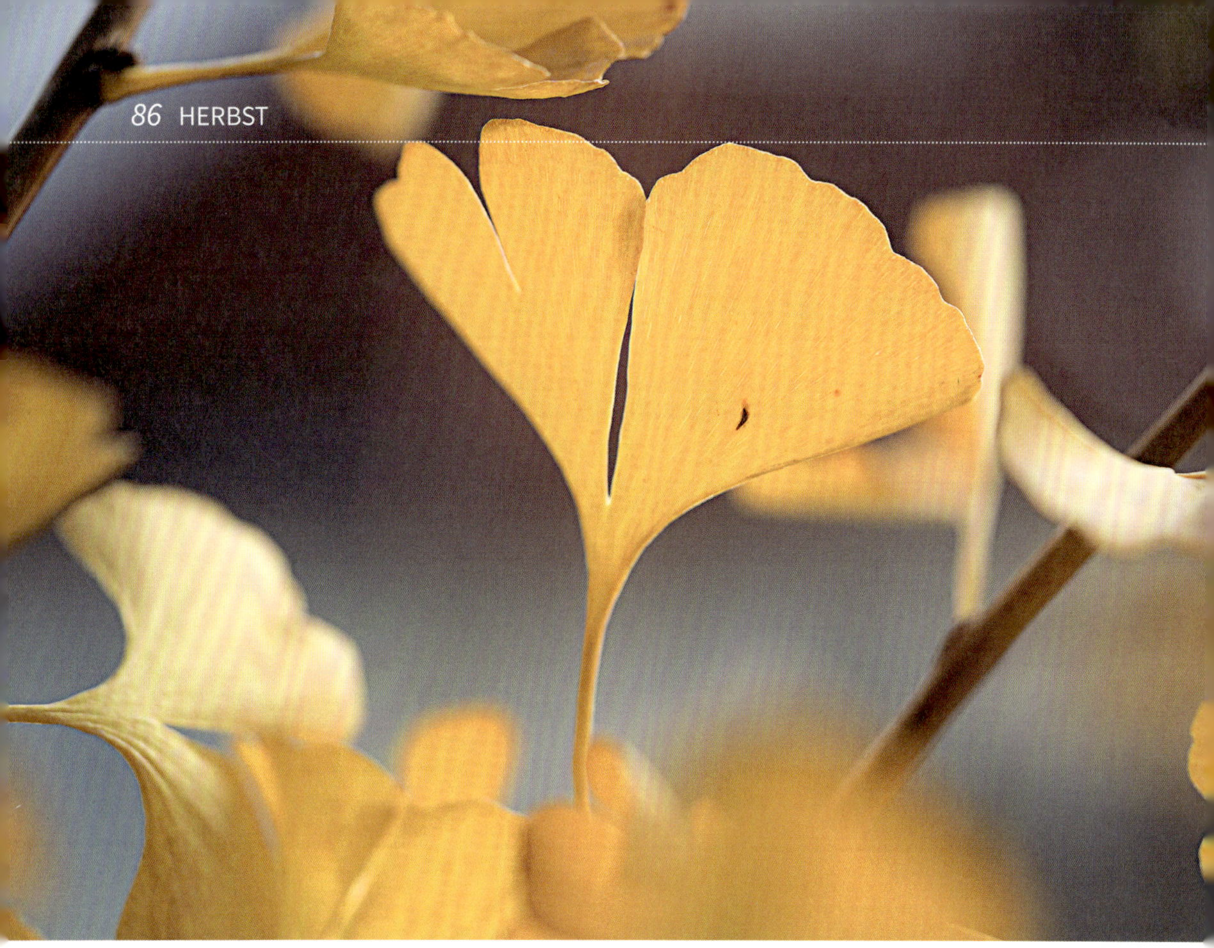

Entgiften, Erneuern

Sanft lenkt uns die immer später wärmende und zunehmend früher weichende Sonne nach innen. Jetzt geht es darum, die reiche Sommerernte zu bewahren, für die Winterruhe und über sie hinaus bis zum Beginn des neuen Jahreskreises.

Was ist mir wichtig im Leben? Was will ich bewahren, was zurücklassen? Reflektierend widmen wir uns einer Bestandsaufnahme des heuer schon Gelebten. Dafür ziehen wir uns langsam zurück, wie die Pflanzen und auch so manches Tier. Die Grundstimmung ist leicht melancholisch, wir lauschen in uns hinein, trennen Wichtiges von Unwichtigem, entscheiden uns dafür, was auf unserem Weg bei uns bleibt und was wir zurücklassen, sind dankbar für die Impulse, die das Jahr uns bisher gab.

Die Vegetation bereitet sich auf die Winterruhe vor: Alles Feuchte weicht nach und nach aus Blättern und Früchten. Frühnebel, Tau, Raureif oder Regen dringen nicht mehr unter die Oberfläche, Feuchtigkeit wird nicht mehr aufgesogen. Wasser, das im Lebensstadium reifen Wachstums die Zellen prall füllt, perlt jetzt an der Oberfläche ab.

Wie der Frühling ist auch der Herbst eine Übergangsperiode: die ideale Jahreszeit zum Entgiften, das von Loslassen und Ausscheiden geprägt ist. Eine Zeit zum Schaffen von Struktur, zum Praktizieren von Disziplin, Erwerben von Ausdauer, Balance und Beständigkeit. Körperlich rücken uns Lunge und Dickdarm, die beiden funktional eng verwandten Organe für das Aufnehmen, Verwerten und Loslassen, den jahreszeitlichen Schwerpunkt eindrücklich ins Bewusstsein. Mit jedem Ausatmen schaffen wir Raum für Neues – die Lunge kann beim Einatmen nur so viel Sauerstoff aufnehmen wie beim vorangegangenen Ausatmen verbrauchte Luft Platz machte.

Gefragt ist ein ausgeglichener Rhythmus aus Aus und Ein, Leere und Fülle.

Ganz ähnlich beim Dickdarm, der die letzten kostbaren Nährstoffe aus den Nahrungsresten holt, die nach einer langen Verwertungsreise durch unseren Körper dem Loslassen, dem Abschied von unserem Körper entgegenwandern. Bildlich verhelfen uns diese beiden elementaren Körperfunktionen zu einem ganzheitlichen Verständnis. Übertriebenes Festhalten entspräche einer »Verstopfung« mit eigentlich bereits zum Ausscheiden anstehenden Nahrungsresten oder Atemnot wegen zu viel verbrauchter Luft, wenn ich zu wenig ausatme. Doch auch beim Erneuern gilt es Maß zu halten: Durchfall praktiziert zwar das Loslassen, doch übertrieben, denn mit bereits Wertlosem wird Wertvolles ausgeschieden. Beim Hyperventilieren macht uns ein Zuviel an Sauerstoff schwindelig, trübt unsere Urteilskraft, nimmt uns die Balance, wirft uns aus der Bahn. Gefragt ist ein ausgeglichener Rhythmus aus Aus und Ein, Leeren und Füllen, Geben und Nehmen.

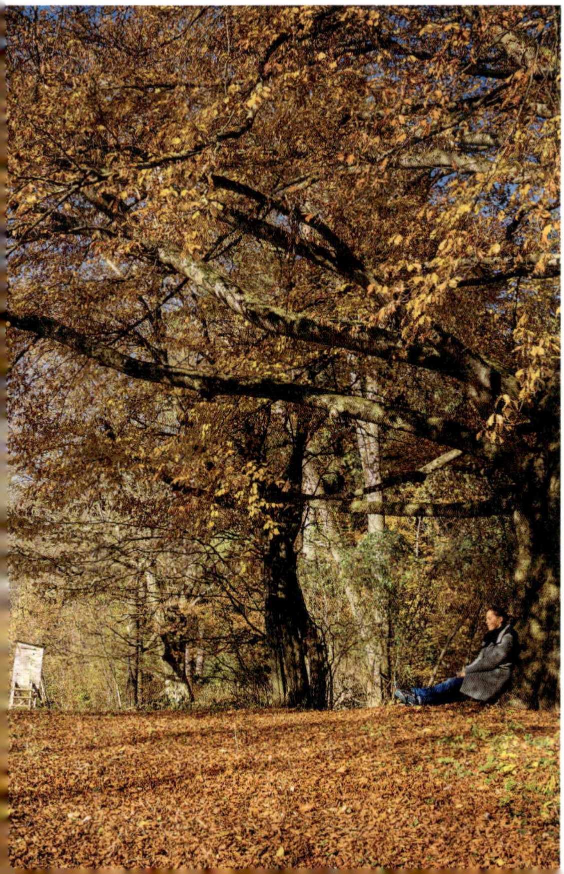

SCHWERPUNKTE IM HERBST

Schlüsselreize: *Reflexion, Austausch, Abschied, Ausscheidung, Rückzug, Loslassen*

Element: *Metall (Abtrennen von Unwichtigem, Rückschnitt, Früchte einbringen)*

Organe: *Lunge, Dickdarm*

Bewegungspraxis: *Besinnung auf das Wesentliche, zentrierender Charakter*

Energetisch-geistig: *Raum für Rückzug schaffen*

Chance: *die Balance des Lebens wahrnehmen, Polaritäten wertschätzen und achten*

Im Auge behalten: *Schätze ich das Vergangene, heiße das Neue Willkommen?*

Geist und Gefühle beruhigen, Raum für Rückzug und Besinnung schaffen

Über Bewegung und Atemübungen schaffen wir uns im Herbst einen Rahmen, der innere wie auch äußere Ordnung stützt. Langsamer und tiefer atmend als sonst, beruhigen und zentrieren wir den Geist. Während der Sommer den Körper ganz automatisch in eine gute Durchwärmung versetzte, legen wir jetzt im Herbst sehr viel Wert auf ein langsames Aufwärmen, bringen den Kreislauf behutsam auf Touren und lockern die Gelenke. Wir kümmern uns eingehend um den Hüftbereich und das Becken, das unseren Darm trägt, lockern achtsam Spannungen im Bereich der Hüften, des Kreuzbeins, Darmbeins und der Lendenwirbel. Dehnungen rund um unsere Körpermitte und Drehhaltungen massieren und stimulieren unsere Ausscheidungs- und Entgiftungsorgane. Vorbeugen mit betonter Ausatmung fokussieren Geist und Körper auf das Loslassen.

Fließende Bewegungspraxis unterstützt die Entgiftung.

Im Herbst-Flow formen wir mit unserer Bewegungspraxis eine lebendige Metapher für das große Thema des Herbstes. Im Sitzen und Stehen verbinden wir Erde und Himmel über unseren Atem, mit unseren verschränkten Händen vor dem Körper Energie aufnehmend und wieder abgebend, mit den Händen in Kopfhöhe vom Einatmen/Aufnehmen übergehend in das Ausatmen/Loslassen. Wir spüren die Balance zwischen den Phasen dieses rhythmischen Ausgleichsprozesses: So viel, wie wir abgeben, können wir aufnehmen – und umgekehrt.

Übergänge in den Fokus nehmen und zelebrieren

Ganz allgemein gewinnt unsere Bewegungspraxis mit der Zeit zusätzlich an Qualität, wenn

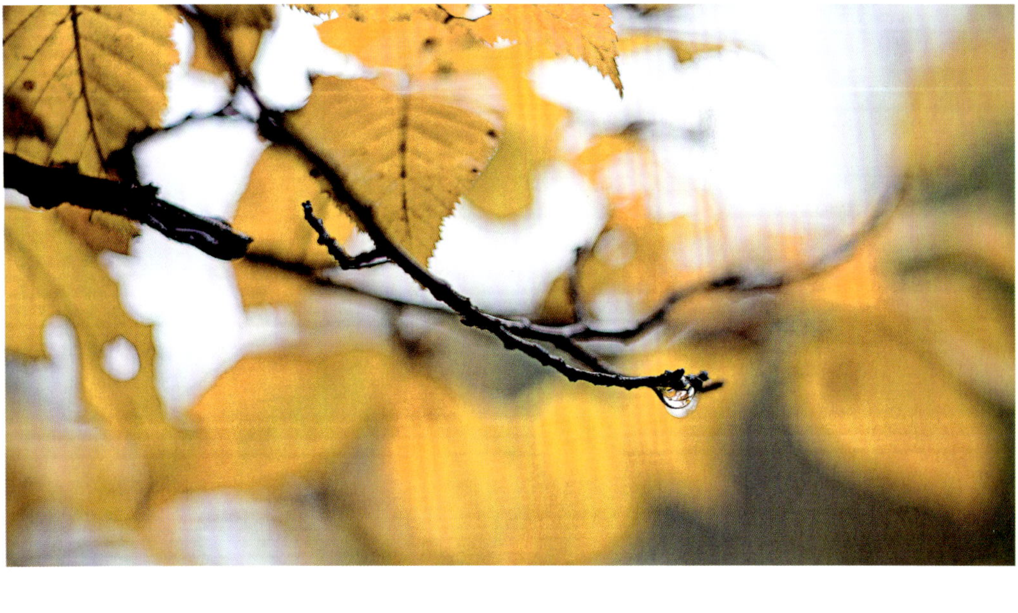

wir lernen, so zu üben, wie es unserer momentanen Verfassung entspricht. Für den Anfang, um eine eigene Bewegungspraxis entstehen zu lassen, kann ein gewisses Maß an entschiedener Willenskraft hilfreich sein, optimalerweise begleitet von Freude an eigener Erfahrung und Entwicklung. Das vollständige Eintauchen in die Flows schult die aufmerksame Beobachtung von Körper und Atem. Die eigene Körperwahrnehmung gewinnt an Feinheit, der Bewegungsfluss wird zunehmend weich und frei. Es geht beim Üben darum, uns selbst zu beobachten, bis fast von allein Gelöstheit im Körper entsteht, in Atem und Geist.

Qualität bewerten und aussortieren, ordnen und einlagern: So füllen Landwirt und Selbstversorger im Herbst ihre Vorratslager. Winterschlafende Säugetiere bevorzugen jetzt Nahrung, die ihnen ein gehaltvolles und vitaminreiches Fettpolster bis zum Frühjahr beschert. Wo dem Bären fettreicher Wildlachs und Waldbeeren voller Vitamine die erstrebte Güte des Winterpolsters sichern, können wir Qualität für unseren ganz eigenen Weg individuell definieren, auch jenseits gerade angesagter Trends – mit gesunder Nahrung, die uns alle wichtigen Nährstoffe liefert.

Reinigung als Ziel der Bewegungspraxis erstreckt sich bald auf mehr als die rein körperlichen Aspekte: Meinungen und Positionen verändern sich, eine Neuorientierung beginnt. Häufig begleitet eine gesteigerte Sensibilität diesen Prozess, bis die Neuorientierung abgeschlossen ist. Die geschärfte Wahrnehmung schafft Handlungsspielräume, macht Automatismen sichtbar und löst ungünstige Muster auf: Sinnvolle, günstigere Optionen werden für das eigene Handeln verfügbar. Übe mit großer Sensibilität, beobachte dich unmittelbar in der Praxis und direkt danach, den ganzen folgenden Tag über. Welche Qualität hat dein Schlaf? Wie bewältigst du deinen Alltag? Wie begegnen dir deine Mitmenschen und du ihnen? Gewinne ein Gespür für die Übergänge, und freue dich an deinen Fortschritten, an den vielen neuen Facetten deiner Wahrnehmung.

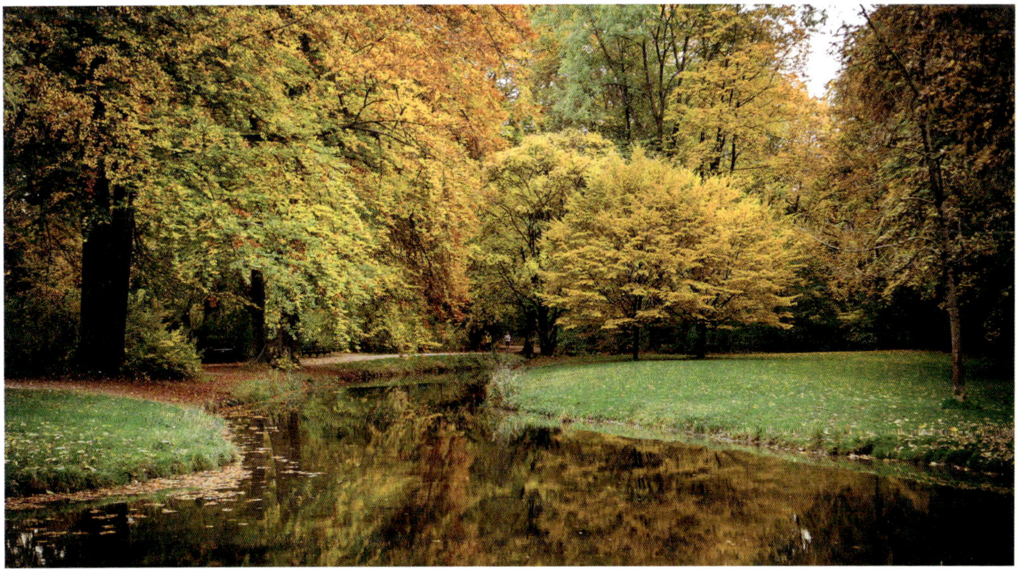

Herbst-Pranayama: Atembeobachtung

Suche dir einen ruhigen Raum, vielleicht genießt du an einem sonnigen Herbsttag noch einmal das Üben im Freien. Finde einen bequemen Sitz mit gerader, aufrechter Wirbelsäule, die Hände sind locker, die Schultern entspannt. Schließe die Augen. Atme langsam durch die Nase ein, spüre den Atem, wie er durch die Nasenflügel über den Hals in die Lunge gleitet. Spüre alle Phasen intensiv und bleib mit dem Geist bei deinem Atem.

Beobachte die Bewegung des Atems, was zeigt sich beim Ein-, was beim Ausatmen? Beeinflusse die Atmung dabei nicht, lasse sie kommen und gehen, so wie es dein Atem in diesem Moment ohne dein Zutun macht, ohne Eingreifen, ohne Steuern. Dein Atemfluss steht in direkter Verbindung mit deinem Gedankenfluss. Spüre, wie sich ein Gefühl von Harmonie und Entspannung einstellt: Die Konzentration auf den Atem hat eine besonders beruhigende Wirkung und hilft Unruhe und Reizbarkeit auszugleichen.

Jetzt im Herbst passt es besonders gut, sich tief einzulassen. Zu dieser Jahreszeit haben das bewusste Atmen und die damit einhergehende Innenschau einen besonders hilfreichen Effekt: Dem Atem für eine Zeit vollkommen hingegeben, mit Neugier und einem Fokus darauf, wo was wie zu spüren ist. Diese Entdeckungsreise hat das Potenzial, mit jeder Wiederholung neue Aspekte ans Licht zu bringen, neue Einsichten, neue Erkenntnisse. Und es liegt ein Zauber in dieser Einfachheit, sich selbst besser kennenzulernen, immer wieder zurückzukehren zum eigenen Atemprozess.

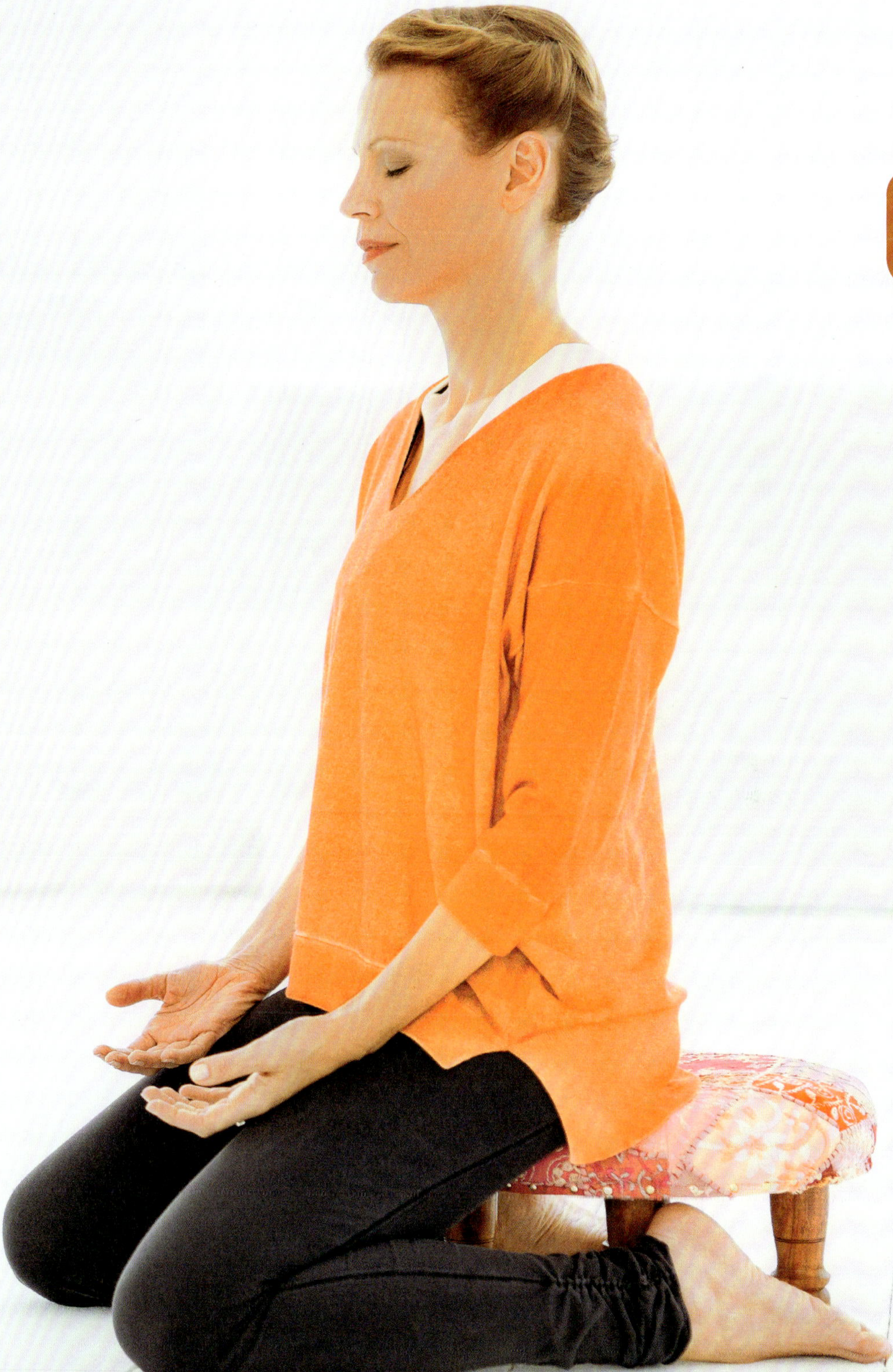

Herbst-Flow: zentrierend, ausleitend

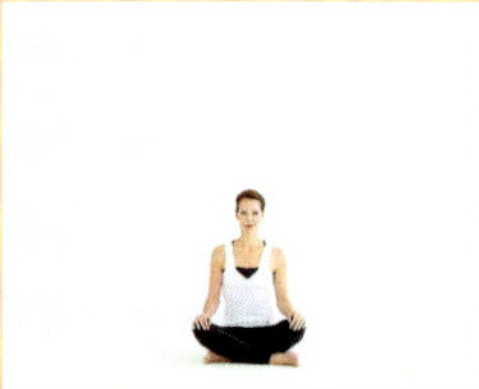
01 | Aufrechter Sitz

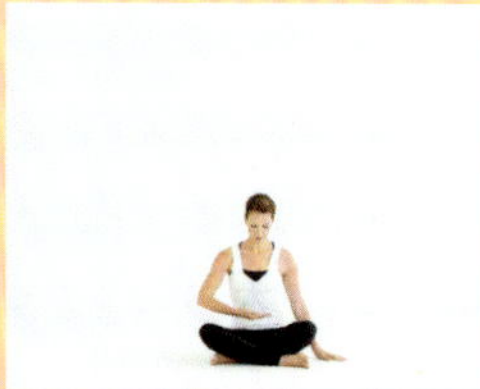
02 | Armkreise I

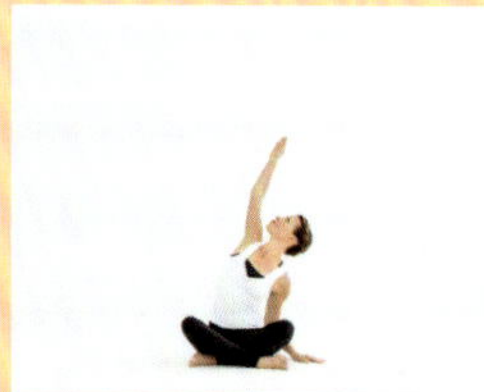
03 | Armkreise II

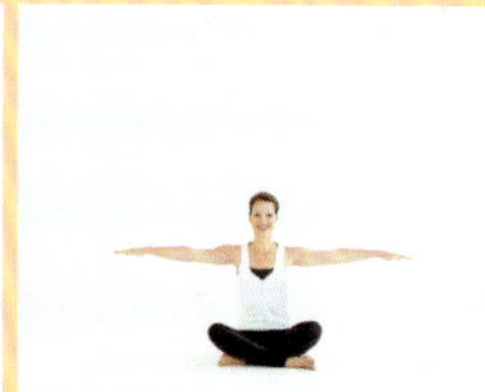
04 | Oberkörper Twist I

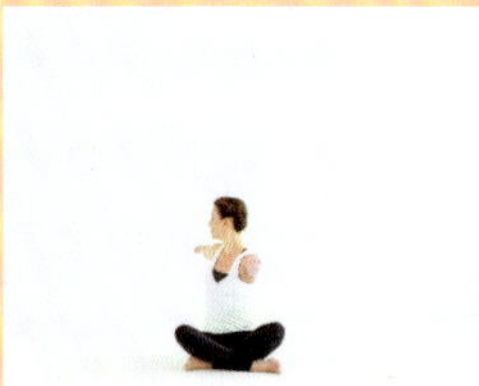
05 | Oberkörper Twist II

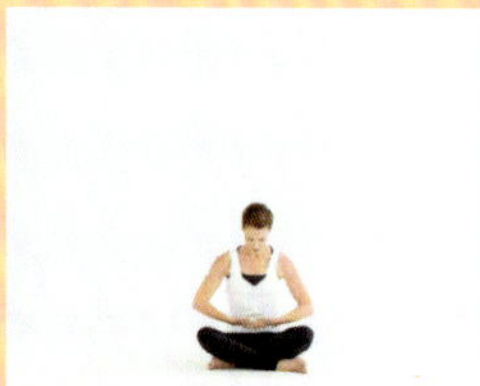
06 | Energie schöpfen / Sitz

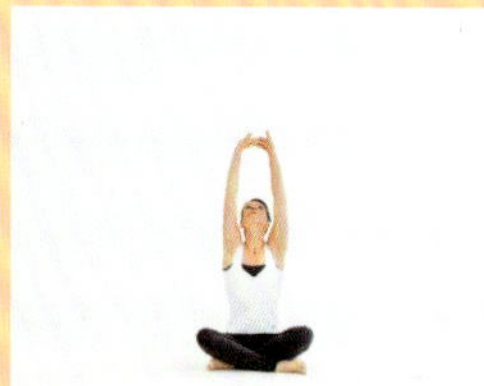
07 | Energie abgeben / Sitz

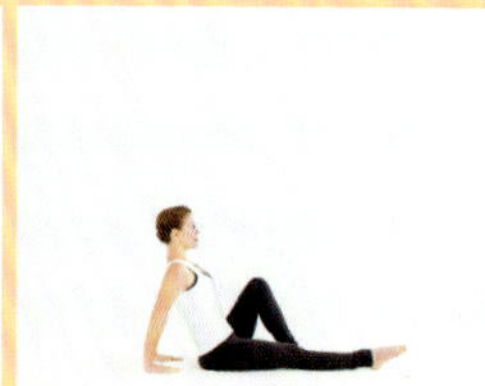
08 | Beckenerdung

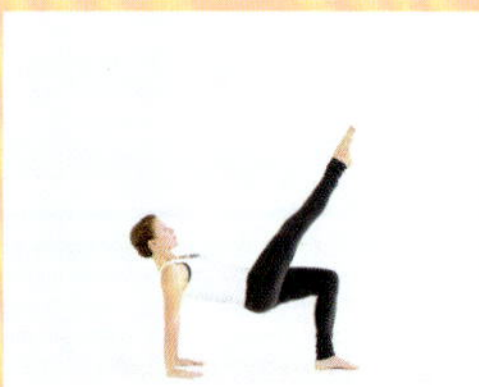
09 | Beckenschwebe

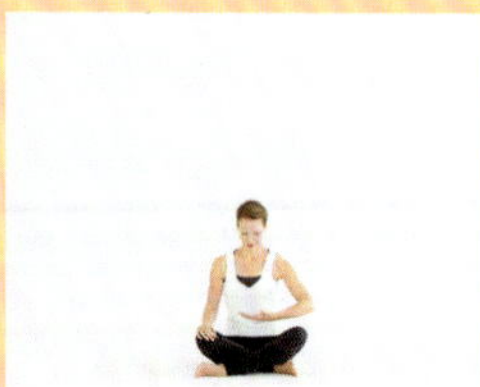
10 | Armkreise I

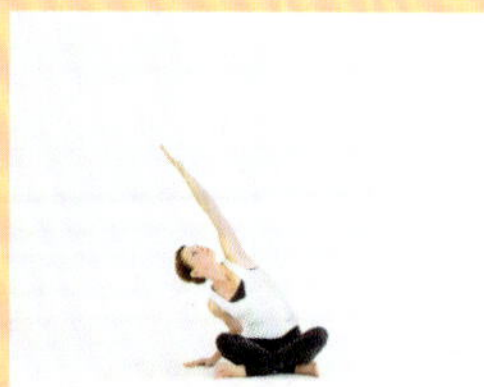
11 | Armkreise II

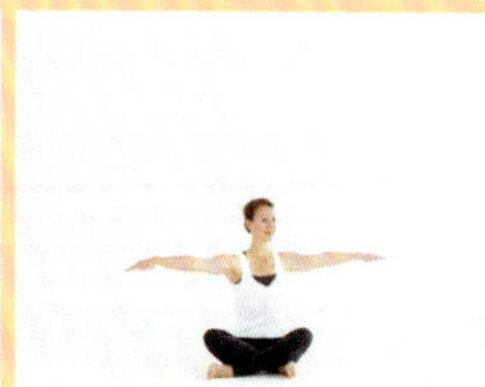
12 | Oberkörper-Twist I

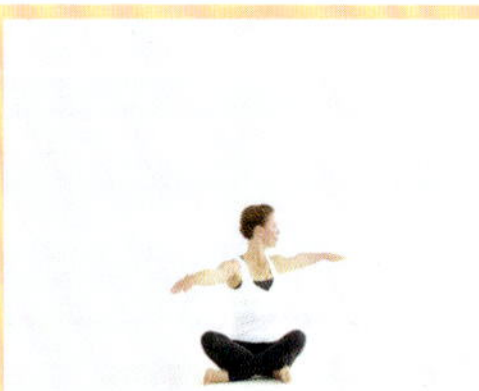
13 | Oberkörper-Twist II

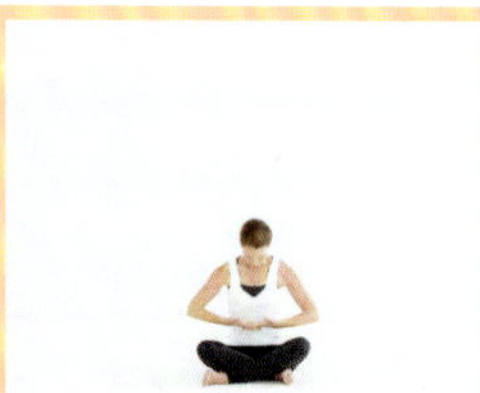
14 | Energie schöpfen / Sitz

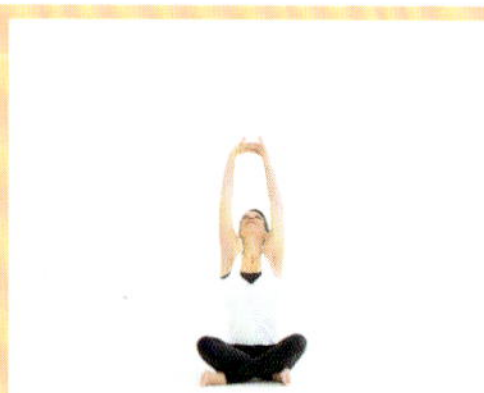
15 | Energie abgeben / Sitz

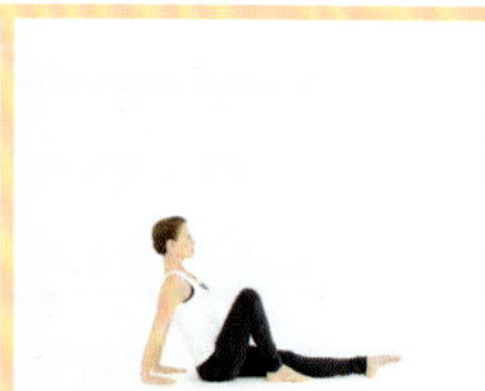
16 | Beckenerdung

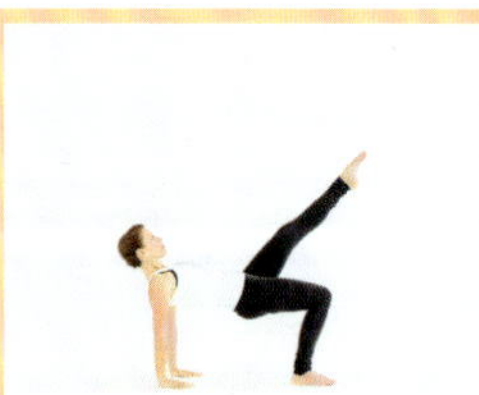
17 | Beckenschwebe

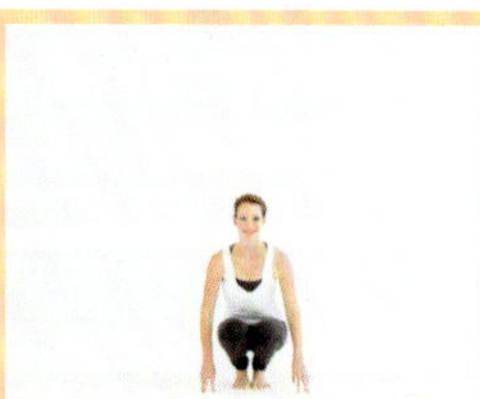
18 | Hocke

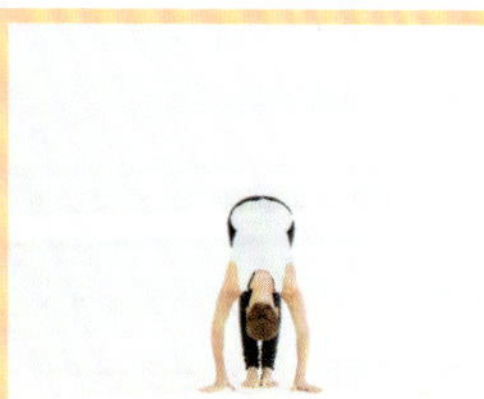
19 | Vorbeuge

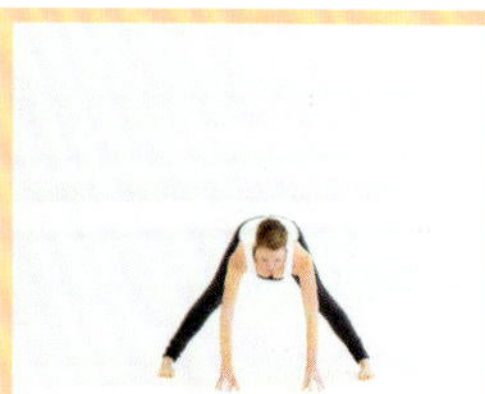
20 | Grätsche gestützt

Intensive Armbewegungen unterstützen in diesem Flow das Entgiften. Mit dem fokussierten Aufnehmen und Abgeben von Energie machen wir uns die zyklischen Prozesse des Ausgleichs bewusst, spüren, wann es Zeit ist aufzunehmen, wann abzugeben und wie viel.

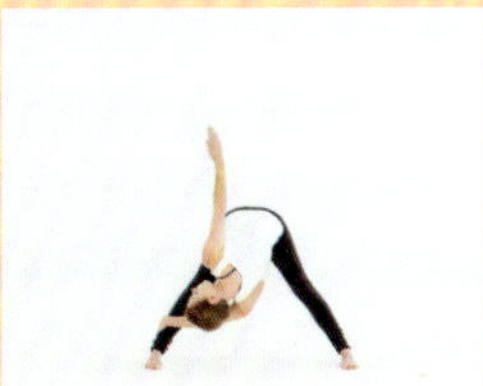
21 | Grätsche rotierend rechts

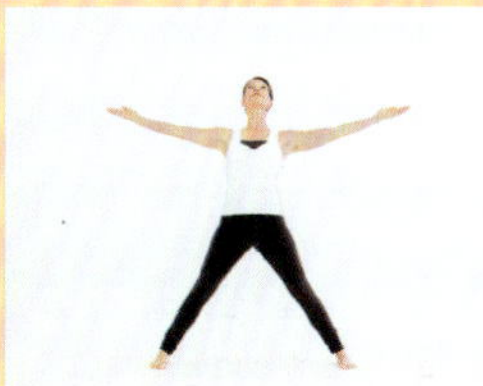
22 | Grätsche öffnend

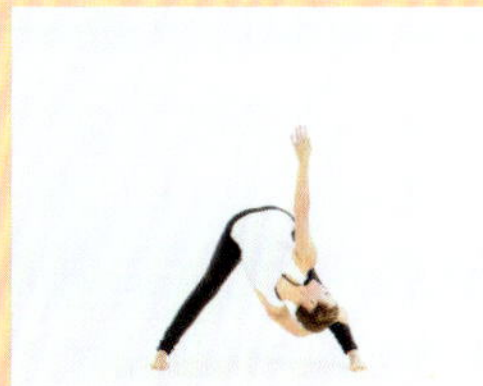
23 | Grätsche rotierend links

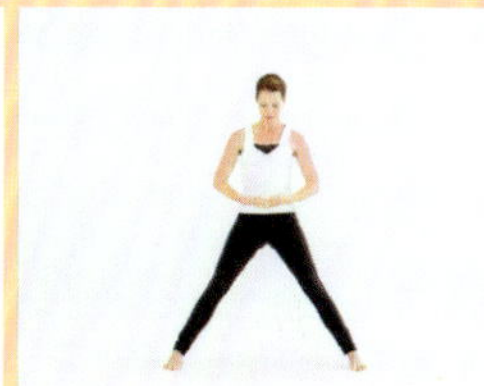
24 | Energie schöpfen / Grätsche

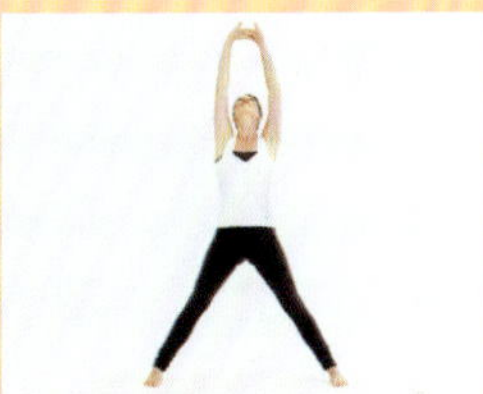
25 | Energie abgeben / Grätsche

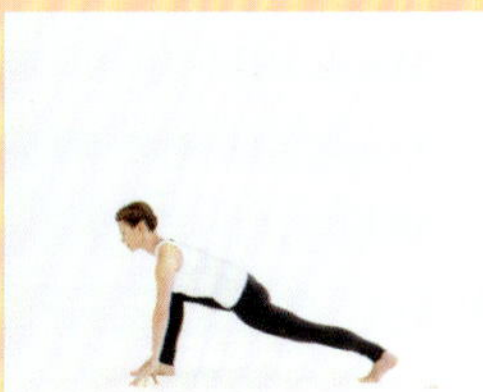
26 | Läufer rechts

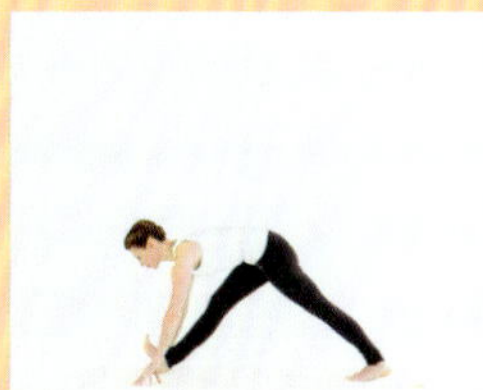
27 | Läufer gestreckt rechts

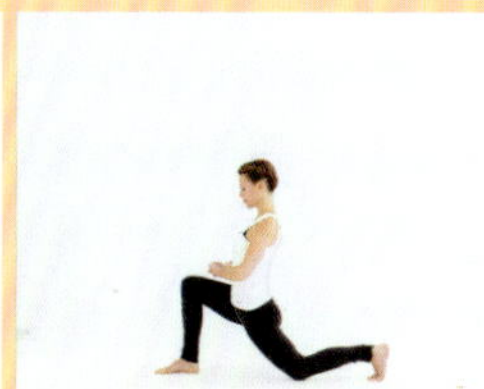
28 | Energie schöpfen / Läufer

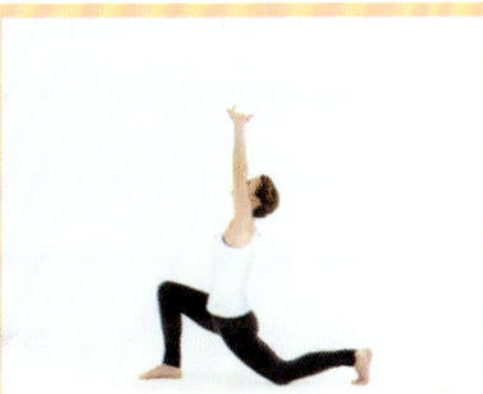
29 | Energie abgeben / Läufer

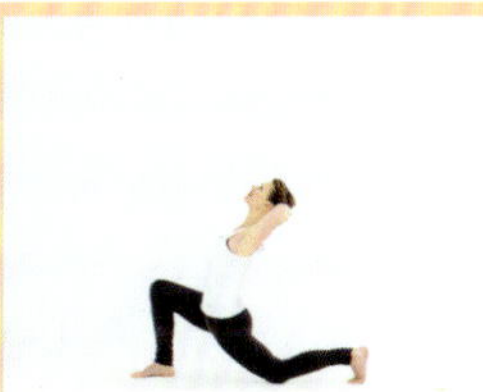
30 | Rückbeuge im Läufer

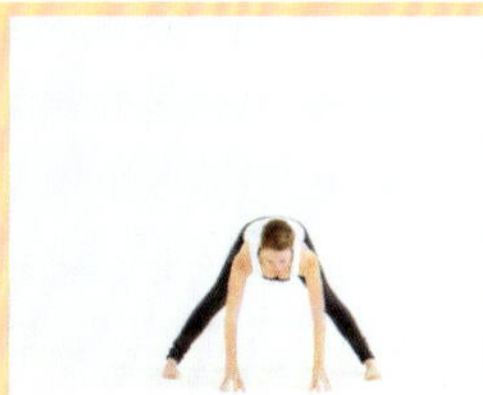
31 | Grätsche gestützt

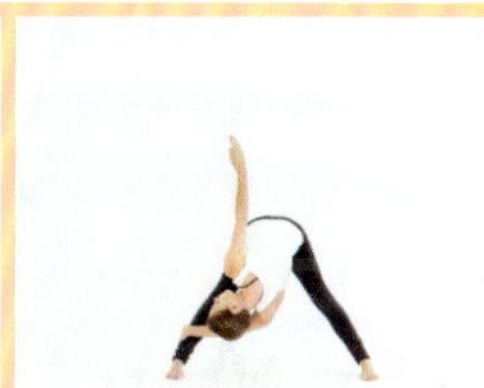
32 | Grätsche rotierend rechts

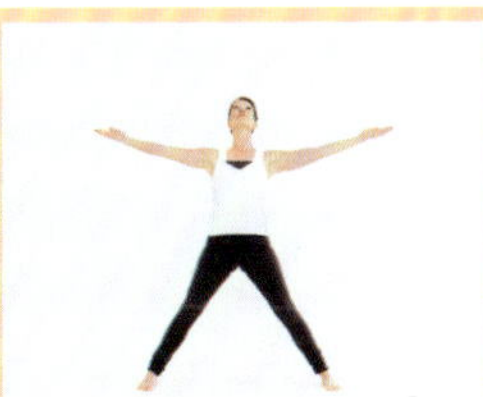
33 | Grätsche öffnend

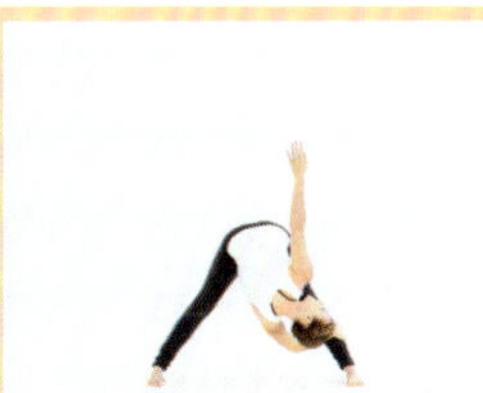
34 | Grätsche rotierend links

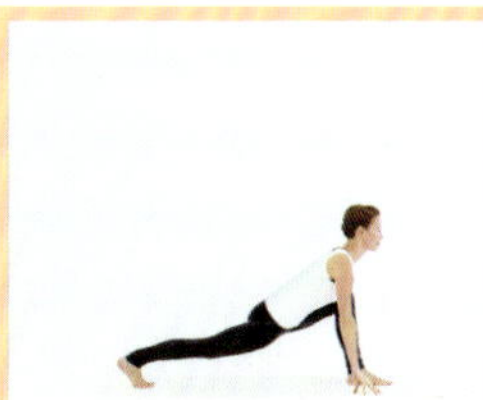
35 | Läufer links

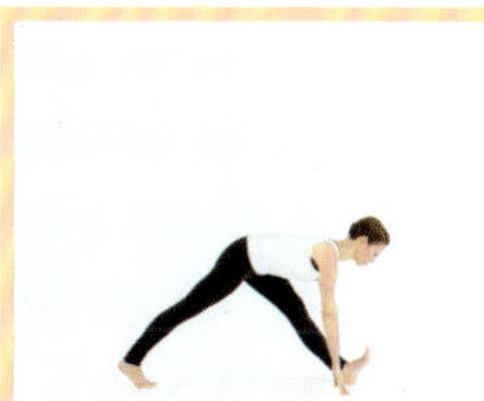
36 | Läufer gestreckt links

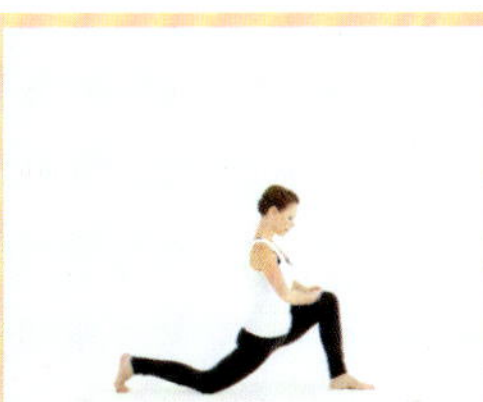
37 | Energie schöpfen / Läufer

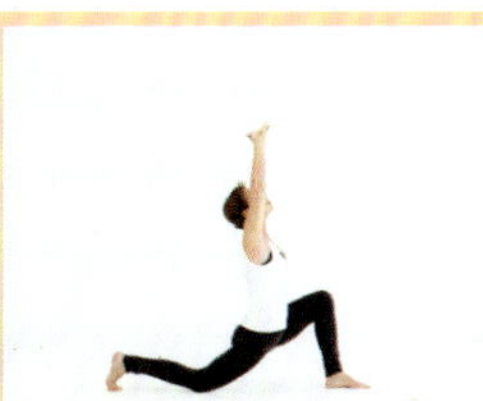
38 | Energie abgeben / Läufer

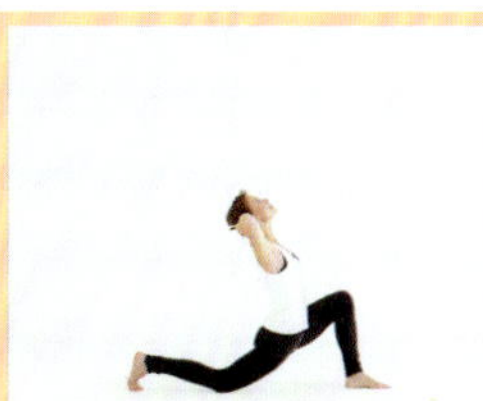
39 | Rückbeuge im Läufer

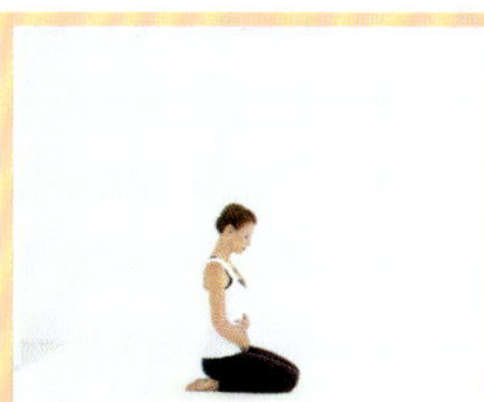
40 | Nachspüren im Fersensitz

1. Aufrechter Sitz

Wir beginnen im Schneidersitz, das rechte Bein liegt vor dem linken, die Füße befinden sich unter den Knien. Die Hände liegen entspannt auf den Knien oder Oberschenkeln. Richte dich in der Wirbelsäule lang nach oben auf. Bring deine Aufmerksamkeit in dein Zentrum, deine Mitte, und atme 8 vollständige Atemzüge zum Ankommen im Flow.

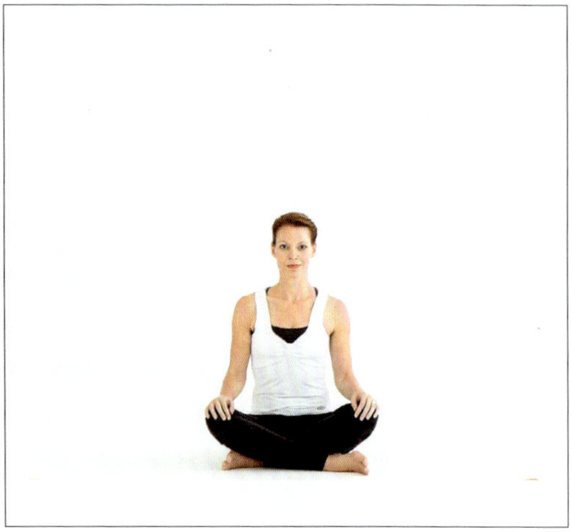

2.+3. Armkreise

Leg deine linke Hand neben deinem Becken auf dem Boden ab, Handfläche nach unten. Bilde mit der rechten Hand vor deinem Bauchnabel eine Schale (2.). Schiebe den Arm zunächst nach vorne, vom Bauchnabel weg, dann nach außen neben den Körper auf Schulterhöhe und weiter nach oben. Von dort kreist der Arm wie eine Acht vor den Bauchnabel zurück in die Ausgangsposition. Kreise so 8-mal.

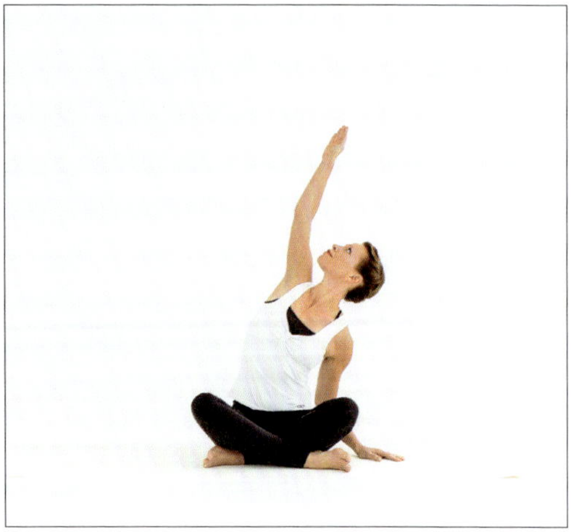

4.+5. Oberkörper-Twist

Strecke beide Arme auf Schulterhöhe waagrecht nach außen, die Handflächen zeigen zum Boden. Rotiere ausatmend den Oberkörper nach rechts, mach dich über die Wirbelsäule ganz lang, rotiere einatmend zurück zur Mitte. Dein Becken bleibt dabei auf der Matte stabil, die Arme spannen sich immer weiter auf. Spüre einen intensiven Zug bis in die Fingerspitzen. Wiederhole 8–10 vollständige Twists.

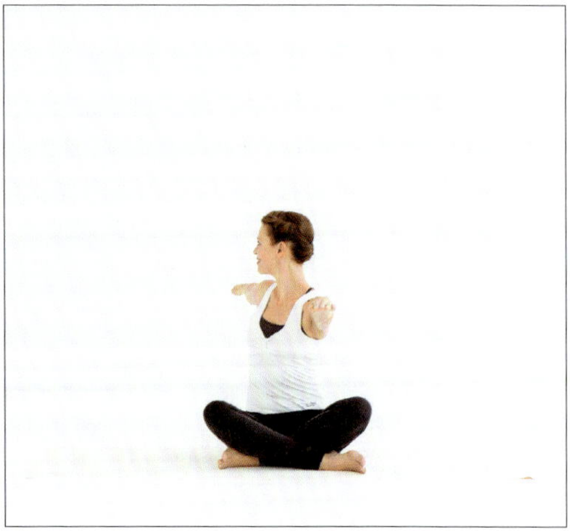

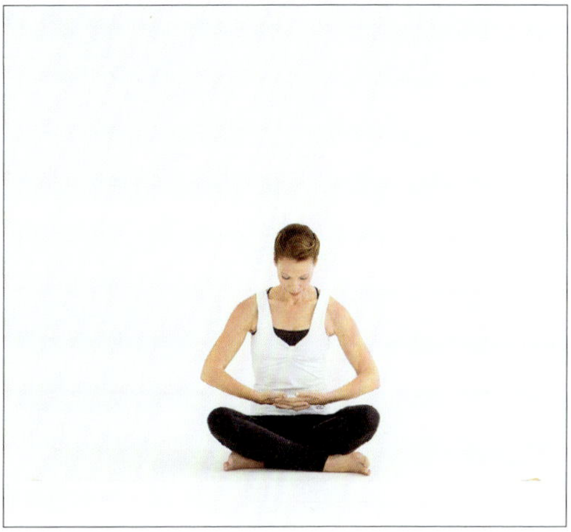

6. Energie schöpfen

Verschränke deine Finger mit nach oben zeigenden Handflächen auf Bauchnabelhöhe vor dem Körper. Die Ellenbogen sind sanft gebeugt und dein Kinn neigt sich leicht Richtung Kehlkopf. Deine Schulterblätter fließen Richtung Becken. Hebe langsam einatmend die Hände, als wolltest du mit ihnen Luft oder Energie schöpfen. Atme so lange ein, bis du auf Höhe der Schlüsselbeine die Handschale umdrehst, dich ausatmend ganz nach oben streckst …

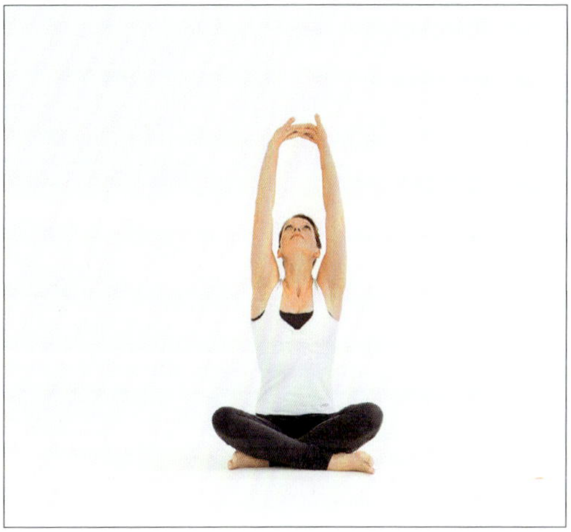

7. Energie abgeben

… und damit Verbrauchtes abgibst. Dein Blick folgt deinen Händen. Die Handschale ist nun nach oben geöffnet. Deine innere Haltung prägt die Übung: Was ist an der Reihe, aufgenommen zu werden, was brauche ich, was will ich jetzt abgeben? Mit dem nächsten Einatmen senke die Arme und drehe die Handflächen mit leicht gebeugten Ellenbogen zurück, bis sie vor dem Bauchnabel erneut eine Schale bilden, und atme aus. Wiederhole 6–10 Zyklen in voller Konzentration auf deine innere Haltung.

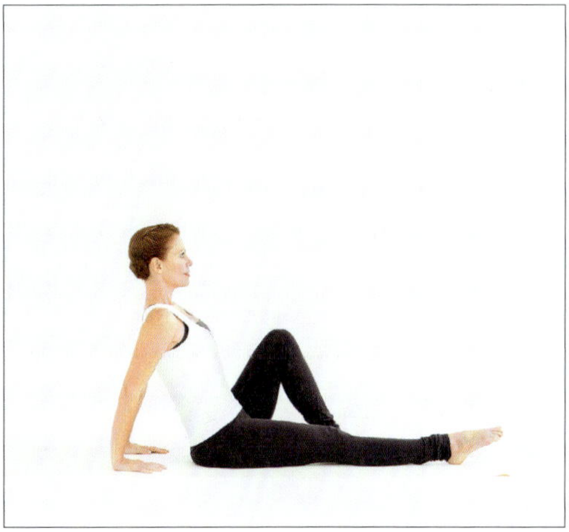

8. Beckenerdung

Stell beide Hände hinter deinem Becken auf, die Fingerspitzen zeigen zu den Füßen. Drehe alternativ die Hände mit den Fingerspitzen nach außen oder nach hinten gerichtet, falls sich diese Haltung angenehmer für die Handgelenke anfühlt. Stell den linken Fuß auf und strecke das rechte Bein nach vorne. Heb dein Brustbein nach oben an, dein Blick geht geradeaus, und …

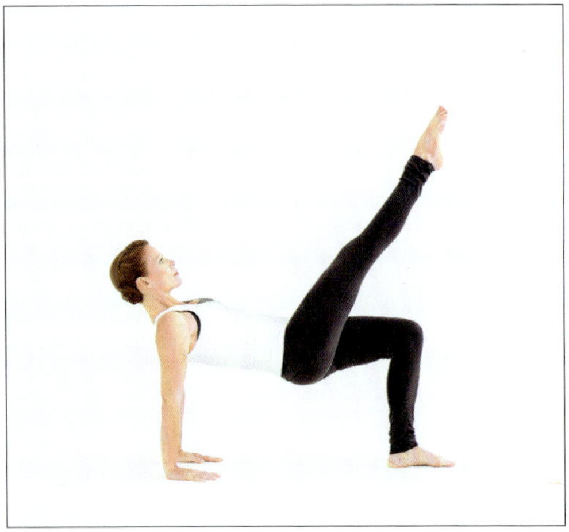

9. Beckenschwebe

... verteile dein Körpergewicht auf beide Hände und den linken Fuß. Schiebe dein Becken nach oben und halte es in der Schwebe, um jetzt leicht dein rechtes Bein heben zu können. Spüre deine Arme ganz stabil, den Rumpf stark und beginne nun mit dem rechten Bein langsam und konzentriert eine kreisförmige Bewegung in der Luft, wie beim Fahrradfahren. Wiederhole 6–8 Kreise.

⇔ **10.–17.** *Wiederhole 2. (Armkreise) bis 9. (Beckenschwebe) mit der jeweils anderen Seite (siehe auch Flow-Übersicht).*

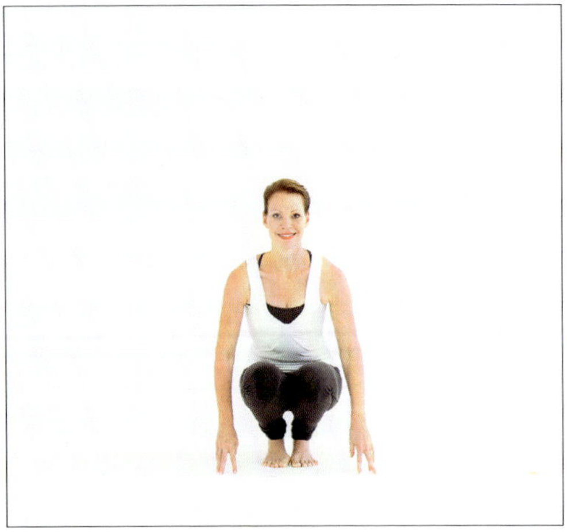

18. Hocke

Setz die Füße und das Gesäß ab und bring den Oberkörper nach vorne, schieb dich in die Hocke. Halte die Wirbelsäule gerade und bring die Fersen so nah zum Boden, wie es dir möglich ist. Stütze dich gerne leicht mit den Fingern am Boden ab. Verweile für 6–8 Atemzüge in der Hocke.

19. Vorbeuge

Verlagere dein Körpergewicht langsam nach vorne und beginne die Beine zu strecken, bis der Oberkörper mit langer Wirbelsäule aus der Hüfte heraus auf den gebeugten Oberschenkeln abliegt: Der Oberkörper sinkt völlig entspannt weiter nach unten. Wenn sich die Beine vollständig strecken lassen, dann strecke sie. Verweile hier für 4 volle Atemzüge und spüre den Kontakt zwischen Bauch und Oberschenkeln.

20. Grätsche gestützt

Wandere mit den Füßen nach außen in eine weite Grätsche, bis du einen leichten Zug in der Oberschenkelinnenseite spürst. Die Fußaußenkanten stehen parallel zum Mattenrand, die Zehenspitzen schauen gerade nach vorne. Stell die Fingerkuppen auf und komme in einen geraden Rücken. Verweile hier für 4–6 Atemzüge.

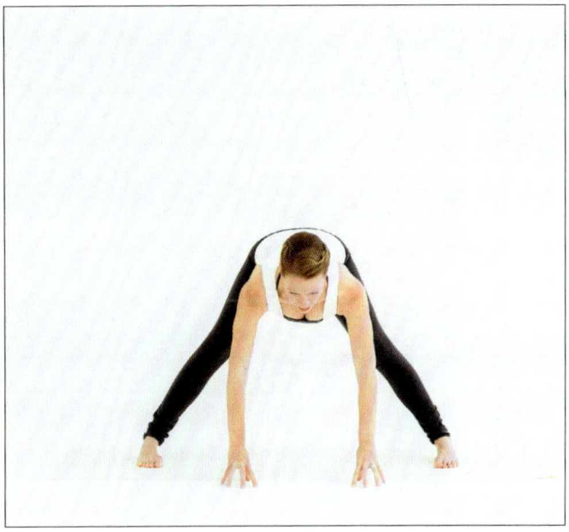

21. Grätsche rotierend

Löse deine Hände, greife mit der linken Hand über das rechte Schienbein hinweg von außen an die rechte Wade. Rotiere jetzt den ausgestreckten rechten Arm nach oben, bis er über dem Schultergelenk steht. Bring nun Zug auf die linke Hand und rotiere so den Oberkörper noch weiter auf, ziehe Brust und Bauchraum immer weiter Richtung rechtes Bein. Der linke Ellenbogen darf gebeugt sein. Verweile hier für 4–6 Atemzüge.

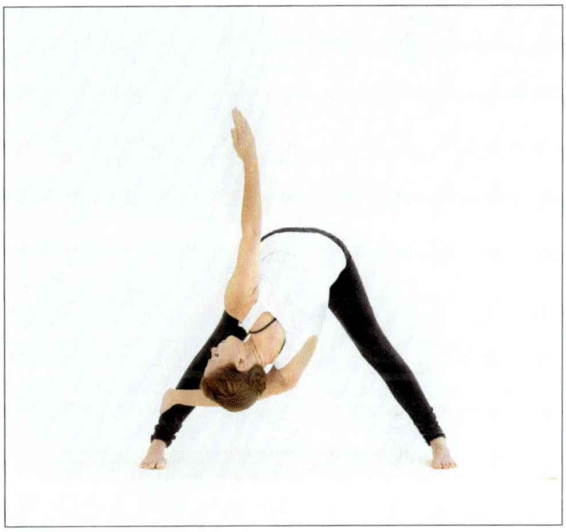

22. Grätsche öffnend

Löse die linke Hand und bring dich über deine Zentrumskraft in den Aufrechten Stand. Öffne deine Arme in einer leichten Rückbeuge weit über die Seiten nach hinten, die Handinnenseiten zeigen nach oben. Dein Blick hebt sich Richtung Himmel. Atme tief in den Brustraum hinein, 4–6 vollständige Atemzüge.

⇔ **23.** *Wiederhole 21. zur linken Seite.*
⇔ **24.+25.** *Übe anschließend 6.+7. (Energie schöpfen/abgeben) stehend in der geöffneten Grätsche (22.) (siehe Flow-Übersicht)*

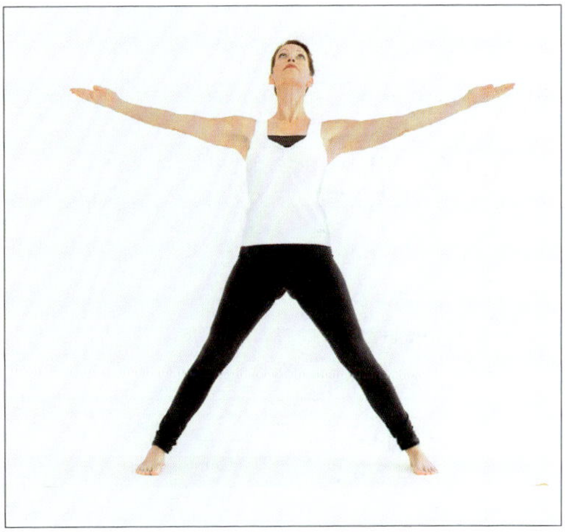

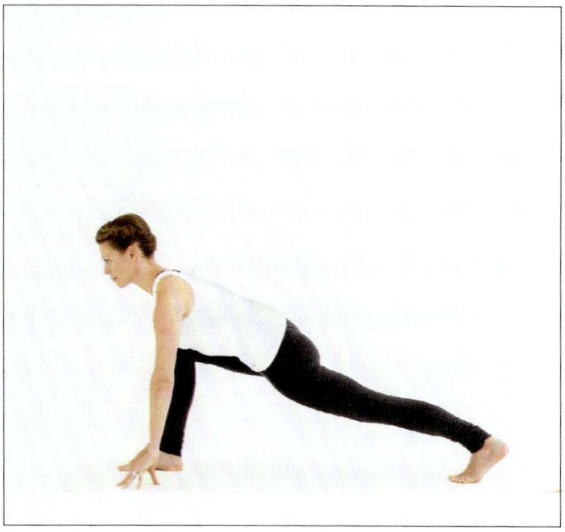

26. Läufer

Aus der Grätsche dreh den rechten Fuß auf der Ferse um 90 Grad nach außen, zum vorderen Mattenrand. Lass den Oberkörper und das hintere Bein in die Drehung folgen. Beuge das rechte Bein und setze die Fingerspitzen beider Hände in Höhe des rechten Fußes auf die Matte. Das linke Bein ist gestreckt, die linke Ferse zieht nach hinten, sodass die Leiste sich öffnen kann, in den Läufer. Spüre für 2 volle Atemzüge, welche Strukturen deines Körpers sich hier noch weiter einlassen können. Schiebe deine rechte Ferse Richtung Boden, zieh die Zehenspitzen …

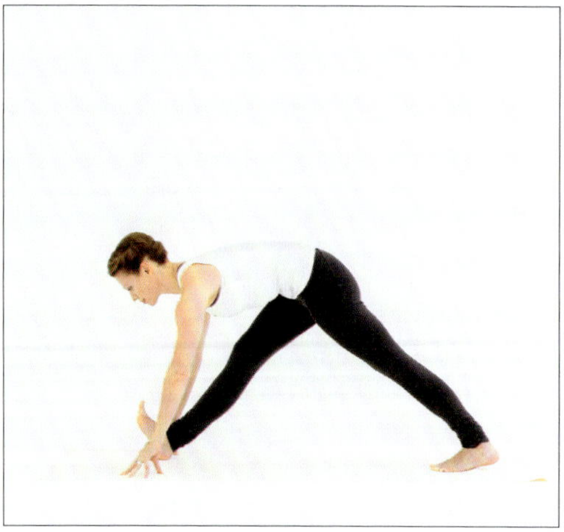

27. Läufer gestreckt

… Richtung Schienbein und strecke dein rechtes Bein. Für weniger Intensität setze das linke Knie am Boden ab und unterlagere es bei Bedarf mit einer zusammengefalteten Decke. Lass den Rücken in jeder Phase möglichst lang. Spüre auch hier 2 volle Atemzüge deinem Einlassen nach. Wechsel zurück in den Läufer und wiederhole 8 langsam geführte Zyklen.

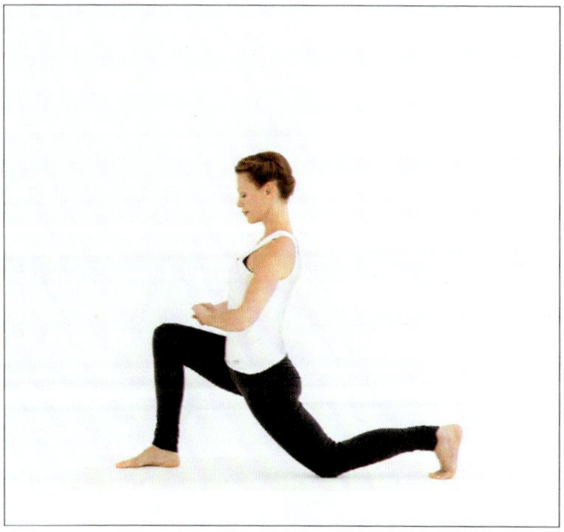

28. Energie im Läufer aufnehmen

Setz das linke Knie weit hinten am Boden ab, sodass deine linke Leiste weit aufgespannt bleibt. Forme wieder vor dem Bauchnabel mit verschränkten Fingern die Energieschale. Die Ellenbogen sind leicht gebeugt und dein Kinn neigt sich leicht Richtung Kehlkopf. Deine Schulterblätter fließen Richtung Becken. Langsam einatmend hebe die Hände, als wolltest du mit ihnen Luft oder Energie schöpfen. Atme so lange ein, bis du vor den Schlüsselbeinen die Handschale nach oben umdrehst, dich ausatmend ganz nach oben streckst …

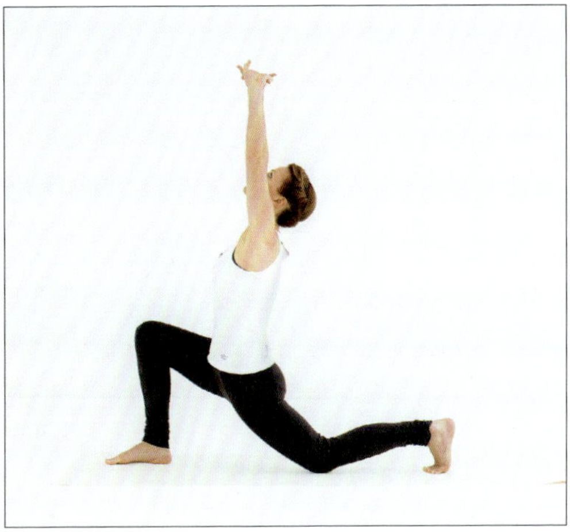

29. Energie im Läufer abgeben

... und damit Verbrauchtes abgibst. Dein Blick folgt deinen Händen. Am obersten Punkt ist die Handschale nach oben geöffnet. Deine innere Haltung prägt die Übung: Was ist an der Reihe, aufgenommen zu werden, was brauche ich, was will ich jetzt abgeben? Mit dem nächsten Einatmen senke die Arme und drehe die Handflächen mit leicht gebeugten Ellenbogen zurück, bis sie vor dem Bauchnabel erneut eine Schale bilden. Atme aus. Wiederhole 6–10 Zyklen in voller Konzentration auf deine innere Haltung. Atme aus und ...

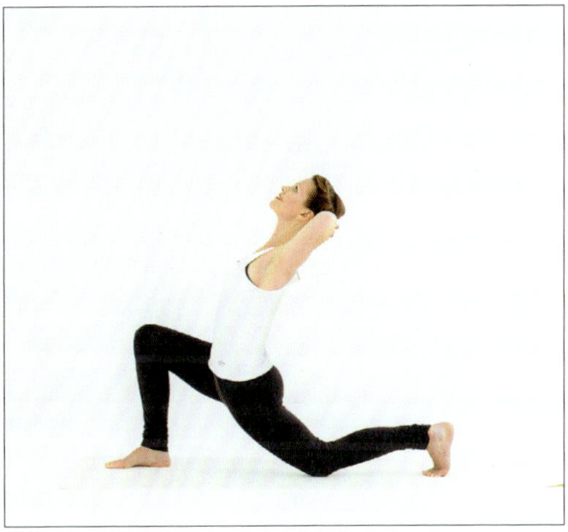

30. Rückbeuge im Läufer

... bringe deine Hände einatmend verschränkt an den Hinterkopf. Zentriere dich in deiner Mitte und neige den Oberkörper sanft nach hinten, dein Herzzentrum öffnend. Die Ellenbogen schieben nach hinten außen, dein Blick geht zum Himmel. Atme hier 6–10 Zyklen in voller Konzentration auf deinen geöffneten Herzraum. Deine Achtsamkeit hilft dir, die Intensität der Rückbeuge zu steuern.

⇔ **31. –39.** *Wiederhole 20. bis 23. und 26. bis 30. mit der Gegenseite (siehe Flow-Übersicht.)*

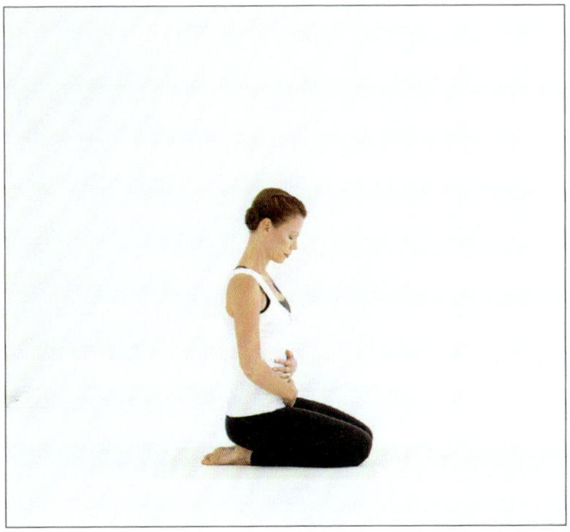

40. Nachspüren im Fersensitz

Nimm einen bequemen Sitz deiner Wahl ein, zum Beispiel den Heldensitz (Bild). Lege deine Hände sanft auf Unter- und Oberbauch, sodass sie einen möglichst großen Bereich deiner Bauchdecke berühren. Senke dein Kinn so weit Richtung Kehlkopf, dass dein Atem frei fließen kann. Beobachte, wie deine körperliche Zentrierung nachgibt und dabei der innere Kontakt mit deinem Selbst stärker in den Fokus rückt: Spüre nach, wie ausgeglichen du dich jetzt in der Balance zwischen Geben und Nehmen fühlst. Mach dir diesen Prozess im Sinne innerer Reinigung zu eigen.

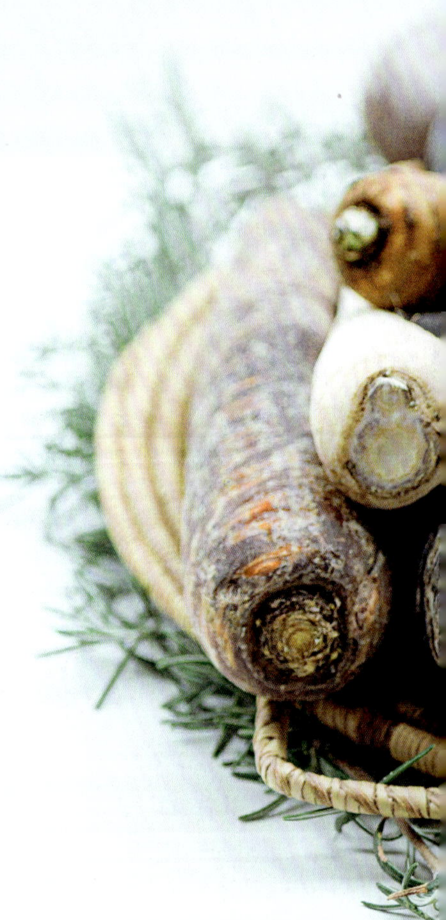

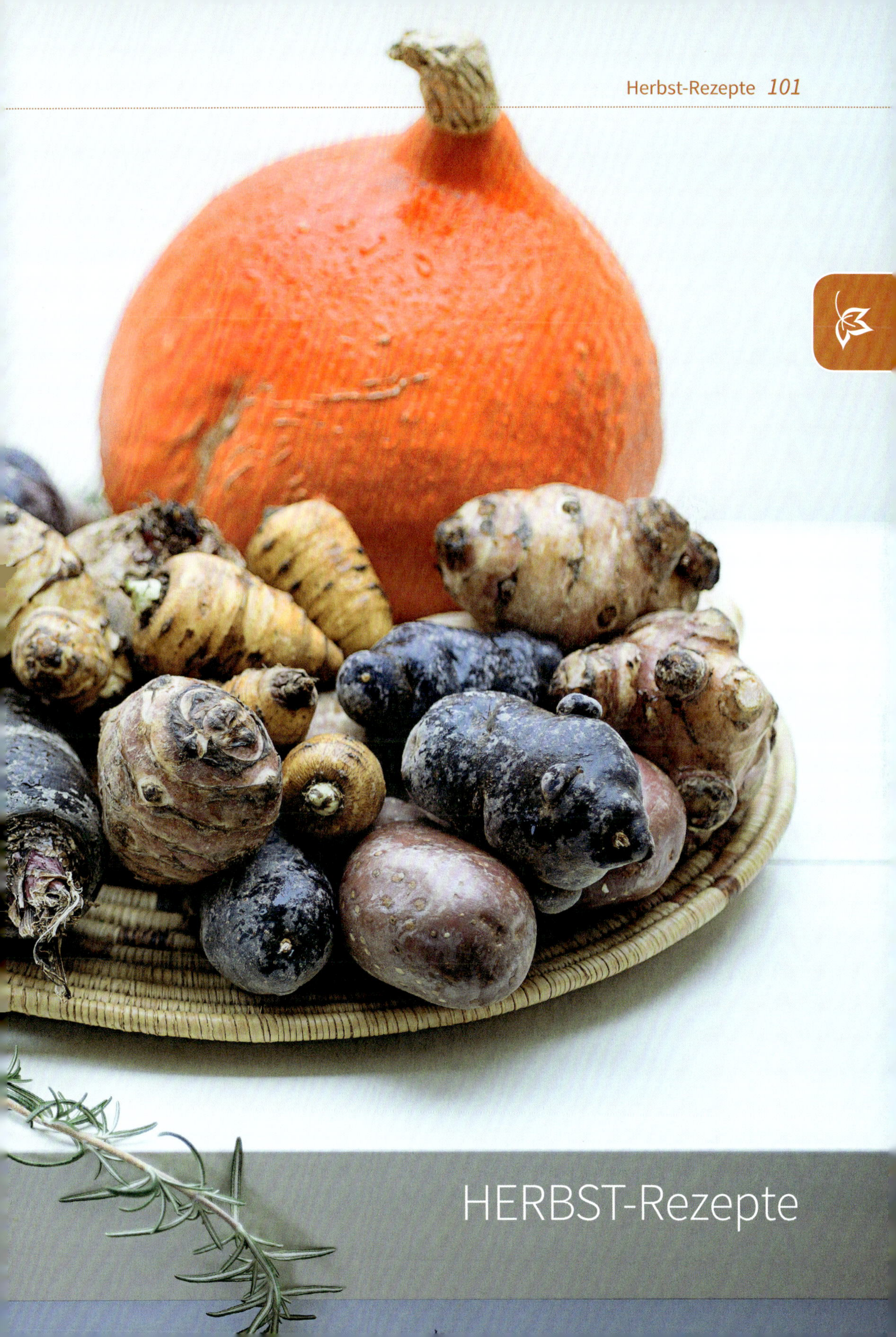

HERBST-Rezepte

Linsen-Dhal mit Tamari-Ingwer-Topping

Zutaten für 2 Portionen

2 daumengroße Stücke Ingwer mit Schale, gewaschen
250 g Berglinsen oder Chateau-Linsen
1 TL Kreuzkümmelsamen, im Mörser zerstoßen
1 TL Koriandersamen, im Mörser zerstoßen
1 TL Steinsalz
1 TL Kurkuma
1 EL Balsamico dunkel
2 EL Tamari (glutenfreie Sojasoße)
400 ml dicke Kokosmilch oder Kokos Cuisine
1 TL Kokosfett
frischer Koriander

Den Ingwer so schälen, dass möglichst große Schalenstücke entstehen. Den geschälten Ingwer zur Seite legen. Die Linsen mit der doppelten Menge Wasser zum Kochen bringen, Kreuzkümmel und die großen Ingwerschalenstücke mit ins Kochwasser geben. 20 Minuten bei kleiner Hitze köcheln.

Nach dem Garen die Ingwerschalen entfernen. Koriandersamen, Steinsalz und Kurkuma unter die Linsen rühren. Balsamico, 1 EL Tamari und Kokosmilch angießen und unterziehen. Weitere 5 Minuten bei kleiner Hitze köcheln.

Ein Stück Ingwer sehr fein würfeln und einrühren. Das zweite Stück Ingwer längs in dünne Scheiben schneiden und diese schräg in dünne Späne. Die Ingwerspäne in einem Teelöffel Kokosfett kross braten und mit 1 EL Tamari ablöschen. Das Dhal in 2 Schalen füllen und mit den Ingwerspänen und frischem Koriander dekorieren.

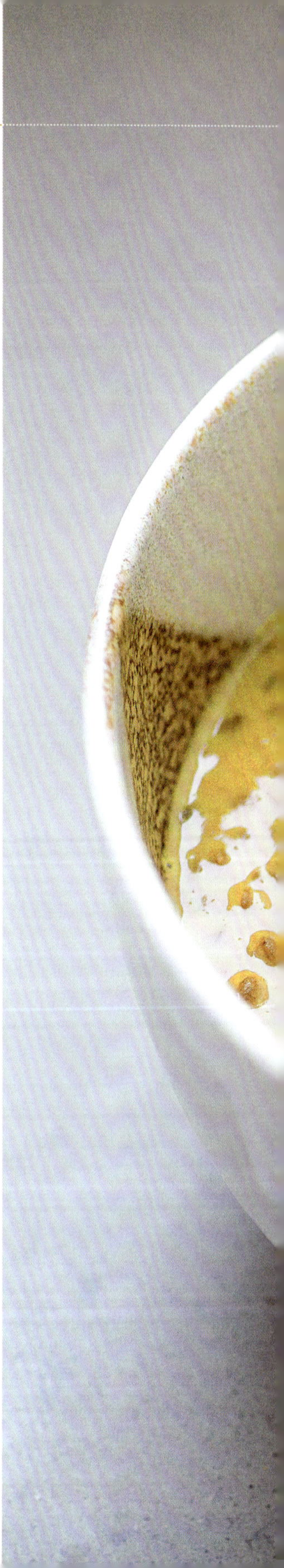

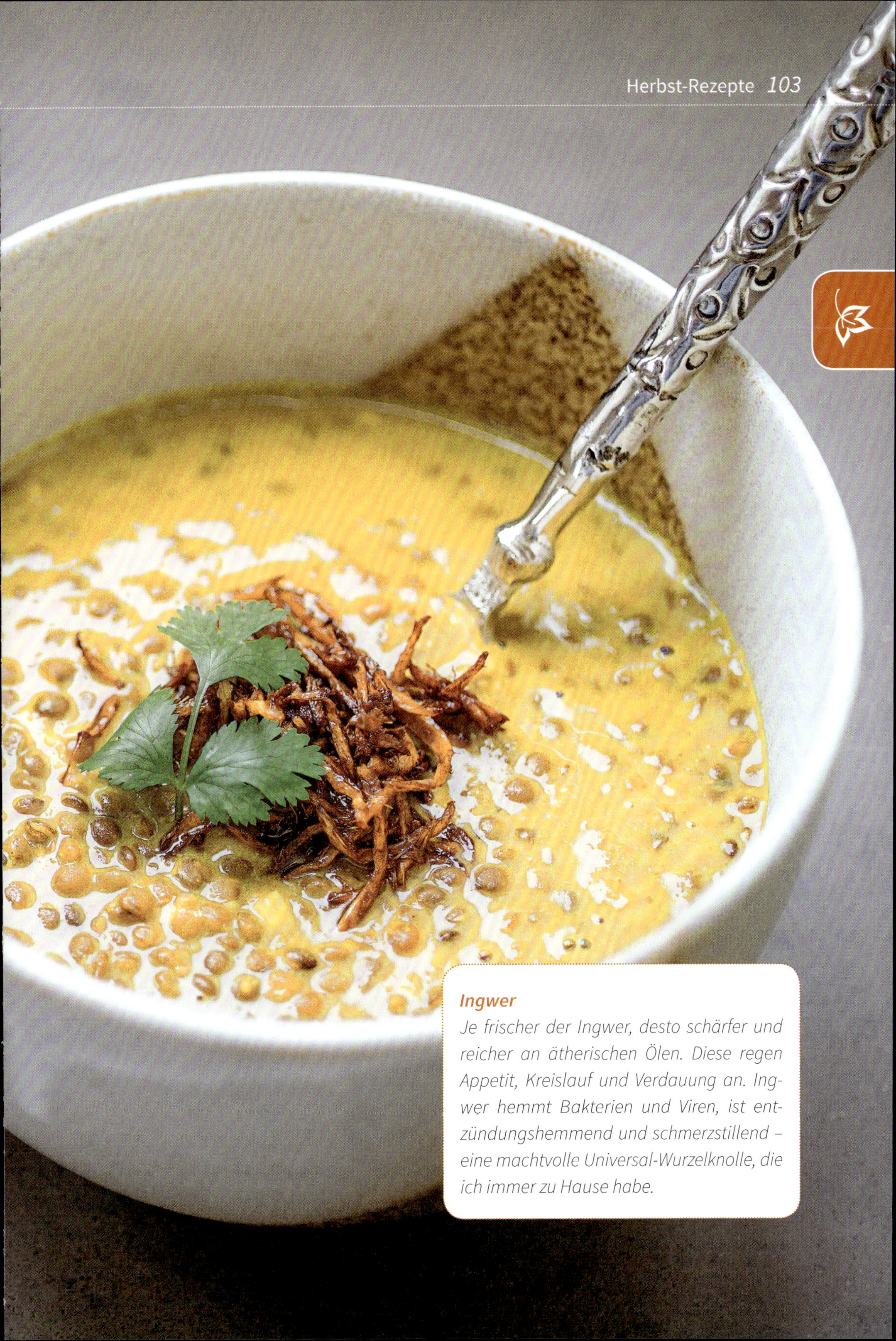

Ingwer

Je frischer der Ingwer, desto schärfer und reicher an ätherischen Ölen. Diese regen Appetit, Kreislauf und Verdauung an. Ingwer hemmt Bakterien und Viren, ist entzündungshemmend und schmerzstillend – eine machtvolle Universal-Wurzelknolle, die ich immer zu Hause habe.

Wärmendes Veggie-Curry

Zutaten für 2 Portionen

REIS
100 g Basmatireis (ungewaschen)
2 EL getrocknete Berberitzen
1 TL Kreuzkümmelsamen, 1 TL Steinsalz
300 ml Wasser

CURRY
2 EL Kokosfett
1 daumengroßes Stück Ingwer (schälen, fein würfeln)
1 TL Kreuzkümmelsamen, 1 Zimtstange
1 kl. Fenchelknolle (halbieren, Stiele und Herz entfernen, würfeln)
1 Stange Sellerie (längs dritteln, in kleine Würfel schneiden)
2 handlange Peperonischoten (milde Schärfe, im Ganzen)
1 Karotte (schräg in 2 mm dicke Scheiben schneiden)
1 kl. Aubergine (würfeln)
1 rote, 1 gelbe Paprika (vierteln, entkernen, würfeln)
1 feste Birne (vierteln, entkernen, würfeln)
2 EL Tamari, 1 EL Mango Chutney, 2 Limetten (vierteln)
200 ml dicke Kokosmilch oder Kokos Cuisine
1 TL Kurkuma
frisches Thai-Basilikum

Die Zutaten für den Reis im Topf oder Reiskocher bissfest zubereiten und bis zum Servieren warm halten.

Kokosfett im Wok erhitzen und bei gut mittlerer Hitze Ingwer, Kreuzkümmel und Zimtstange anrösten. Sobald der Ingwer beginnt kross zu werden, den Fenchel zugeben und Farbe annehmen lassen. Sellerie, Peperoni, Karottenscheiben zugeben und alles 5 bis 10 Minuten pfannenrühren. Auberginen-, Paprika- und Birnenwürfel zugeben und weitere 5 Minuten pfannenrühren. Tamari mit Mango-Chutney und Saft von 6 Limettenvierteln vermengen. Das Gemüse zur Seite schieben, Flüssigkeit in die Mitte des Woks gießen. Kokosmilch zugeben, Kurkuma einrühren. Alles gut vermischen und abgedeckt weitere 5 Minuten garen lassen. Mit Basmatireis, den restlichen Limettenvierteln und Thai-Basilikumblättern auf 2 Tellern anrichten.

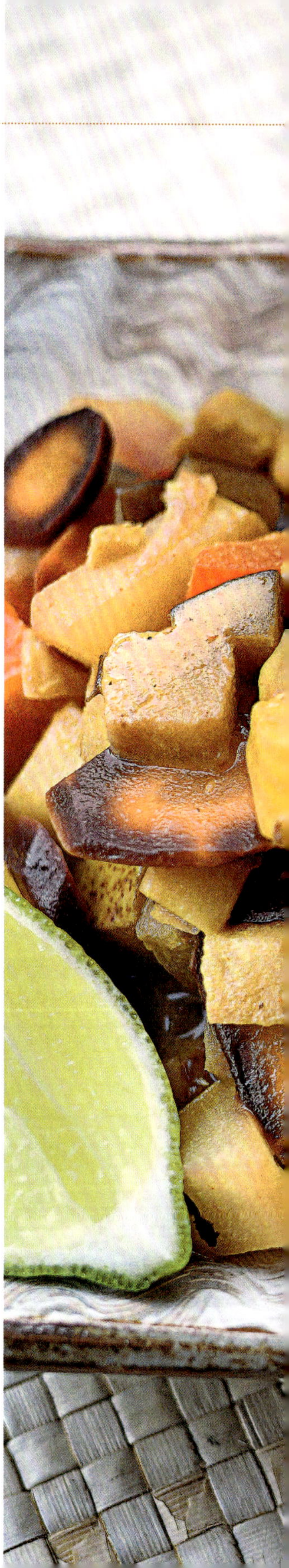

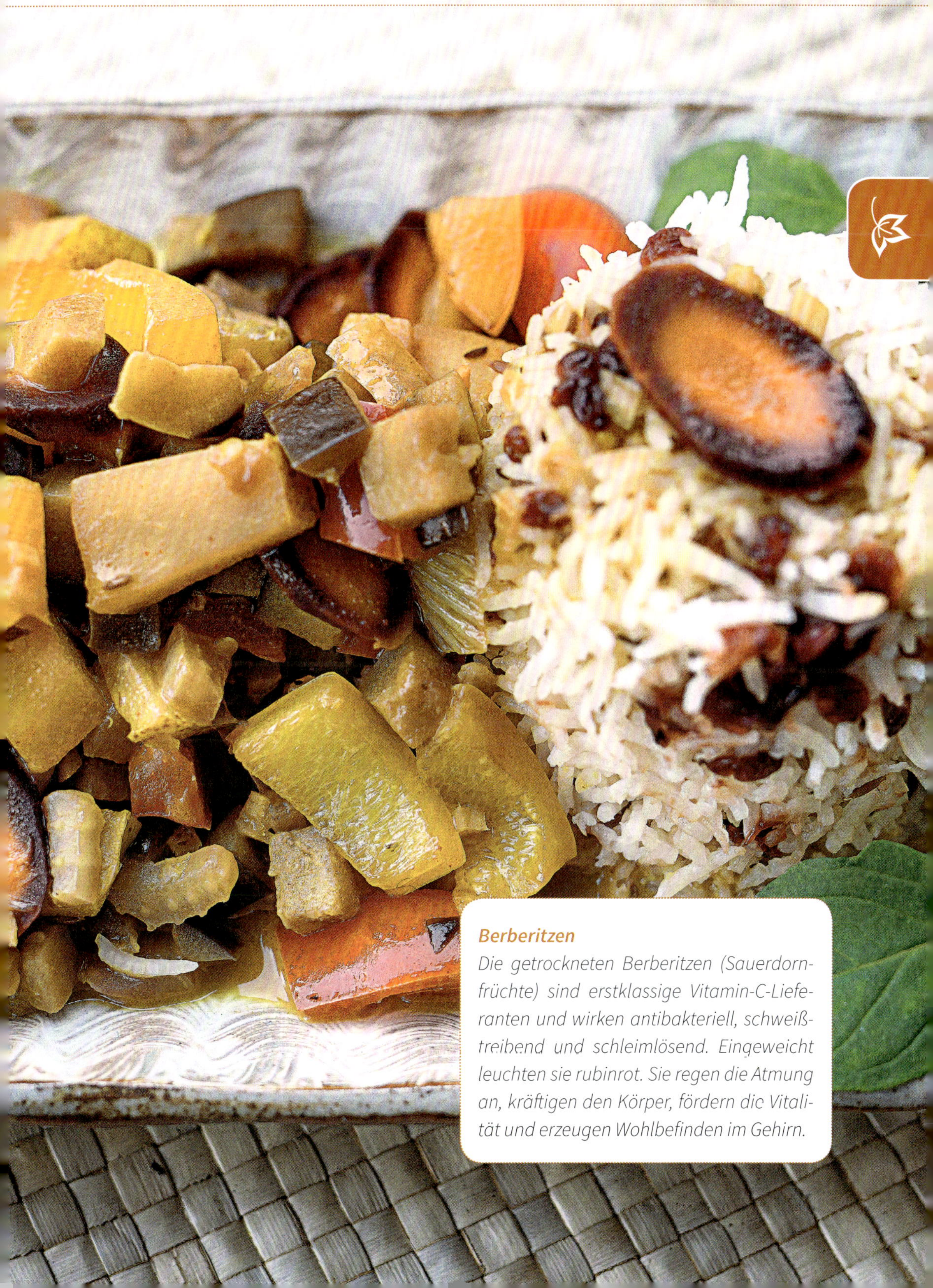

Berberitzen

Die getrockneten Berberitzen (Sauerdornfrüchte) sind erstklassige Vitamin-C-Lieferanten und wirken antibakteriell, schweißtreibend und schleimlösend. Eingeweicht leuchten sie rubinrot. Sie regen die Atmung an, kräftigen den Körper, fördern die Vitalität und erzeugen Wohlbefinden im Gehirn.

Erdfrüchte vom Ofenblech

Zutaten für 2 Portionen

MARINADE
8 EL Olivenöl
1 Handvoll Rosmarinnadeln
3 EL frische Thymianblättchen

ERDFRÜCHTE
5 Trüffelkartoffeln
5 rote Kartoffeln
5 Kerbelwurzeln
2 Urkarotten
3 Knollen Topinambur
3 Pastinaken
2 saftige Zitronen
2 handlange Peperonischoten, milde Schärfe
1 Bund Thymian
5 Zweige Salbei
5 Zweige Rosmarin
Fleur de Sel

Den Backofen auf 225 °C Ober-/Unterhitze vorheizen. Ein Backblech mit Backpapier auslegen. Das Olivenöl in einer großen Edelstahlschüssel mit den Rosmarinnadeln und Thymianblättchen mischen.

Alle Erdfrüchte waschen, putzen und ungeschält in mundgerechte Stücke schneiden, durch das Kräuteröl ziehen und auf einem Backblech auf Backpapier anrichten. Die Zitronen quer halbieren und die Hälften mit der Schnittfläche nach unten direkt aufs Backpapier setzen, Peperoni und Kräuterzweige auf dem Blech verteilen. Das restliche Kräuteröl über die Erdfrüchte träufeln, mit etwas Fleur de Sel bestreuen. Das Gemüse auf mittlerer Schiene in den Ofen schieben und 25 Minuten garen. Auf 2 Tellern mit den Kräuterzweigen anrichten, Das Fruchtfleisch der Zitronen über den Erdfrüchten verteilen.

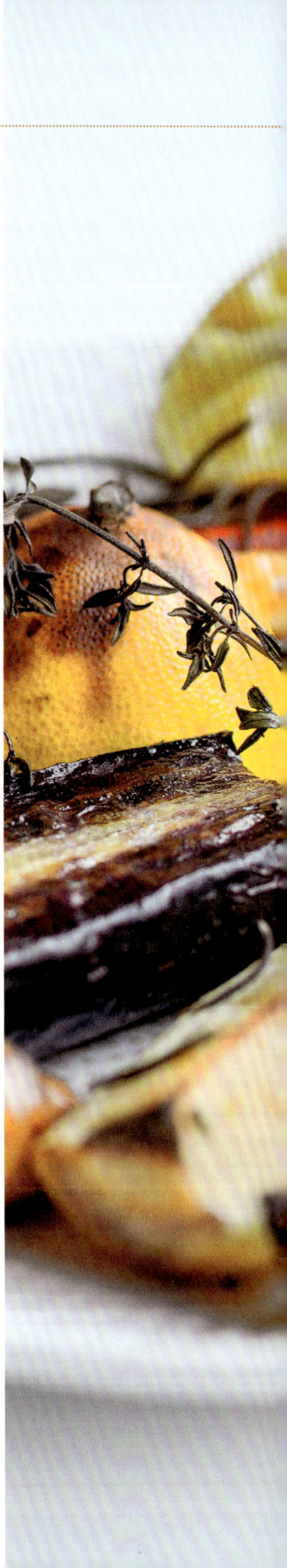

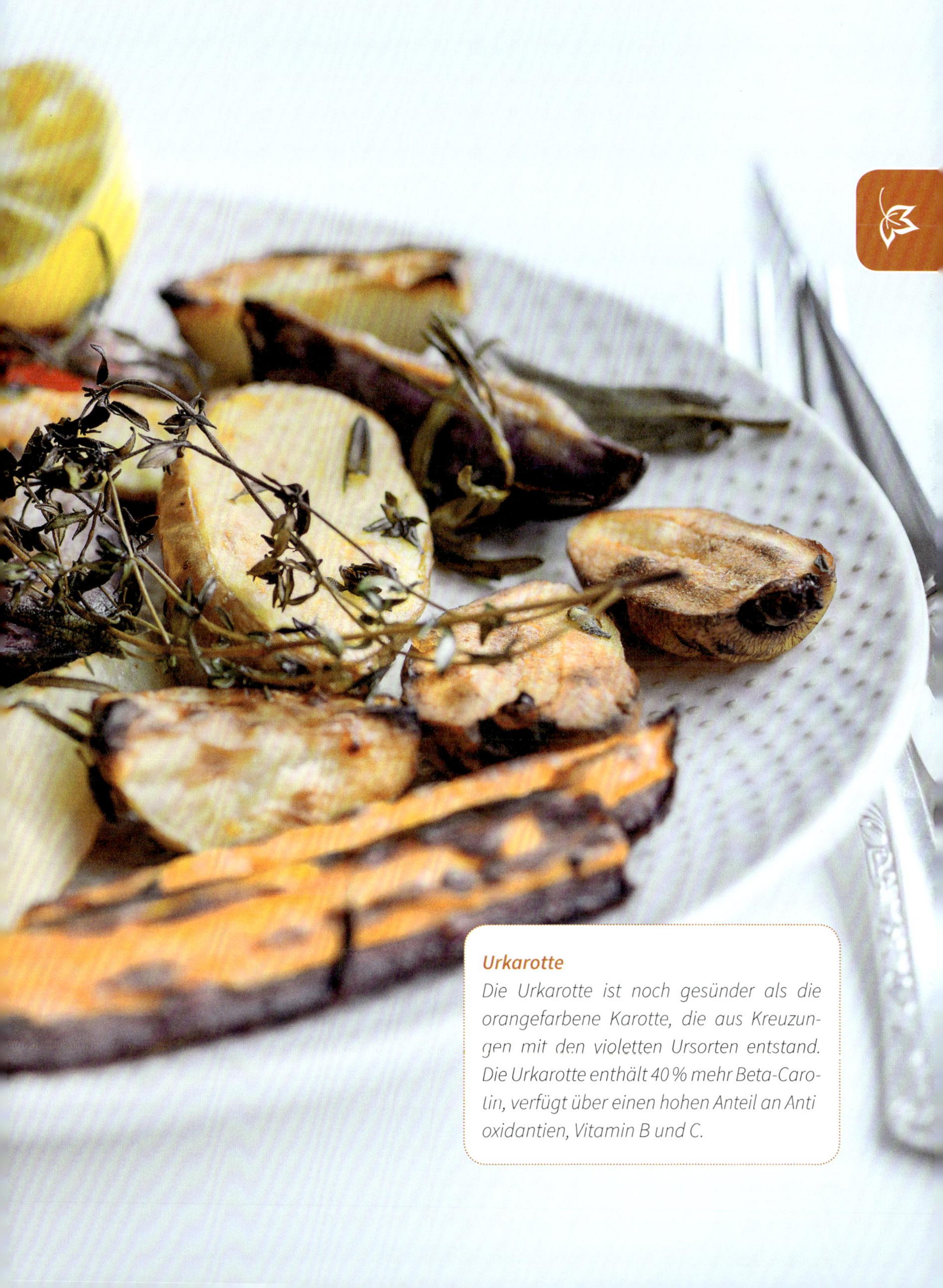

Urkarotte

Die Urkarotte ist noch gesünder als die orangefarbene Karotte, die aus Kreuzungen mit den violetten Ursorten entstand. Die Urkarotte enthält 40 % mehr Beta-Carotin, verfügt über einen hohen Anteil an Anti oxidantien, Vitamin B und C.

Affirmation, Meditation:

Ich besinne mich auf meine Wurzeln.

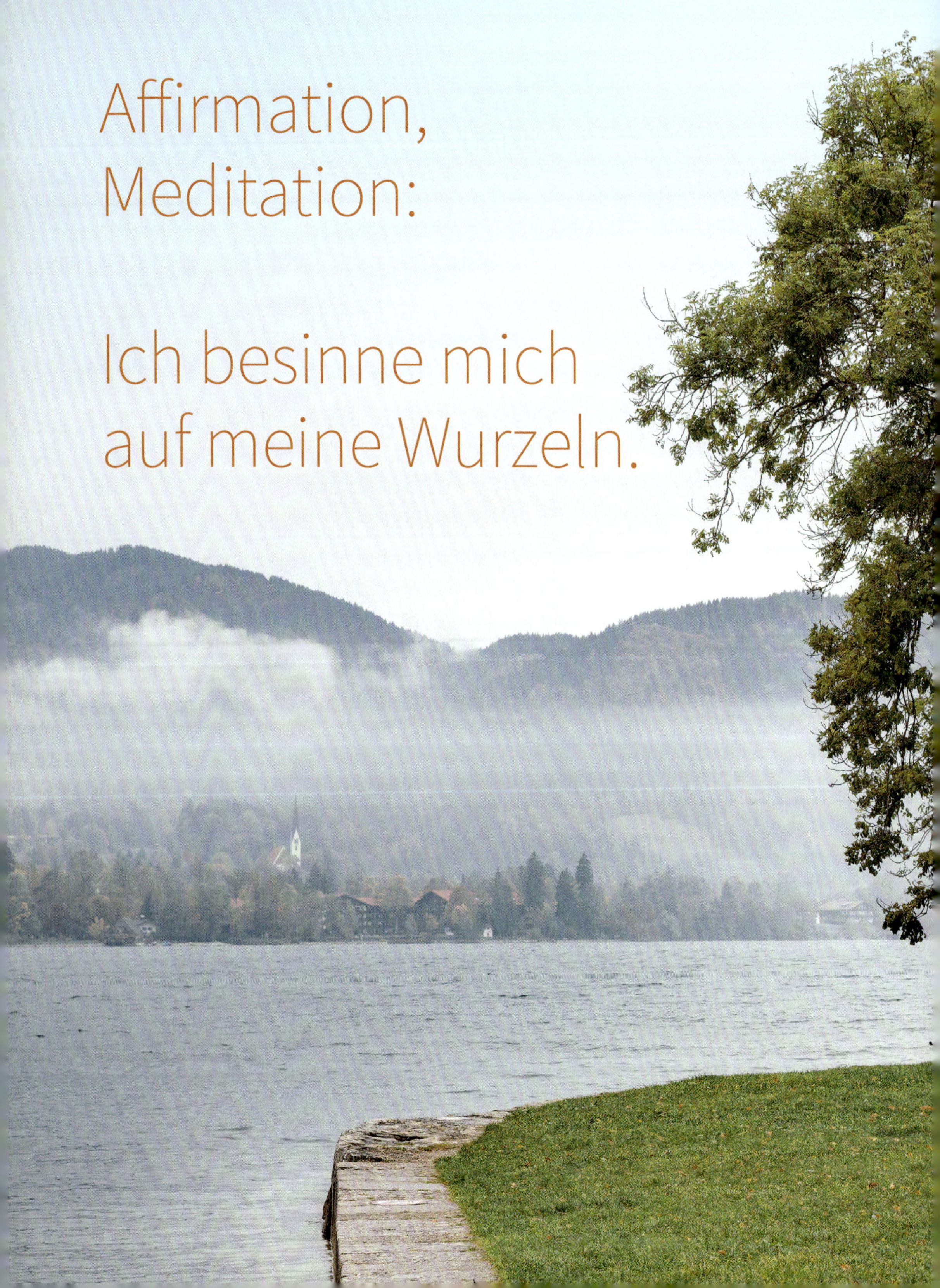

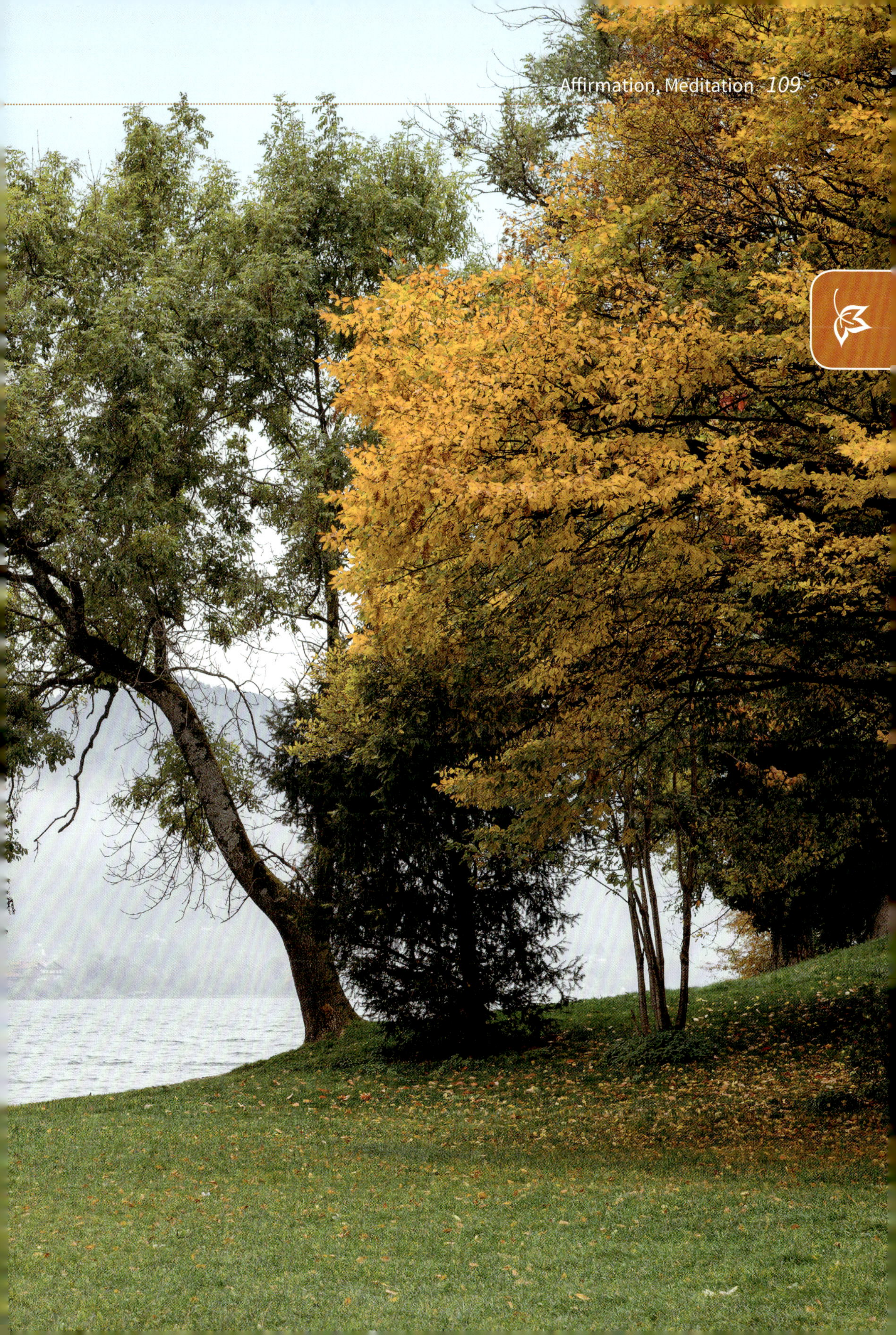

Übergangsritual: den Abschied vom Herbst erlaufen

Geben und Nehmen, Werden und Vergehen: Ausgleich ist ein Grundprinzip der Natur, das für uns alle gilt. Was wir in den Ausgleich bringen, sorgt für Wohlbefinden, Ganz-Sein, Lebenskraft. Balance stellt sich ein und Harmonie. Der Abschied vom Herbst ist eine gute Zeit, das Gleichgewicht der Kräfte im eigenen Leben zu reflektieren. Sind Nehmen und Geben gleich verteilt, gerade jetzt, in meinem Leben?

Ich laufe morgens oft unter alten Bäumen bei mir um die Ecke, kenne die Strecke auswendig. Ich gehe nach innen, nutze das Laufen zum Reflektieren. Such dir eine schöne Strecke, in einer naturnahen Umgebung. Laufe oder gehe den Weg langsam oder schnell, aber immer achtsam, bewusst. Rieche die Veränderung in der herbstlichen Luft, beobachte den Wandel der Natur. Nimm noch einmal dankbar die Fülle von Licht und die warmen Farben des ausklingenden Herbstes auf, rieche einatmend die welken Blätter, die Feuchtigkeit, die morgens zunehmend kühlere Luft. Ausatmend bedanken wir uns für die Erkenntnisse und Impulse des zurückliegenden Jahres, für die Beständigkeit unserer persönlichen Entwicklung, für die uns zufließende Unterstützung auf unserem Weg.

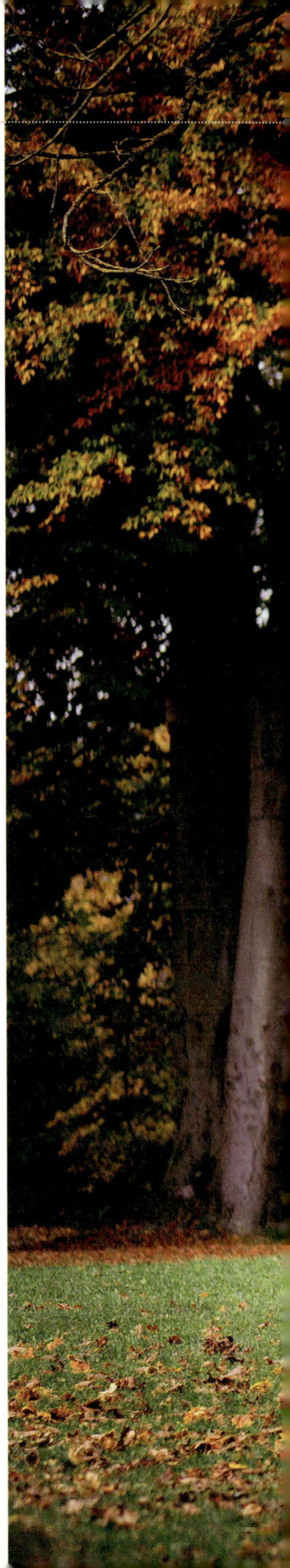

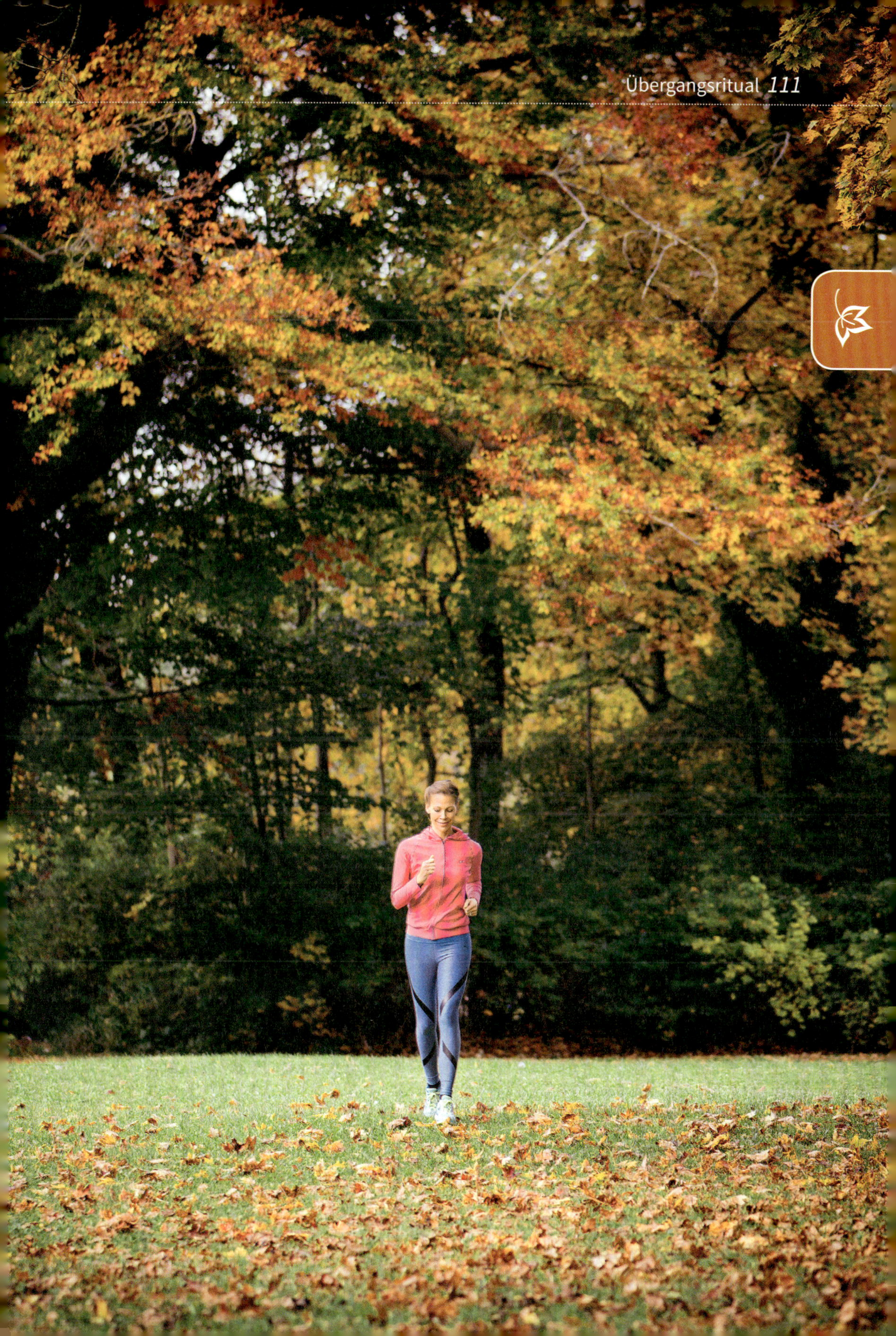

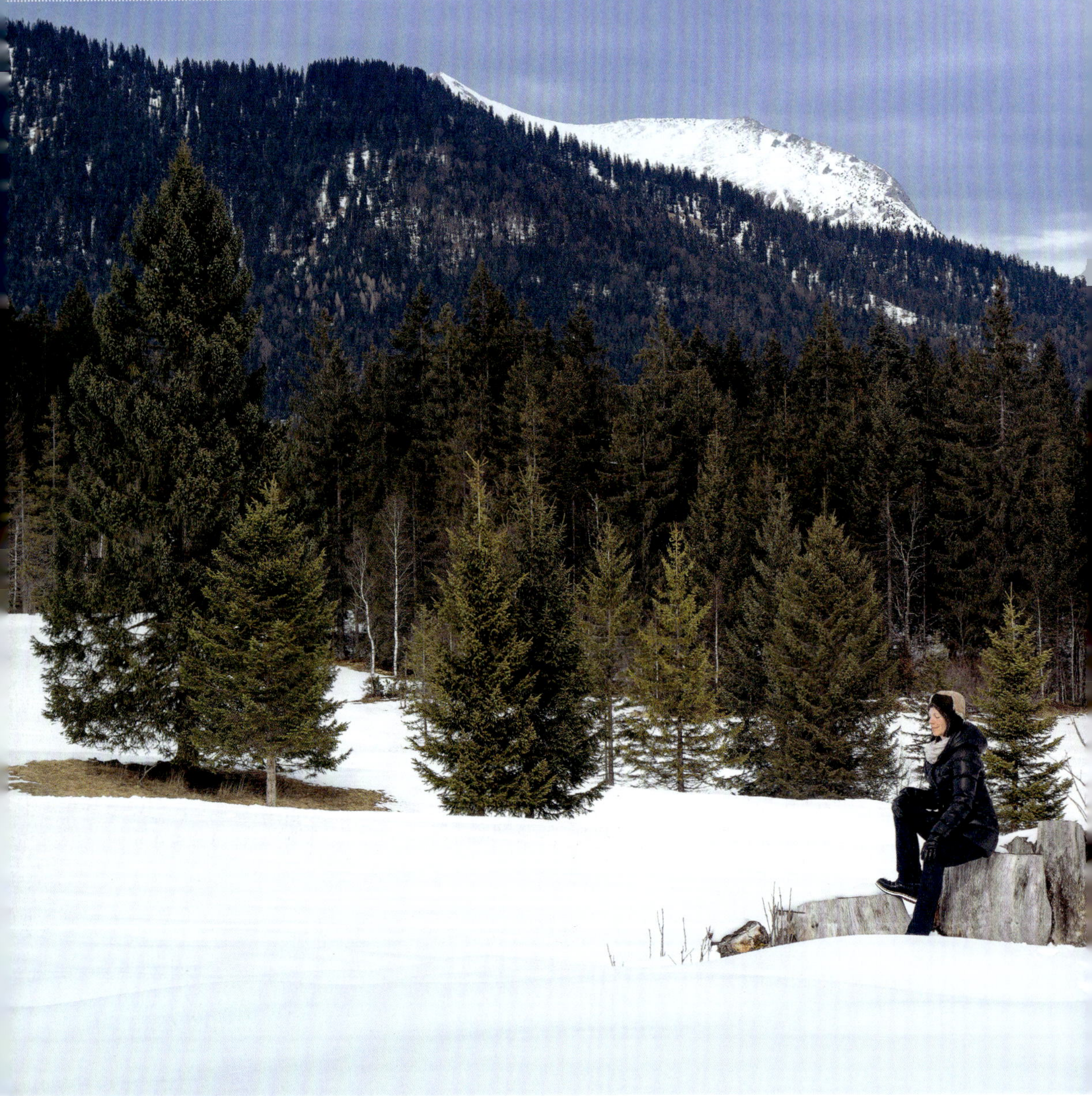

Winter: Ruhe und Einkehr

Mit der Sonnenwende am 21. Dezember beginnt in unseren Breitengraden der Winter, klirrende Kälte und lange Nächte dominieren nun. Für uns wie für die Natur beginnt eine Zeit des Rückzugs und der Regeneration.

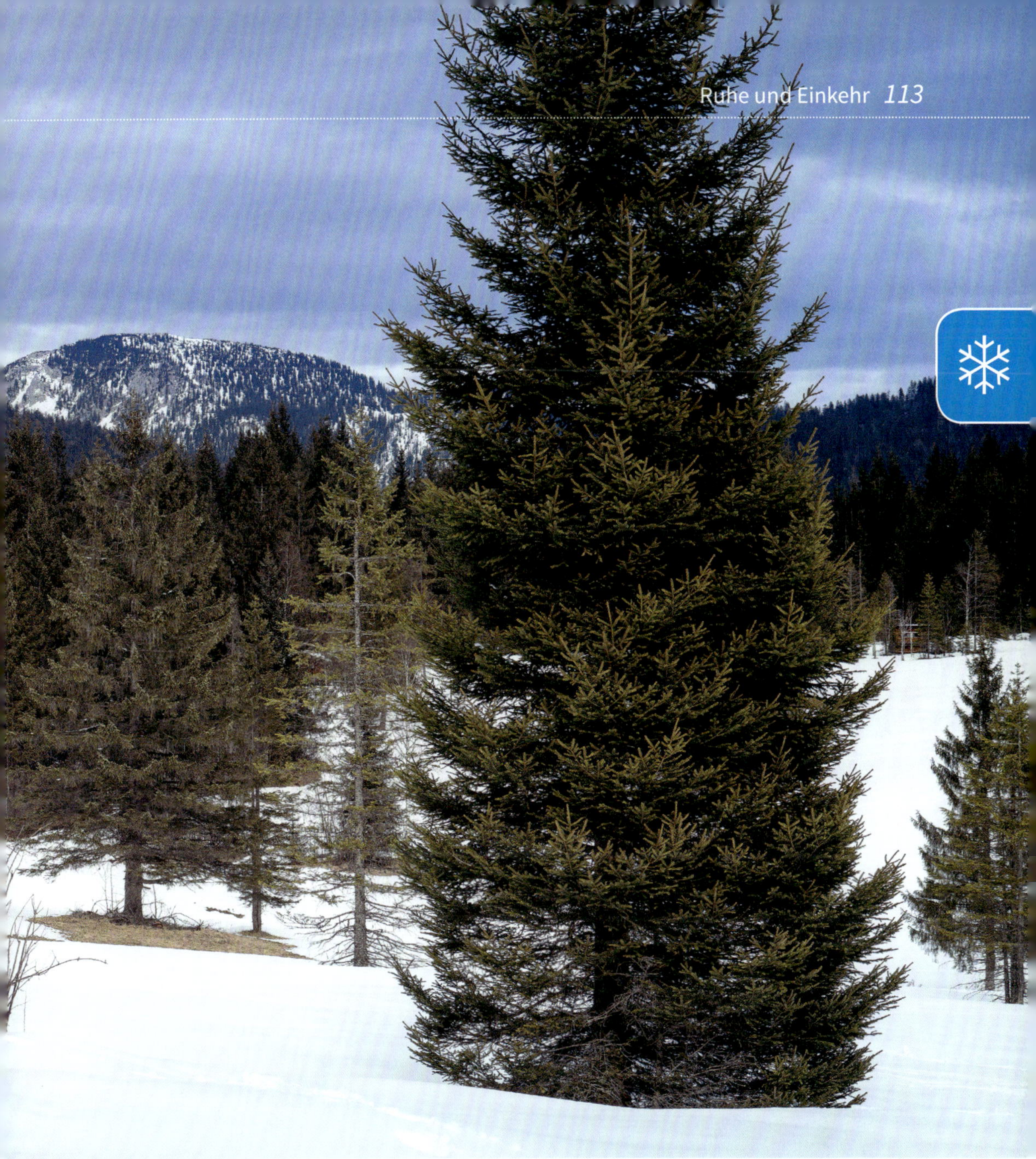

Die Laubbäume haben ihr Blätterkleid abgeworfen, frostschützend alle Säfte aus den Ästen und Zweigen in Wurzeln und Stamm konzentriert. Nach und nach kommt alles zur Ruhe. Es beginnt eine Zeit der Stille, des Atemholens, des Innehaltens, des Verdichtens von Substanz und Lebensenergie. Eine Zeit, die Dinge ganz bewusst so zu sehen, wie sie sind, sie zu lassen, ohne einzugreifen, still beobachtend.

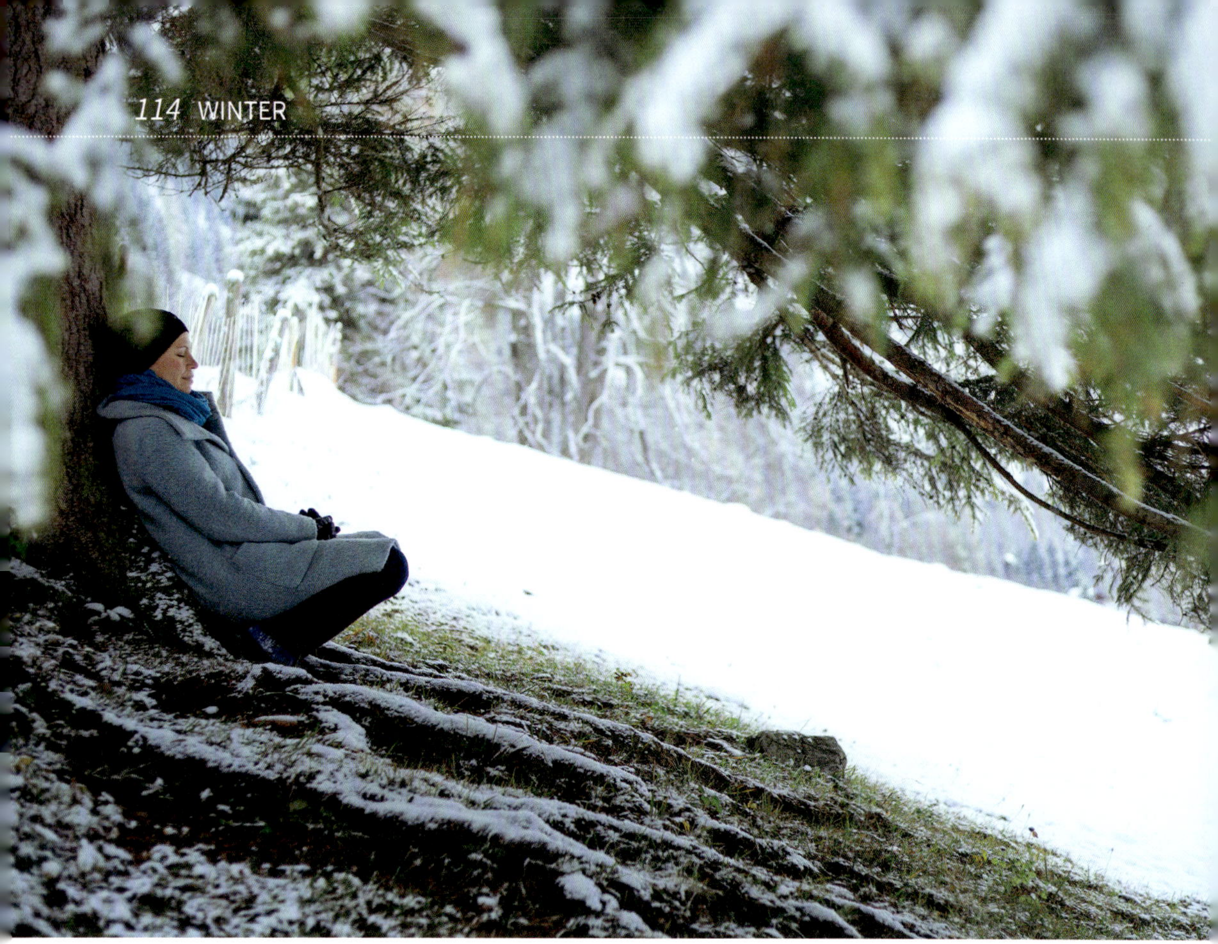

Kräfte sammeln, zur Ruhe kommen

Kennzeichnendes Element des Winters ist die Nacht. Tageslicht macht sich rar, die Sonne verbirgt sich an vielen Tagen hinter tief ziehenden Schneewolken, die Temperaturen sinken beständig. Farben wirken gedämpft, die Welt um uns her verstummt, unser Bedürfnis nach Wärme und Rückzug nach innen ist groß.

In dieser stillen Zeit sieht uns der Alltag nur dick eingepackt im Freien. Für den Landwirt gibt es draußen fast nichts mehr zu säen und zu ernten. Für alle Lebewesen ist es jetzt besonders wichtig, die Zeit zum Regenerieren zu nutzen, den Körper warm zu halten, ein Auskühlen wie auch übermäßiges Schwitzen vorausschauend zu vermeiden. Wärme konservieren, mit Körperwärme haushalten, heißt die Devise. Die Karpfen im Teich entkommen unter dem Eis klirrendem Frost, Winterschläfer schlummern unter der dichten Schneedecke in ihren körperwarmen Höhlen und Samenkörner können unterirdisch ihre innewohnende Kraft bis zum Frühling frostgeschützt bewahren.

Dem an Dunkelheit und Stille reichen Winter ist die Emotion Angst zugeordnet. Wird es uns gelingen, unsere Reserven über den Winter zu bringen, ohne sie aufzuzehren? Auf unser Leben als Ganzes übertragen, lautet die Frage ähnlich: Habe ich ein Gefühl für den gesunden Pegelstand meiner Reserven? Überwiegt die Angst, zu viel Energie einzusetzen, dann überbehüten wir, stagnieren, verlieren unsere Kraft, unseren Biss. Sitzen wir auf den vollen Reserven, erfüllt von Angst, sie könnten schmelzen, mit geschwächtem Überlebenstrieb, so ersticken wir in Reglosigkeit. Im Gegenpol gehen wir verschwenderisch um mit dem kostbaren Reservoir, gehen zu weit, verlieren das gesunde Maß.

Die Nieren zu pflegen lohnt sich im Winter besonders.

Als einen verlässlichen Indikator für den Zustand unserer Lebensenergie sehen die Ärzte und Heilkundigen der traditionellen Medizin im Fernen Osten den Zustand der Nieren: Den Pegel ihrer bereits vorgeburtlich geprägten Ur-Energie sollten wir über das gesamte Leben hinweg kontinuierlich pflegen. Kalte Nieren, kalte Füße und Angst dezimieren ihre Reserven am stärksten. Nicht umsonst existiert auch bei uns die Redewendung bei Schreck, Schock, Trauer oder Angst: »Das geht mir an die Nieren.« Im Winter ist es besonders wichtig, die Nieren mit Wärme zu pflegen, und die Füße ganz genauso. Bei alten Menschen traditioneller Lebensart ist das Energiereservoir oft noch gut gefüllt und gehegt, während man heute bereits relativ junge, »getriebene« Menschen mit einem geringen Energielevel antrifft. Lebensmut, eine klare Weltsicht und das Einstehen für die eigenen Wertmaßstäbe in Kombination mit einer regelmäßig ausgeübten Bewegungspraxis können uns hingegen dabei helfen, die Lebenskraftreserven zu erhalten.

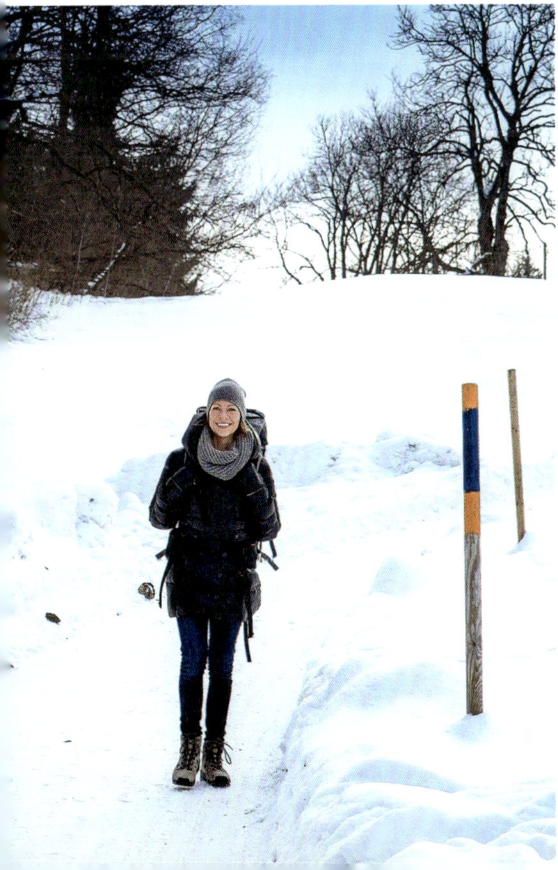

SCHWERPUNKTE IM WINTER

Schlüsselreize: *verarbeiten, stabilisieren, ausruhen, Kräfte sammeln, Reifen und Entwicklung, Tiefe, Wahrheit und Weisheit*
Element: *Wasser*
Organe: *Nieren, Blase*
Bewegungspraxis: *zur Ruhe kommen, Maß halten mit Kraft und Energie*
Energetisch-geistig: *Willenskraft und Beständigkeit sichern Überleben*
Chance: *Antworten auf Lebensfragen zu bekommen, Visionen und Ziele zu formulieren*
Im Auge behalten: *Wie gehe ich mit meinen Reserven, Ressourcen um?*

Den Körper mit Bewahren und Maßhalten stärken

Der Rückzug im Winter ist nicht von Furchtsamkeit oder Schwäche geprägt: Er ist eine fokussierte Form des Sammeln und Bewahrens. Im anschließenden Frühjahr gibt es schließlich für uns nichts zu ernten, denn es steht im Jahreskreis eine neue Wachstumsphase an. Dafür muss massiv Energie vorhanden sein, wir brauchen also unsere Reserven. Wer kräftig genug ist, der »erwacht« im Frühjahr revitalisiert. Unsere winterliche Bewegungspraxis entspannt den Körper, lässt ihn bewusst ruhen, hält ihn achtsam warm. Ruhige, tief und lang gehaltene Praxis ist jetzt stärkend. Sanfte, langsam fließende Bewegungen helfen dem Geist, sich zu sammeln. Die Konzentration auf das Wesentliche steht im Zentrum. Auch beim Üben wollen wir Energie bewahren, uns nicht erschöpfen. Fehlende Sinneseindrücke bei geschlossenen Augen vertiefen die Bereitschaft zum Loslassen: eine Voraussetzung für das Regenerieren.

Ein Augenkissen in der Schlussentspannung kann für die Winterpraxis eine wertvolle Unterstützung sein. Nachdem wir uns im Winter stark nach innen orientieren, viel weniger vom Außen beeinflusst, halte ich die stille Jahreszeit außerdem für besonders gut geeignet, uns ausgiebig Zeit für das sogenannte Alignment zu nehmen, das wir darüber hinaus natürlich über das ganze Jahr hinweg integrieren: Wir richten die Gelenke gesundheitsfördernd so zueinander aus, wie die Natur es für ihre Funktionsfähigkeit vorsieht und es für unsere Lebensweise am sinnvollsten ist. Dafür ist in den Gelenken ein gut gepflegtes Knorpelgewebe von großem Vorteil – denken wir beispielsweise an Knie oder Schultern, die uns »gut geschmiert« unauffällig selbstverständlich Tag für Tag unterstützen. Knorpel besteht zu einem großen Teil aus Wasser. Nimmt mit steigendem Lebensalter der Wassergehalt des Gewebes ab, sinkt seine Flexibilität und damit steigt unsere Verantwortung, dem Körper zum Ausgleich ausreichend viel qualitativ hochwertiges Wasser zuzuführen.

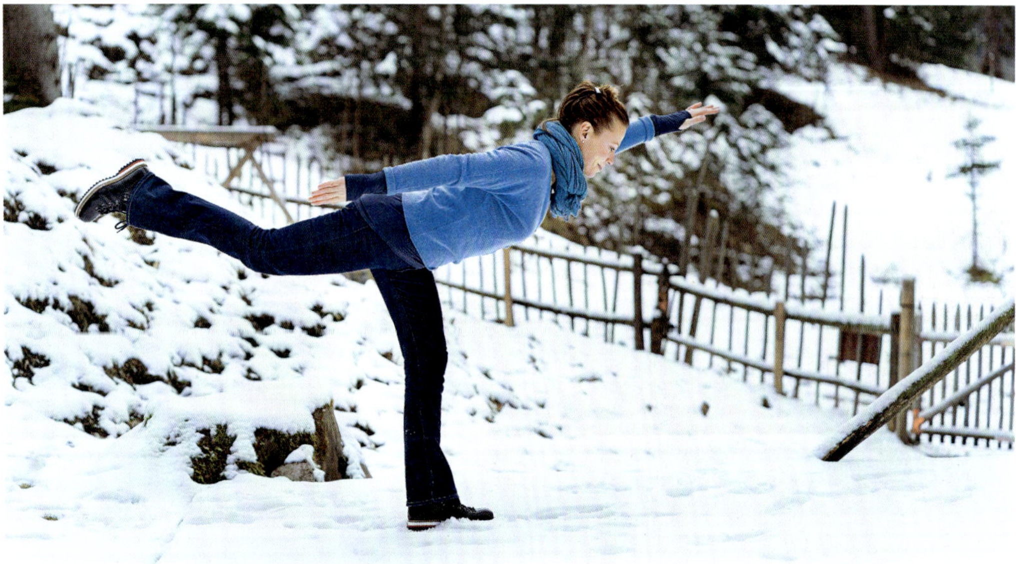

Den Geist die Reserven achtsam und angstfrei bewahren lassen

Für das Hüten unserer Reserven brauchen wir einen starken Willen, der nicht zweifelt. Ausdauer und Willenskraft sind die Charakteristika eines ausgeglichenen, harmonisch im Winter verankerten Menschen, der weiß, dass nur über das Bewahren und Haushalten ein Neuanfang mit Entfalten des vollen Potenzials im Frühjahr gelingt. Ausdauer, Wille und Beständigkeit sichern das Überleben, lassen aus Tagträumereien lebbare Pläne reifen.

Das Kalenderjahr nähert sich seinem Ende, der Winter beginnt – bevor wir für das nächste Jahr planen, uns Ziele setzen, ist es Zeit für eine Rückschau. Welche Qualität hatte das zurückliegende Jahr für mich? Was konnte ich realisieren? Was wartet noch auf Umsetzung? Inwiefern haben sich meine Sichtweise, meine Einstellung, mein Fokus verändert? Was bleibt im Blickfeld, wo braucht es eine Kursänderung und wo entsteht dadurch für mich Handlungsbedarf?

Im Spätwinter, Anfang März, kümmert sich der Landwirt um seine Apfel-, Birn- und Quittenbäume, schneidet sie gezielt und behutsam ertragsfördernd zurück. Es geht darum, den Baum optimal blühen zu lassen, das fruchttragende Holz zu fördern, Belüftung und Regenwasserabfluss in der Krone sicherzustellen: damit auf der gegenüberliegenden Seite im Jahreskreis die Ernte stimmt, Früchte und Most, Marmelade und Kompott die Keller füllen.

Am Ende des Winters starten wir in einen neuen Zyklus von Werden und Vergehen. Ist es mir gelungen, mir neue Ziele zu setzen? Verfolge ich eine Vision, habe ich einen Plan für den Start in die explosive Wachstumsphase und ist mein Energiereservoir gut gefüllt? Die folgende Atemübung, Bewegungs- und Ernährungspraxis unterstützen uns dabei, diese Frage von Herzen bejahen zu können.

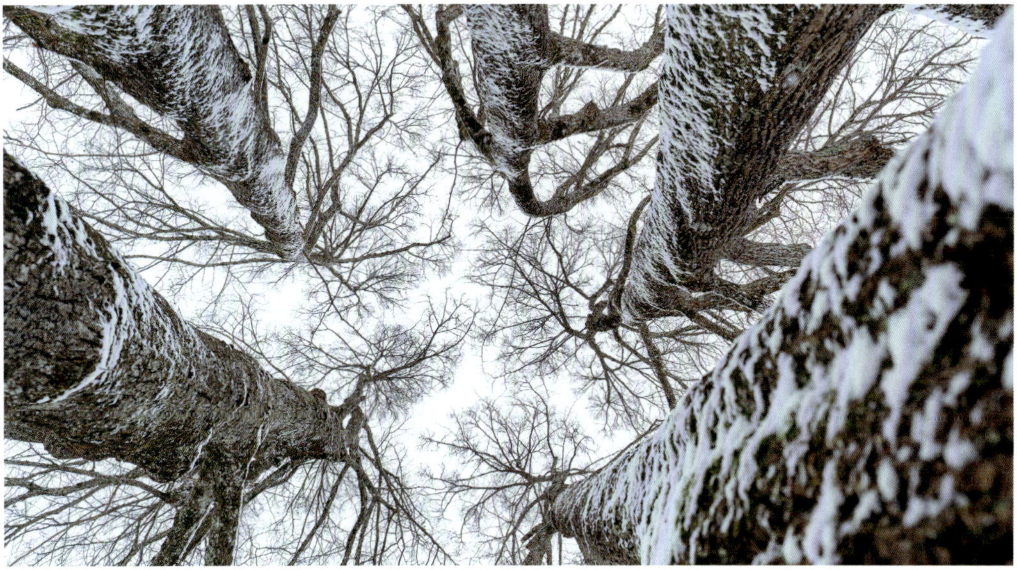

Winter-Pranayama: Ujjayi-Atmung mit verbundenen Augen und Ohren

Wir verbinden uns die Augen und Ohren mit einer 4,5 cm breiten, fünf Meter langen Bandage. Wir möchten selbst bei vollkommen entspannten Augenlidern kein Licht an die Augen lassen, und die Ohren sollen von den Außengeräuschen abgeschottet sein. Wir atmen mit geschlossenem Mund durch die Nase ein und aus, verengen dabei leicht die Stimmritze und damit den Luftstrom. Wir spüren einen leichten Atemwiderstand in der Kehle, er erzeugt beim Ein- wie Ausatmen ein kehliges Atemgeräusch, wie Meeresrauschen. Wir lenken nun unsere ganze Aufmerksamkeit nach innen, auf unsere Atmung. Wir atmen entspannt Ujjayi ein, legen eine Atempause ein, atmen Ujjayi aus, gefolgt von einer Atempause. Dabei besetzt unser Atemgeräusch, das Ujjayi-Rauschen, überdeutlich unsere Wahrnehmung, es füllt geradezu unseren Kopf aus wie einen Resonanzkörper. Unser Ziel ist es jetzt, unser Hauchen so fein werden zu lassen, dass wir selbst es gut hören können, ein fiktiver Nachbar beim Üben es jedoch nicht wahrnehmen würde. Atme so einige Minuten und steigere die Dauer nach Belieben, bis zu einer Viertelstunde oder mehr. Anschließend löse die Bandage, lass die Augen geschlossen und atme ohne Atemsteuerung durch die Nase, lass den Atem wieder vollkommen frei fließen. Beobachte weiter für eine ebenso lange Zeit deinen Atem, registriere den Zustand deines Geistes, spüre, in welcher Qualität du jetzt bei dir bist.

Die Pranayama-Atmung Ujjayi beruhigt und wärmt, energetisiert und harmonisiert. Sie motiviert uns zu einer sehr weichen und feinen, fließenden Atemform und lehrt uns das Lauschen in und Hören auf unser Inneres sehr stimmig, über einen weitgehenden Rückzug der nach außen gerichteten Sinne.

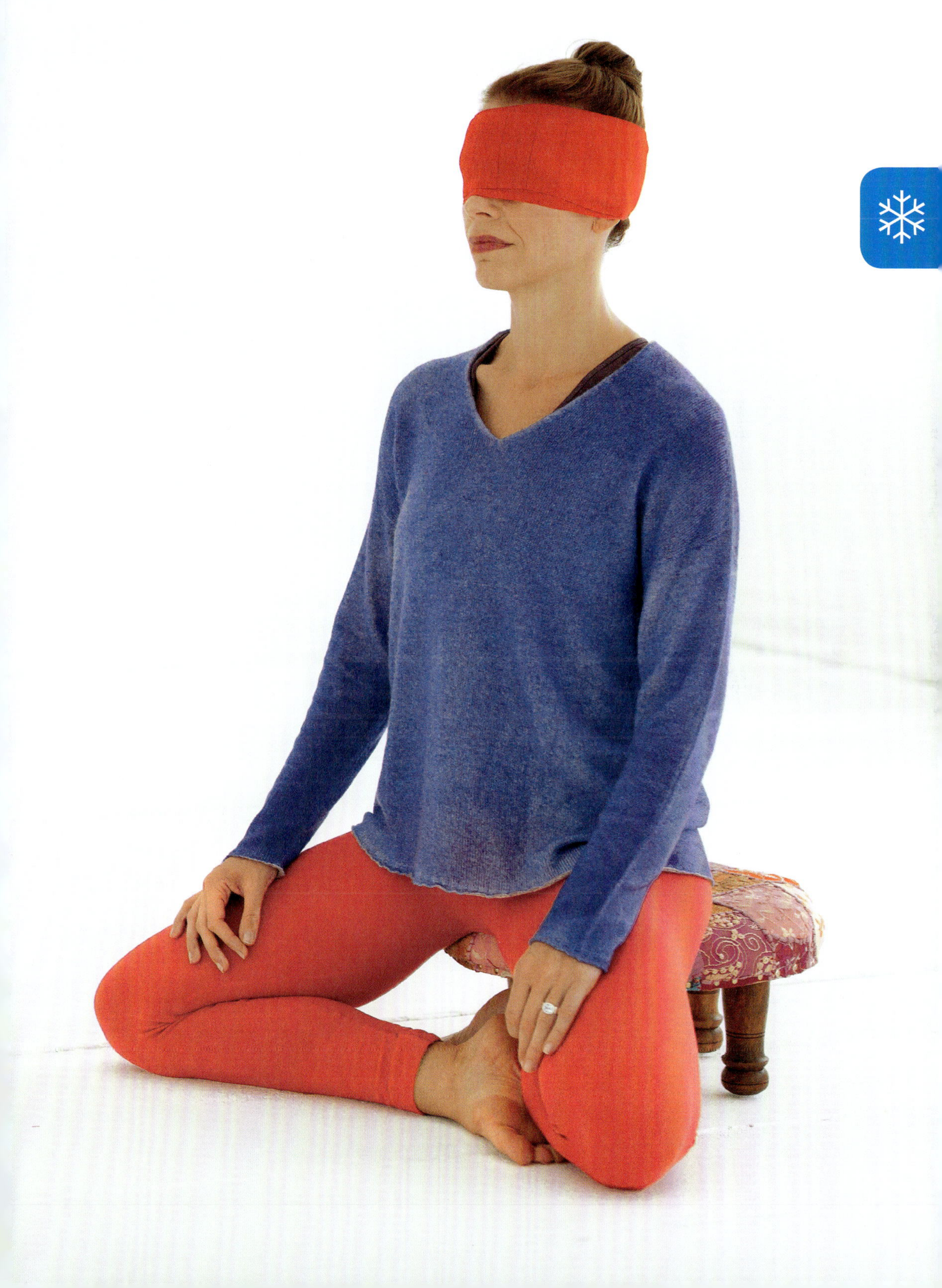

Winter-Flow: erdend und wärmend

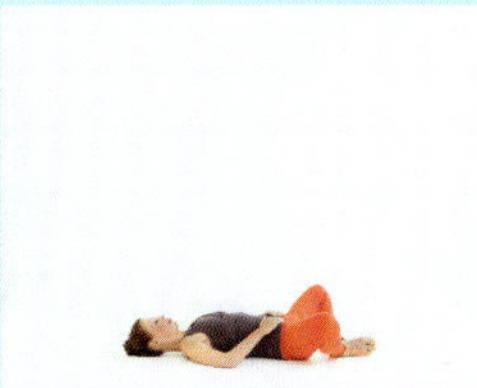
01 | Schmetterling liegend

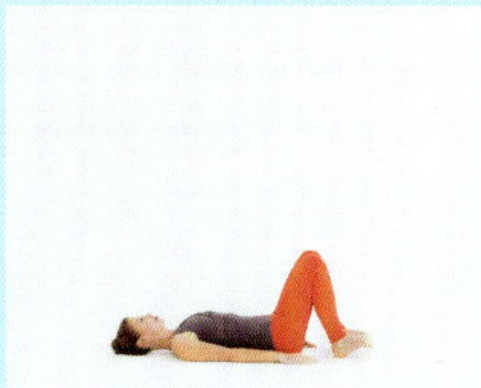
02 | Aktive Füße

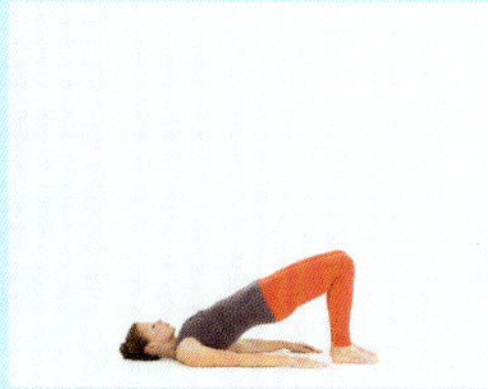
03 | Brücke geschlossen

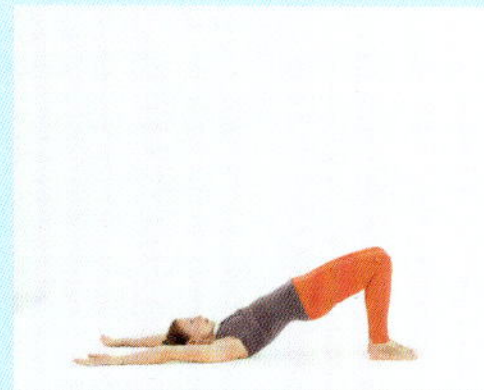
04 | Brücke offen

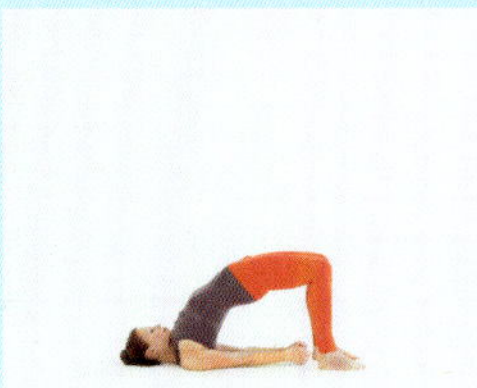
05 | Schulterbrücke

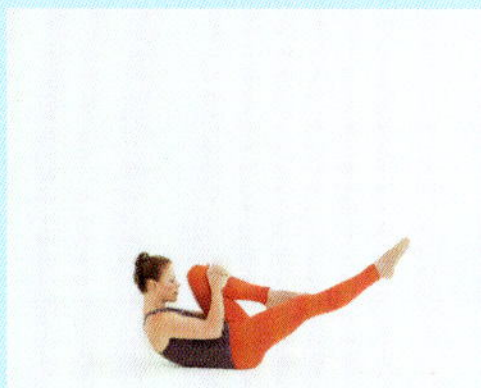
06 | Stirn-/Kniehaltung

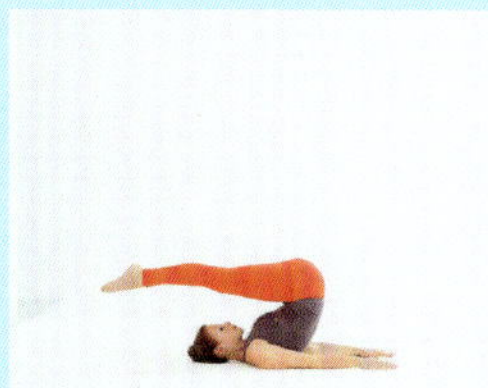
07 | Pflug

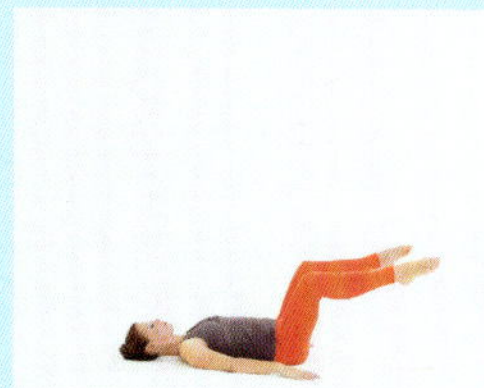
08 | Beinkreise

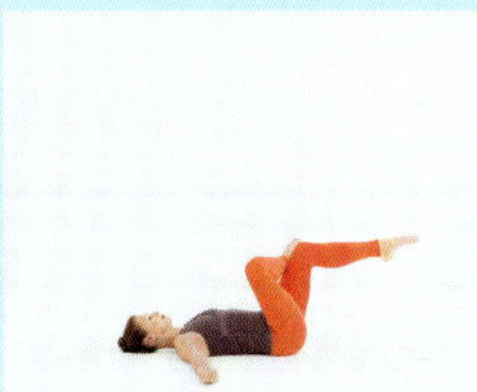
09 | Beinschraube I, rechts

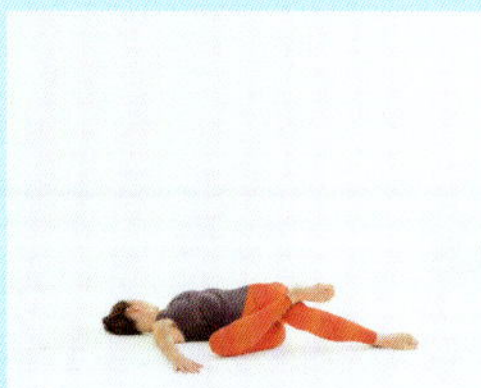
10 | Beinschraube II, rechts

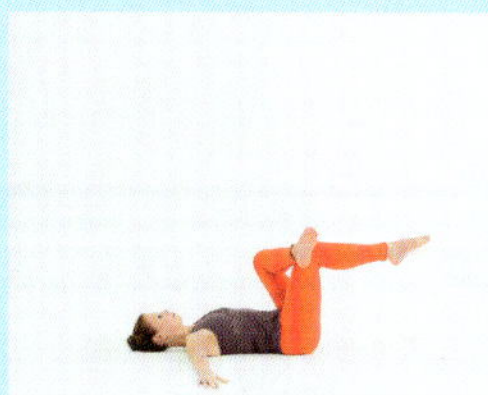
11 | Beinschraube I, links

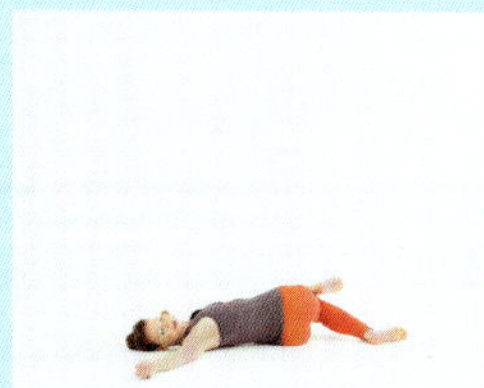
12 | Beinschraube II, links

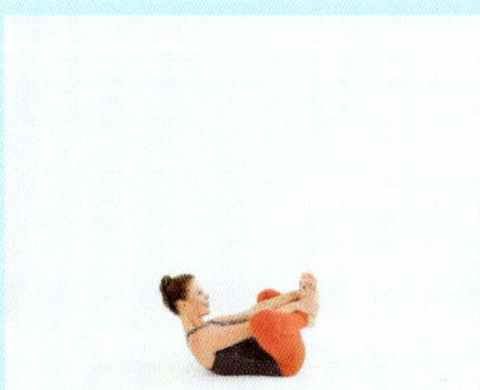
13 | Fußreibe

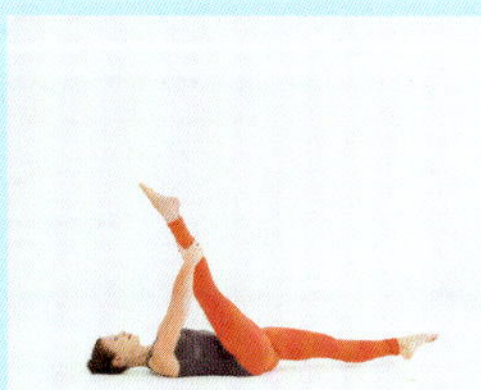
14 | Schere liegend

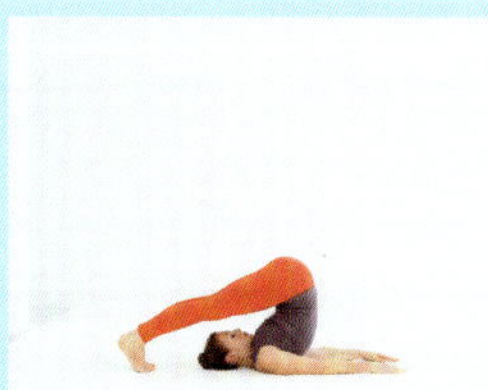
15 | Pflug tief

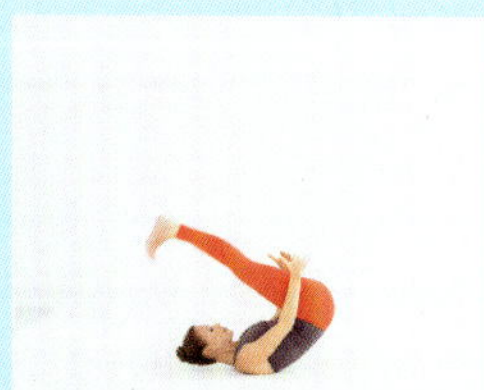
16 | Rollende Überleitung

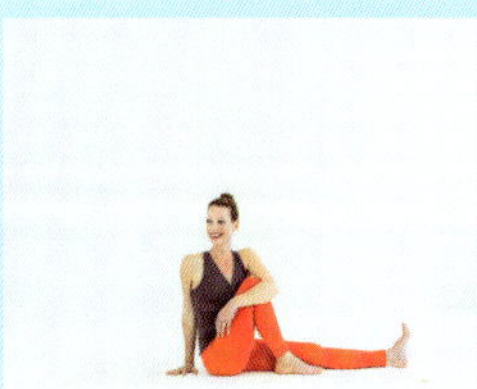
17 | Drehsitz

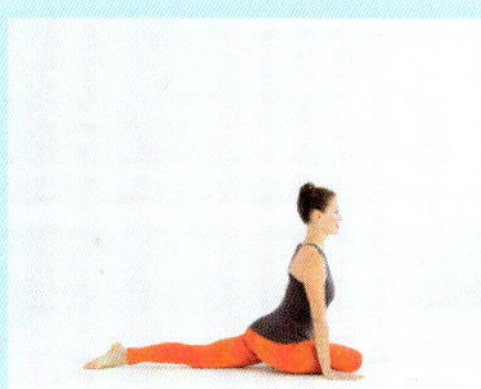
18 | Schwan

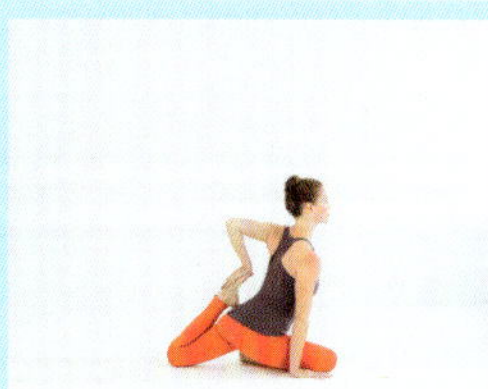
19 | Schwan intensiv

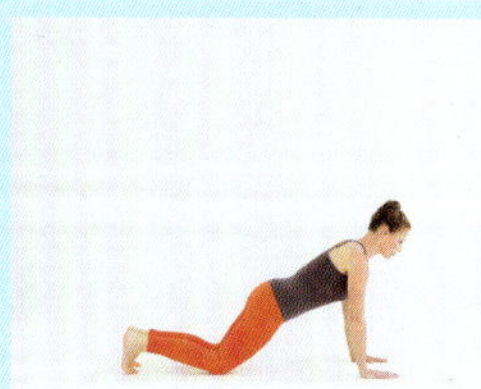
20 | Abgesetzte Planke

Sanft öffnende Haltungen, lange Dehnungen, Drehungen und erdende Elemente lenken den Blick nach innen, entspannen und vermitteln uns ein Gefühl von tiefer Ruhe und Wärme. Wir pflegen die Wirbelsäule, schulen ihre Beweglichkeit und trainieren ihre Flexibilität.

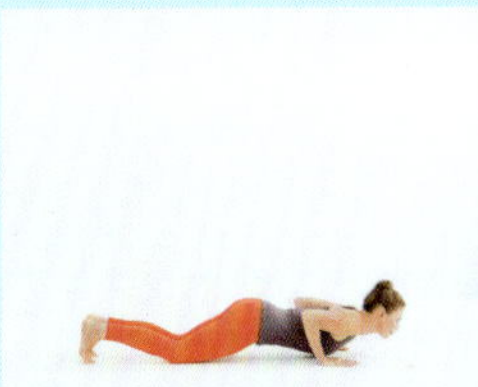
21 | Kraftvoll nach unten

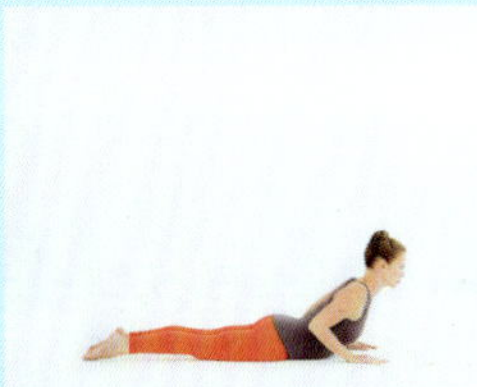
22 | Minikobra

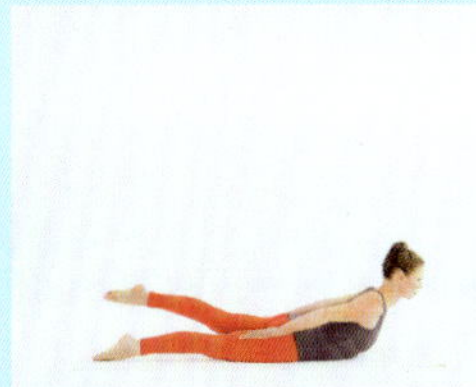
23 | Nixe

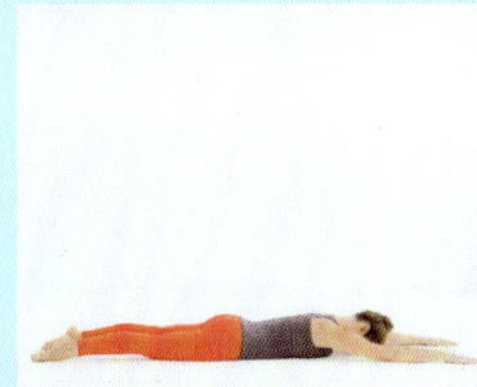
24 | Bauchlage

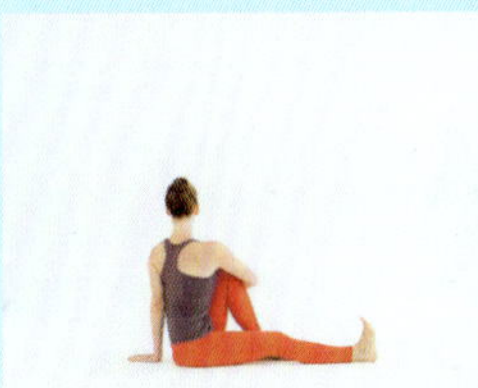
25 | Drehsitz

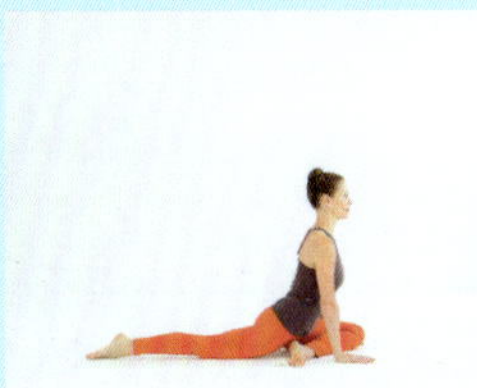
26 | Schwan

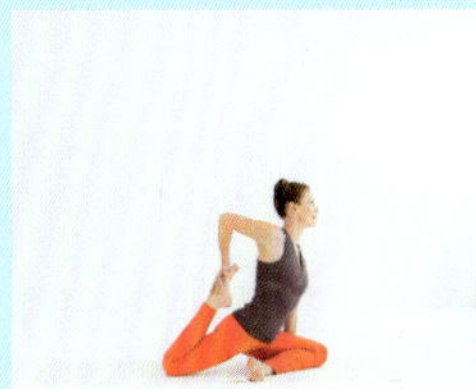
27 | Schwan intensiv

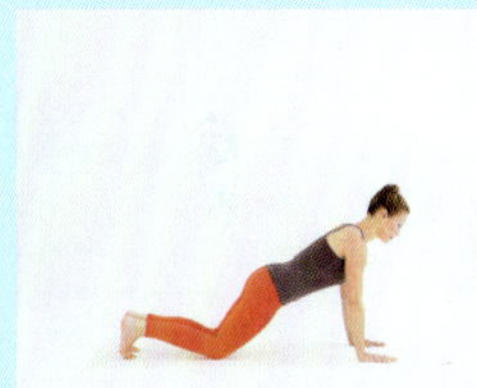
28 | Abgesetzte Planke

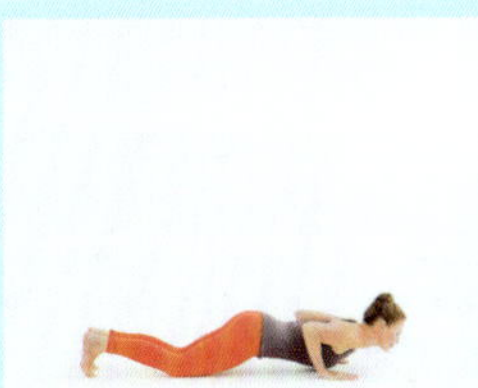
29 | Kraftvoll nach unten

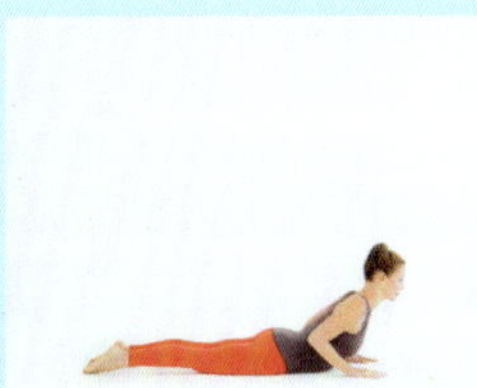
30 | Minikobra

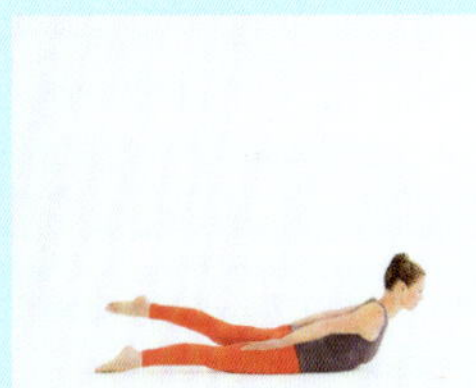
31 | Nixe

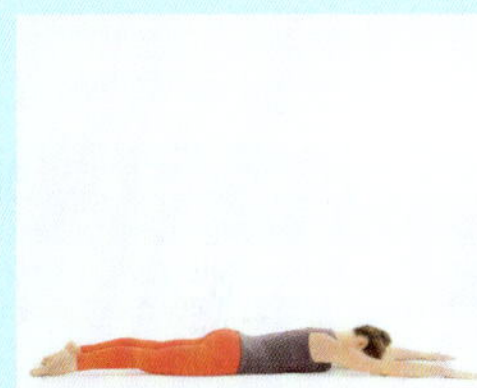
32 | Bauchlage

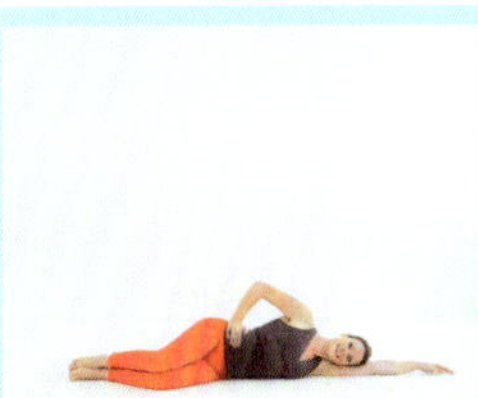
33 | Hüft-Achter, links

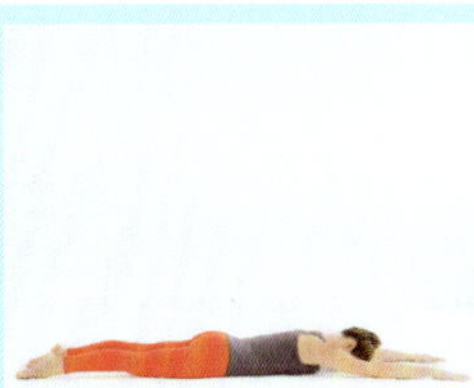
34 | Bauchlage

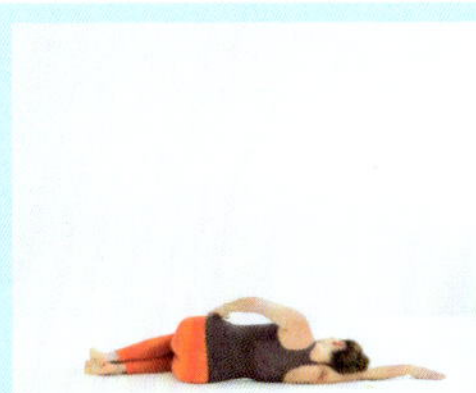
35 | Hüft-Achter, rechts

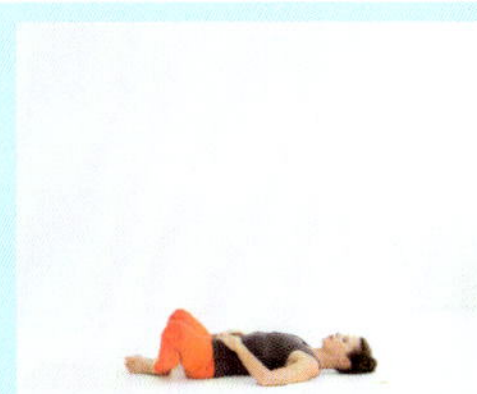
36 | Schmetterling liegend

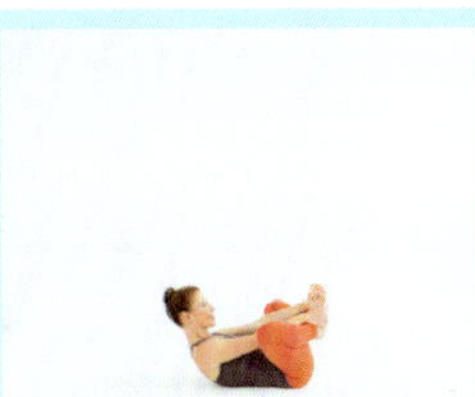
37 | Fußreibe

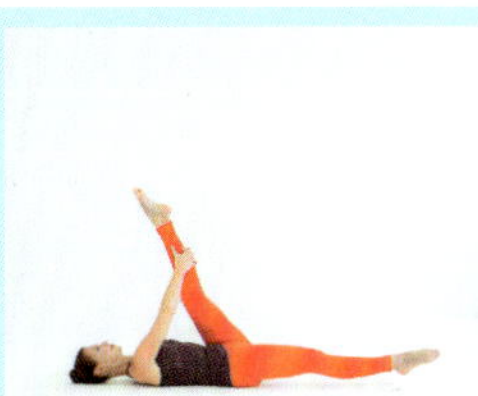
38 | Schere liegend

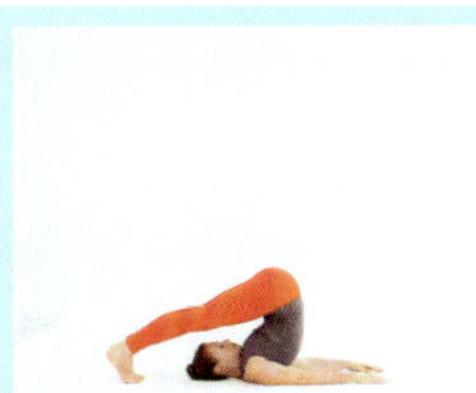
39 | Pflug tief

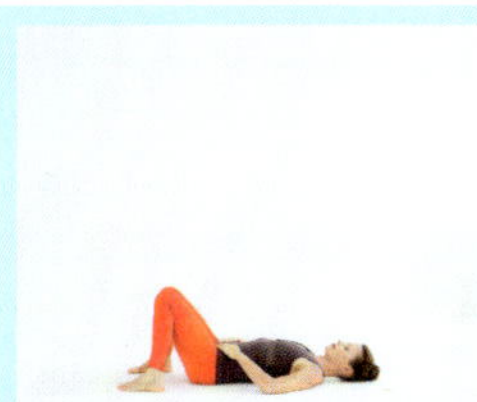
40 | Schlussentspannung

1. Schmetterling liegend

Mit viel Körperkontakt zum Boden erden wir uns für die folgenden langsamen und fließenden Bewegungsabläufe. Wir beginnen in Rückenlage. Leg die Fußsohlen aneinander und lass die Knie nach außen fallen. Die Handflächen liegen auf dem Bauch. Lass deine Bauchorgane ganz weich werden und lass den Atem frei fließend zur Ruhe kommen. Verweile hier 5 Minuten, um anzukommen. Um dich im Schmetterling zu entlasten, unterlagere bei Bedarf jedes Knie mit einer Decke oder einem Block.

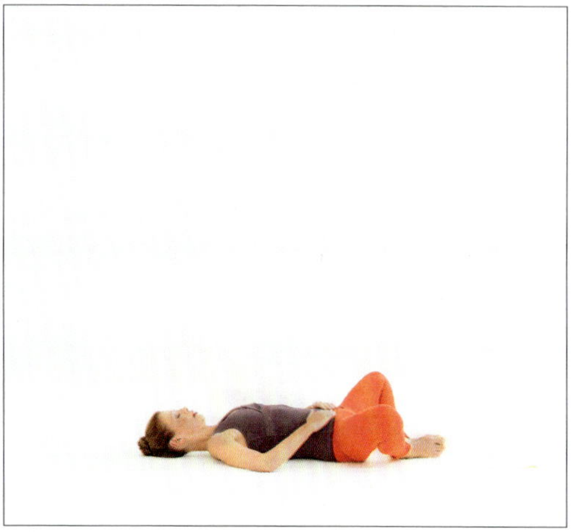

2. Aktive Füße

Leg die Arme neben dem Körper ab, die Handinnenseiten zeigen zum Boden. Stell die Füße auf, heb die Zehen an, nur die Fersen berühren noch den Boden. Beginne, deine Füße aktiv werden zu lassen: Greif mit den Zehen zu und streck sie wieder aus, als wolltest du etwas aufsammeln und wieder loslassen. Wiederhole etwa 12 bis 20 Zyklen, bis du die Füße beweglich und warm spürst. Diese Übung eignet sich auch ideal zum Aufwärmen kalter Füße.

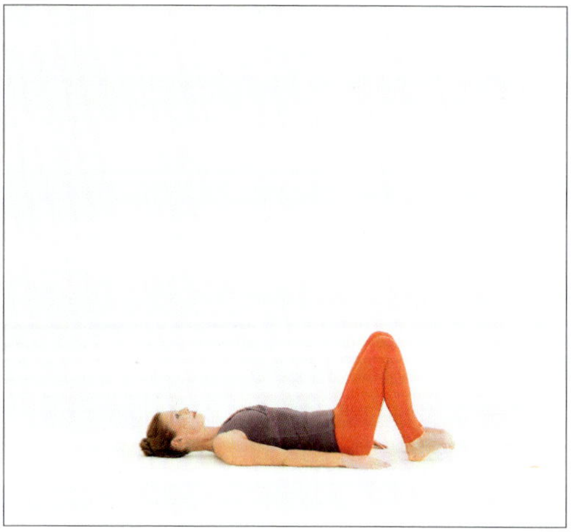

3. Brücke geschlossen

Stell deine Füße hüftbreit auf und schiebe sie, gleichmäßig belastet, leicht gegen den Boden. Lenk dein Schambein Richtung Bauchnabel und roll dich Wirbel für Wirbel nach oben, sodass beide Schulterblätter noch die Matte berühren. Roll dich anschließend Wirbel für Wirbel wieder zurück zum Boden. Achte darauf, dass deine Knie jederzeit in der Verlängerung der Beckenknochen stehen. Halte den Kopf gerade und spür die Nackenpartie lang und die Wirbelsäule zunehmend geschmeidiger. Wiederhole 8 Zyklen, halte abschließend das Becken oben und …

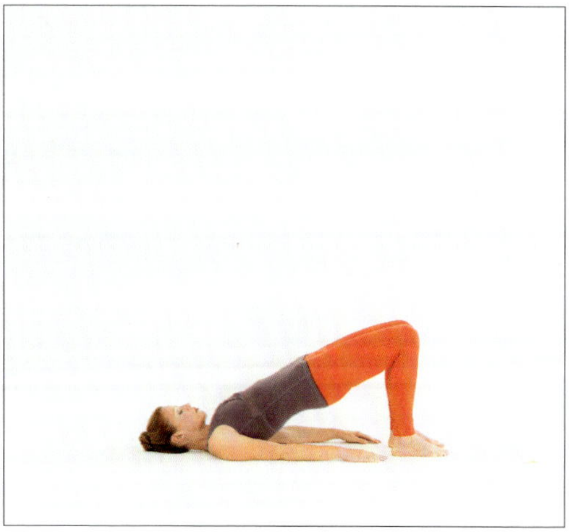

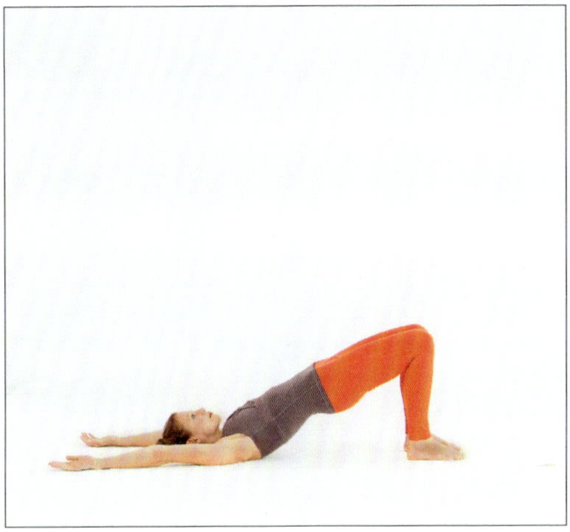

4. Brücke offen

… nimm die Arme über den Kopf, die Handinnenseiten zeigen zur Decke. Atme ein und lasse ausatmend dein Brustbein sinken, roll dich Wirbel für Wirbel nach unten ab. Atme ein. Ausatmend roll dich wieder nach oben. Atme ein. Die Arme bleiben über dem Kopf. Spüre, wie mit jedem Abrollen dein Becken ein wenig näher an den Fersen aufkommt. Wiederhole 8 Zyklen, lass dann das Becken angehoben. Schiebe nun 4- bis 8-mal abwechselnd den rechten und linken Beckenknochen nach oben.

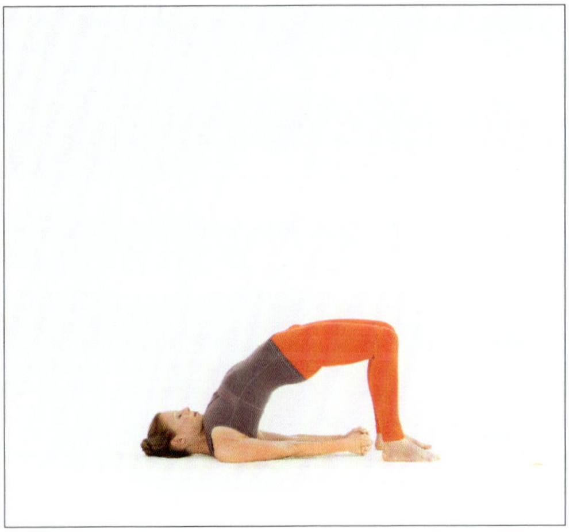

5. Schulterbrücke

Richte dein angehobenes Becken wieder auf einer Ebene aus und nimm die Arme neben den Körper. Bring nacheinander die Schulterblätter unter dem Körper näher zueinander und verschränke deine Hände. Strecke kraftvoll die Arme und heb dein Becken, bis du auf den Schultern stehst. Die Wirbelsäule bildet einen gleichmäßigen Bogen. Lass den Atem für 8 Atemzüge fließen, deine Knie stehen in der Verlängerung der Beckenknochen. Zum Auflösen senk das Brustbein und rolle Wirbel für Wirbel ab.

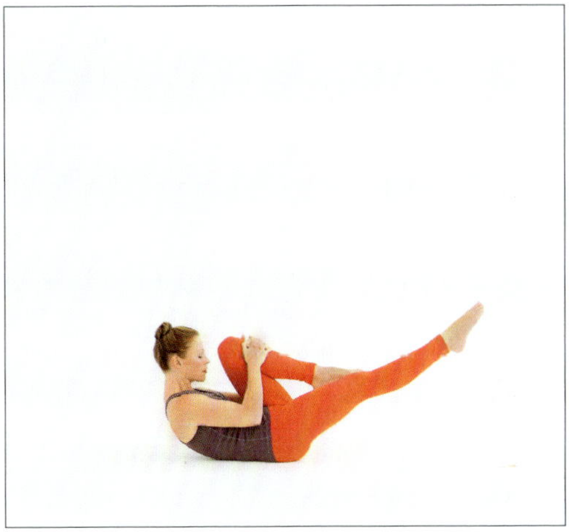

6. Stirn-/Kniehaltung

Aus der Rückenlage zieh das linke Knie zum Brustkorb, hebe deinen Oberkörper und umfasse das linke Knie mit verschränkten Händen. Streck das rechte Bein auf halbe Höhe schräg nach vorne aus. Bring deine Stirn noch näher zum Knie. Halte für 2 vollständige Atemzüge, spüre die zunehmende Wärme in deinem Bauchraum. Wechsle jetzt die Beine und umfasse das rechte Knie. Atme auch hier 2-mal. Wiederhole diesen Zyklus 4- bis 8-mal, bis sich deutlich spürbar Wärme ausbreitet. Löse die Hände vom Bein und komm zurück in die Rückenlage. Spüre der Wärme nach.

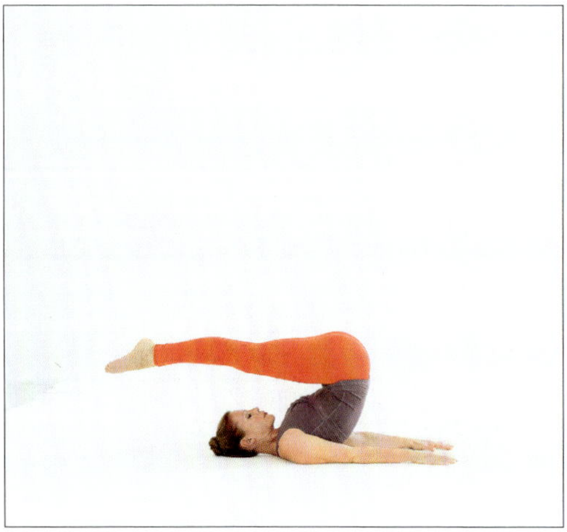

7. Pflug

Drehe deine Handflächen zum Boden. Hebe beide Beine senkrecht nach oben. Lenke den Unterbauch sanft zur Wirbelsäule und rolle Wirbel für Wirbel über das Kreuzbein deine Beine waagerecht über den Kopf. Verlängere die Arme zum unteren Mattenrand. Lenke den Atem in deine Flanken und in den Rücken. Bleib in Kiefer und Hals entspannt und spüre den Nacken gedehnt. Verweile hier für 5 volle Atemzüge. Rolle langsam Wirbel für Wirbel ab und spüre in Rückenlage nach.

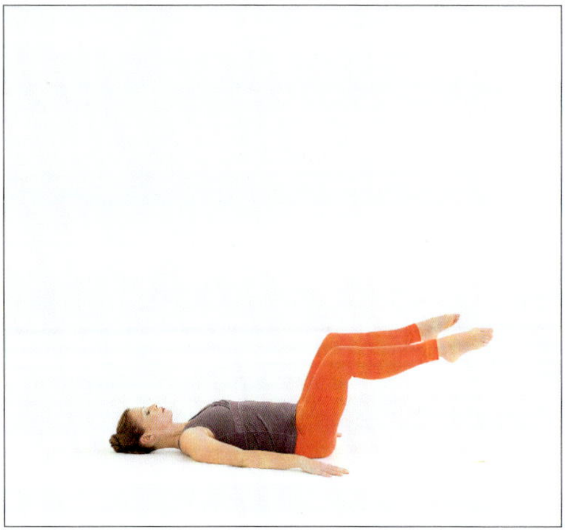

8. Beinkreise

Hebe beide Beine im 90-Grad-Winkel an, sodass die Knie über den Hüftgelenken stehen. Lass die Beine im Hüftgelenk kreisen: Zunächst bewegen sich die Knie vom Oberkörper weg zum unteren Mattenrand, mit geöffneten Knien über außen zurück Richtung Oberkörper und dann zur Körpermitte. Halte die Unterschenkel dabei parallel zum Boden. Wiederhole acht Kreise und wechsle dann die Richtung. Spüre in Rückenlage nach.

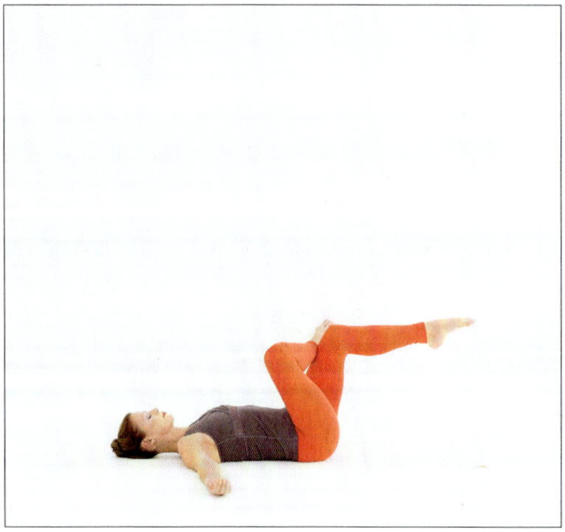

9. Beinschraube I, rechts

In der Rückenlage breite deine Arme auf Schulterhöhe seitlich aus. Stell beide Beine auf. Leg deinen rechten Außenknöchel auf dem linken Oberschenkel ab, knapp unterhalb des Knies. Heb das linke Bein, bis der Unterschenkel waagerecht über dem Boden schwebt. Ziehe jetzt den linken Oberschenkel 8-mal ein Stück zum Oberkörper und bring ihn wieder zurück. Abschließend zieh den linken Oberschenkel weitmöglichst zum Oberkörper.

10. Beinschraube II, rechts

Nutze jetzt den Druck des rechten Außenknöchels auf dem linken Oberschenkel und senke langsam deine verbundenen, angewinkelten Beine nach rechts, bis sie am Boden aufliegen. Der Kopf dreht dabei entgegengesetzt nach links. Verweile hier für 8 volle Atemzüge, spüre dabei die Anpassungsfähigkeit deines Körpers. Lass nach Möglichkeit beide Schulterblätter auf der Matte liegen.

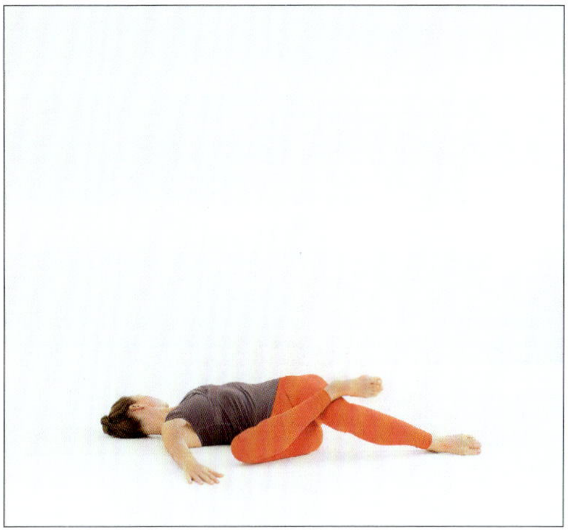

⇔ ***11.+12.*** *Wiederhole 9. und 10. mit der anderen Seite (siehe auch Flow-Übersicht).*

13. Fußreibe

Komm zurück zur Mitte. Lege die Fußsohlen aneinander. Hebe Kopf und Schultern an und greife zwischen den Knien hindurch auf jeder Seite mit der Hand die Fußaußenkante. Deine Arme sind lang, das Kinn senkt sich Richtung Kehlkopf. Öffne deine Oberschenkel so weit wie möglich, ziehe die Füße zu dir heran und reibe für 5 Atemzüge langsam – unterstützt von deinen Händen – die Fußsohlen in einer Auf- und Abwärtsbewegung aneinander. Halte die Position für 5 weitere Atemzüge mit direkt aneinandergelegten Fußsohlen. Löse in die Rückenlage auf.

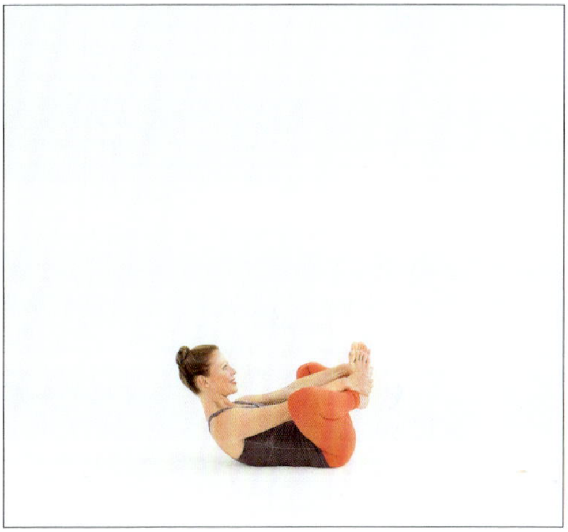

14. Schere liegend

Streck dein rechtes Bein nach oben und greife mit beiden Händen die Wade. Stell dein linkes Bein entweder auf oder lass es ausgestreckt knapp über dem Boden schweben. Beide Beine sind so weit wie möglich gestreckt, der Blick geht zur Decke. Verweile hier für 8 volle Atemzüge und wechsle dann die Seite. Löse in die Rückenlage auf und spüre nach.

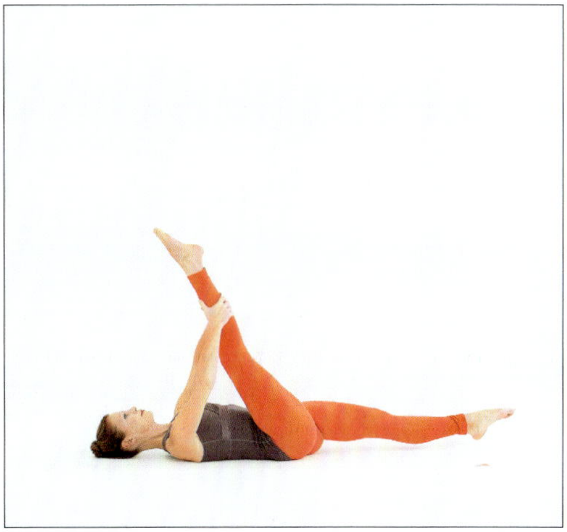

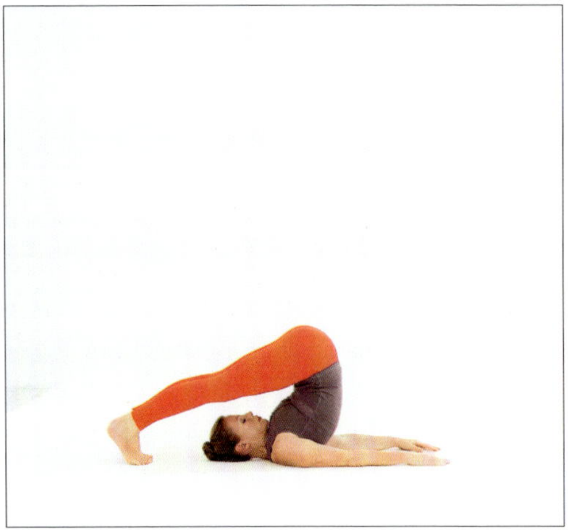

15. Pflug tief

Drehe deine Handflächen zum Boden. Hebe beide Beine senkrecht nach oben. Lenke den Unterbauch sanft zur Wirbelsäule und rolle Wirbel für Wirbel über das Kreuzbein deine Beine waagerecht über den Kopf und weiter, bis die Zehen den Boden berühren. Verlängere die Arme zum unteren Mattenrand. Lenke den Atem in Flanken und Rücken. Bleib in Kiefer und Hals entspannt und spür den Nacken gedehnt. Verweile hier für 5 volle Atemzüge. Rolle langsam Wirbel für Wirbel ab, bis die Schulterblattspitzen wieder die Matte berühren.

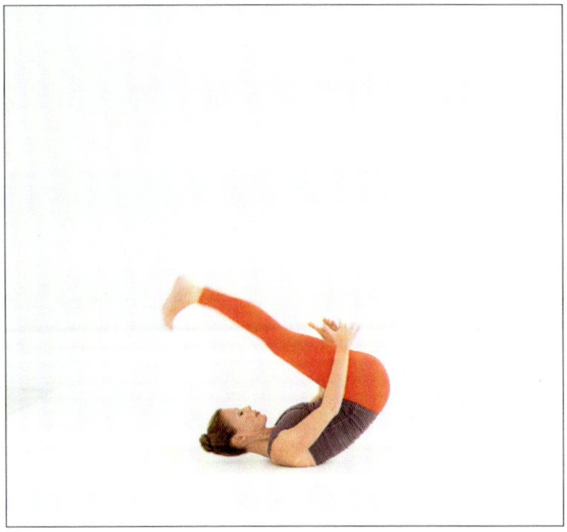

16. Rollende Überleitung

Greife mit deinen Händen die Oberschenkelrückseiten und nimm jetzt Schwung auf, um nach oben ins Sitzen zu rollen. Spür im Aufrechten Sitz nach.

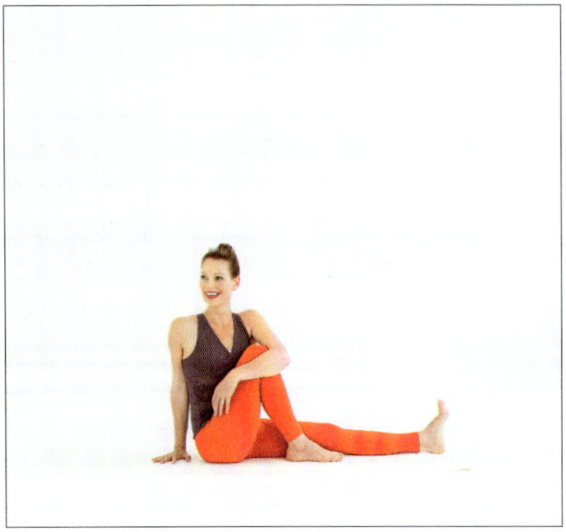

17. Drehsitz

Stell den rechten Fuß nah am Gesäß auf. Umfasse mit der linken Ellenbogenbeuge dein rechtes Knie und stell die rechte Handfläche nah hinter deinem Körper auf. Rotiere dich vom Brustbein aus nach rechts auf. Lass den Bauchraum locker und verweile hier für 6 bis 8 Atemzüge. Ziehe dich einatmend lang, verstärke ausatmend die Rotation. Löse den linken Arm, kipp das rechte Bein nach außen, stell beide Hände vor dem rechten Unterschenkel auf, zieh das linke Bein seitlich am Körper vorbei nach hinten, bis die Oberschenkelvorderseite zum Boden zeigt.

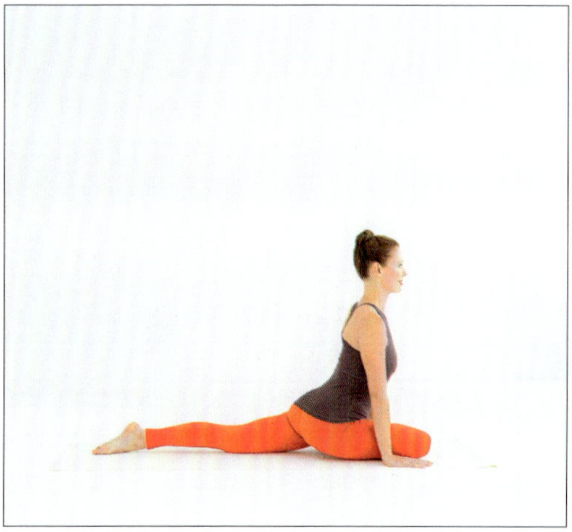

18. Schwan

deine Beckenknochen sind parallel zueinander ausgerichtet, dein linkes Bein streckt nach hinten und liegt mit der Oberschenkelvorderseite am Boden auf. Streck deine Arme durch, hebe das Brustbein und schiebe den Scheitelpunkt des Kopfes Richtung Decke. Je weiter das linke Bein zum hinteren Mattenrand streckt und je stärker parallel der rechte Unterschenkel zum vorderen Mattenrand ausgerichtet ist, desto intensiver fällt die Haltung aus. Verweile hier für einige Atemzüge und wiege dein Becken dabei von einer Seite zur anderen hin und her.

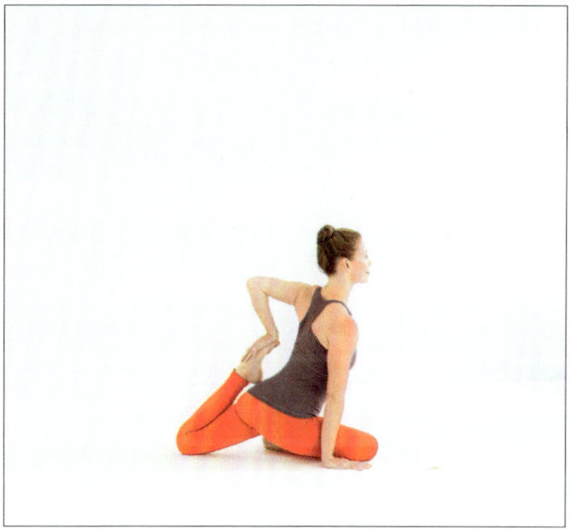

19. Schwan intensiv

Beug dein linkes Bein und greif den Fußrist mit der linken Hand, die rechte Hand stützt am Boden ab. Das linke Bein berührt mit der Oberschenkelvorderseite die Matte, nicht mit dem Knie. Schieb mit der Hand deinen Unterschenkel so nah an den Körper heran, dass du eine angenehme Dehnung spürst. Dabei weitet sich deine linke Leiste und senkt sich Richtung Boden. Verweile hier für 6 volle Atemzüge.

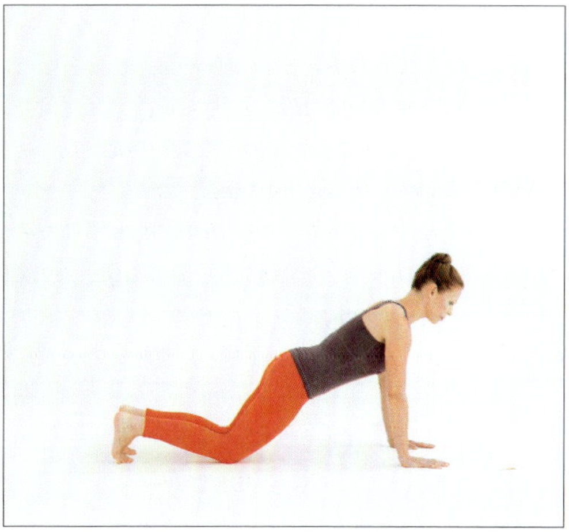

20. Abgesetzte Planke

Löse den intensiven Schwan achtsam auf: Leg den linken Unterschenkel am Boden ab, stütze beide Hände vor dem Körper auf und bring das rechte Bein nach hinten neben das linke in die abgesetzte Planke. Stell die Zehen auf, halte den Kopf in der Verlängerung der Wirbelsäule. Verweile hier für 3 volle Atemzüge und spüre den neu gewonnenen Platz in den Hüftgelenken und den Unterschied zwischen links und rechts, den du später mit der Wiederholung des Schwans zur anderen Seite auflösen wirst.

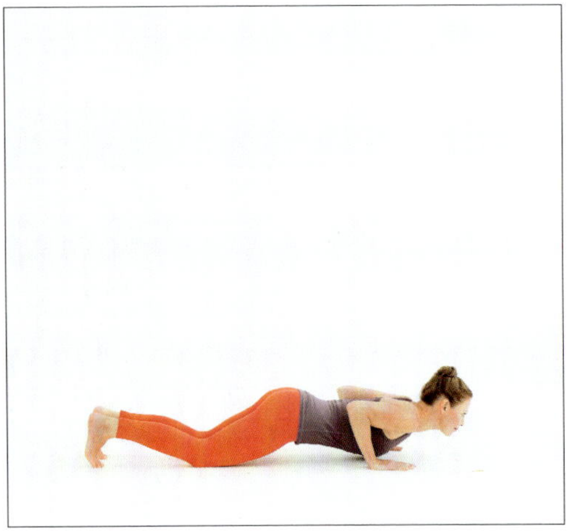

21. Kraftvoll nach unten

Spüre deine Arme kraftvoll und senke den Brustkorb und dein Kinn Richtung Boden. Lass das Gesäß angehoben, bis du mit dem Brustkorb den Boden berührst: Lass dann deine Leisten weich in die Matte sinken.

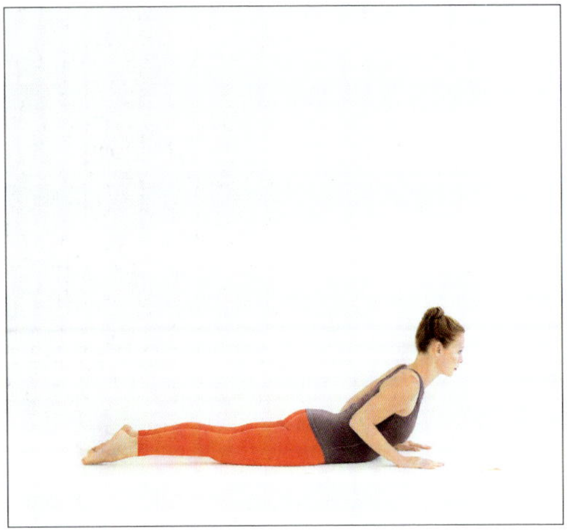

22. Minikobra

Leg deine Füße, Beine und die Hüften auf der Matte ab, platziere deine Handflächen unter den Schultern, lass den Scheitelpunkt deines Kopfes Richtung Himmel streben und hebe den Oberkörper, der Blick geht geradeaus. Spüre die Schlüsselbeine weit, lass dein Brustbein nach vorne streben. Verweile hier für 3 volle Atemzüge.

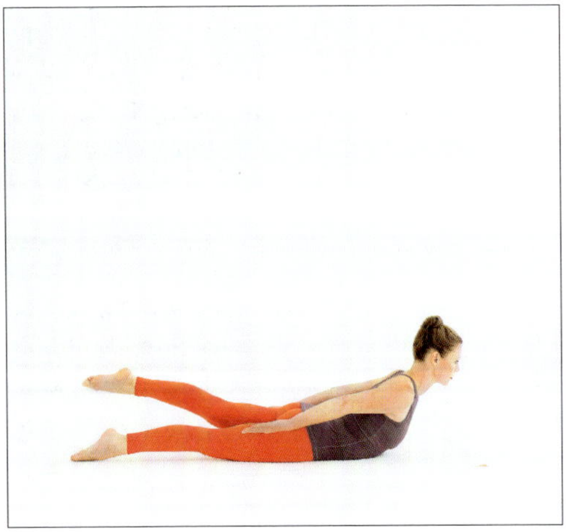

23. Nixe

Nimm die Arme neben den Körper, die Handflächen zeigen nach oben. Streck den Körper in die Länge, spüre den Scheitelpunkt des Kopfes Richtung vorderen Mattenrand ziehen und die gestreckten Finger- und Zehenspitzen zum hinteren Ende. Spüre diese Länge über den gesamten Rücken und hebe Oberkörper und gestrecktes rechtes Bein aus dieser Länge heraus an. Bleib im Nacken lang und verweile in dieser Haltung für 6 bis 8 vollständige Atemzüge.

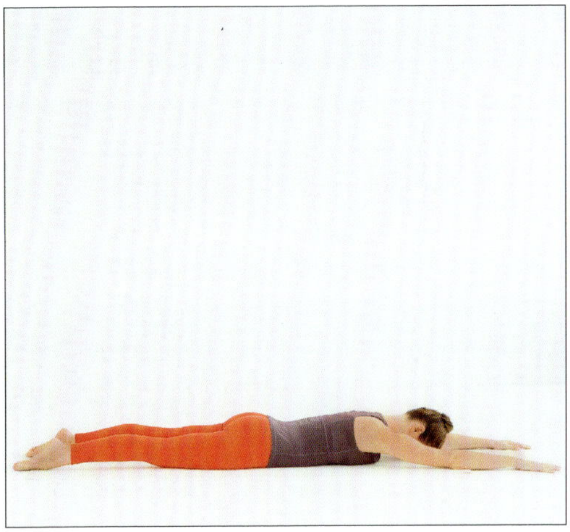

24. Bauchlage

Löse die Haltung achtsam auf: Leg die Stirn auf die Matte, streck die Arme nach vorne, die Handflächen berühren den Boden, der gesamte Körper liegt entspannt am Boden auf. Verweile hier für 5 volle Atemzüge, atme bewusst in den unteren Rücken hinein und spüre zeitgleich einatmend, wie sich der Bauchraum mit der Matte verbindet, ausatmend, wie er sich wieder löst.

*⇔ **25.–32.** Wiederhole nun die zweite Seite ab 17. (Drehsitz) bis 24. (Bauchlage, siehe auch Flow-Übersicht).*

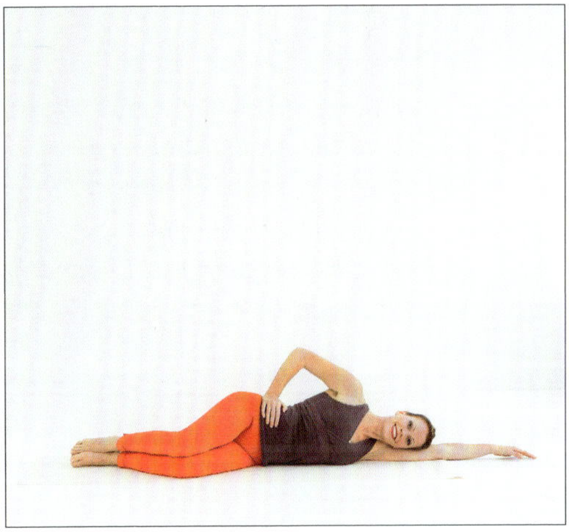

33. Hüft-Achter

Dreh dich auf die linke Körperseite, streck den unteren Arm nach oben aus, dein Kopf liegt bequem auf dem Oberarm. Beug deine Beine, sodass die Füße in einer Linie mit dem Kreuzbein stehen. Leg die rechte Hand auf deinen Beckenknochen und beginne, vom Beckenknochen angeführt, mit der Hüfte 8 kleine, langsame Achter in jede Richtung zu zeichnen. Die Hand unterstützt und begleitet die Bewegung.

*⇔ **34.–39.** Die zweite Seite wiederholen: 24.+33.+1.+13.–15. (siehe Flow Übersicht).*

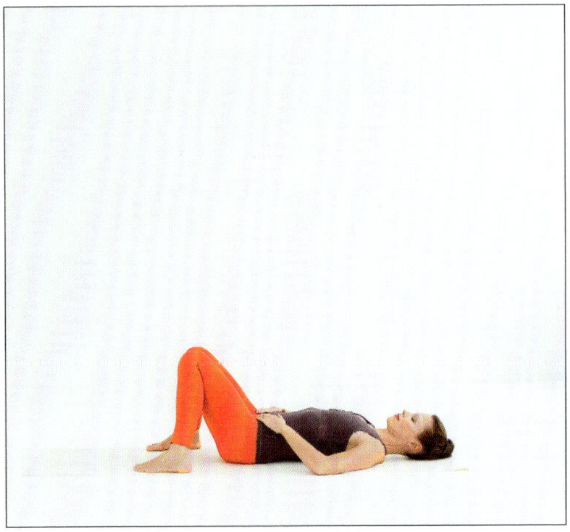

40. Schlussentspannung

Stell deine Füße mattenbreit auf und lass deine Knie zueinander fallen. Lege deine Handflächen auf die Bauchdecke und spüre nach. Gönne dir mindestens 5 Minuten Schlussentspannung.

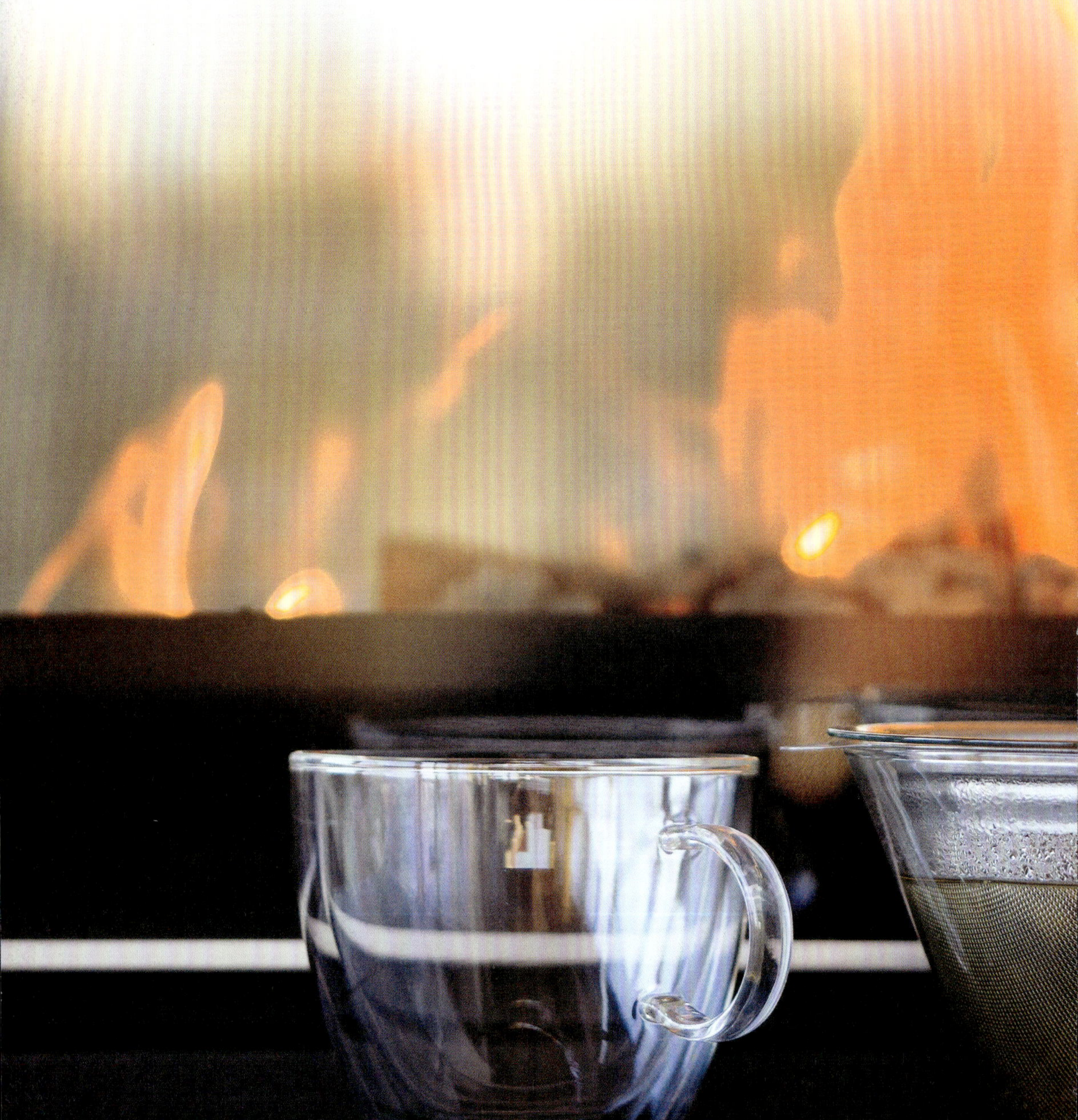

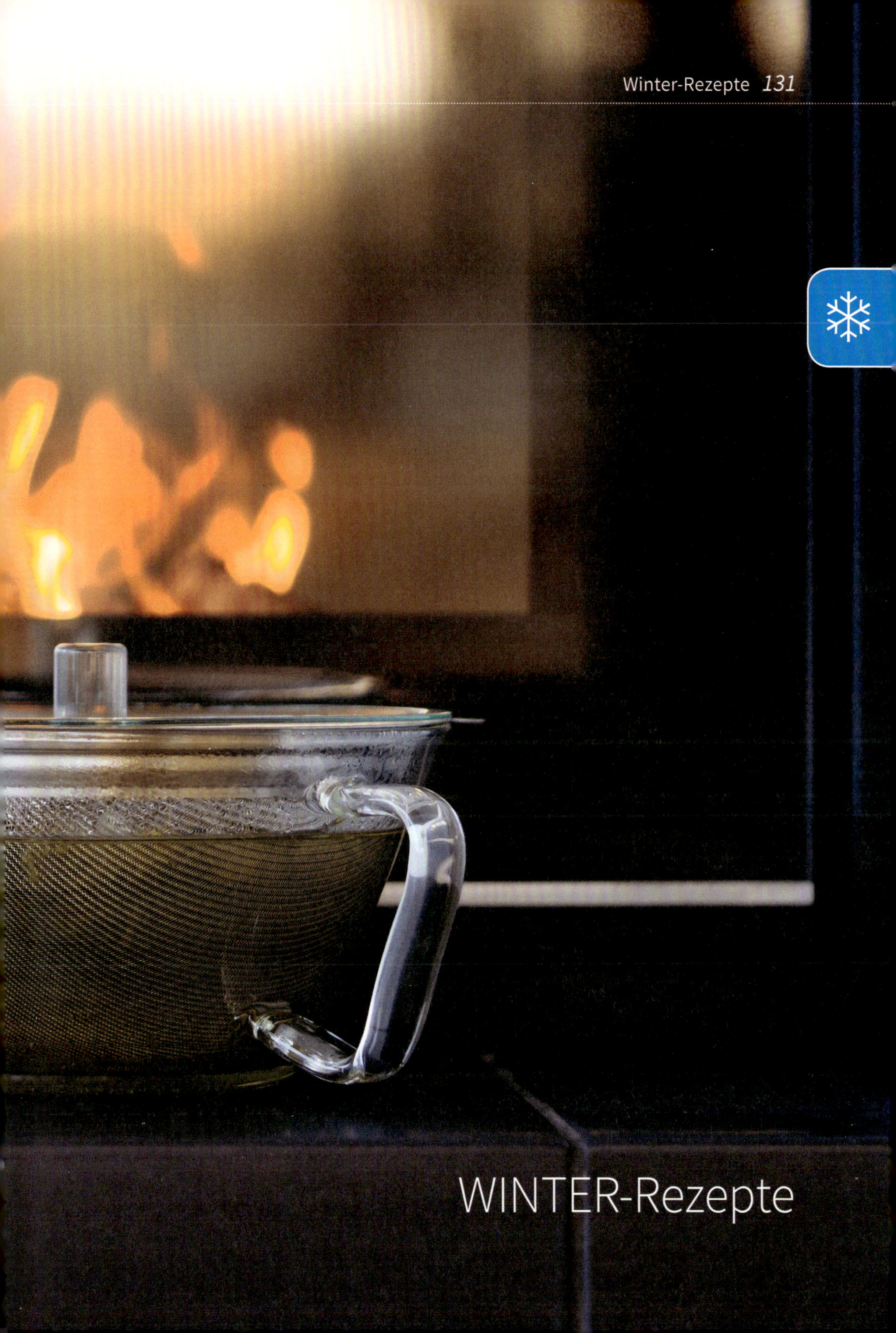

WINTER-Rezepte

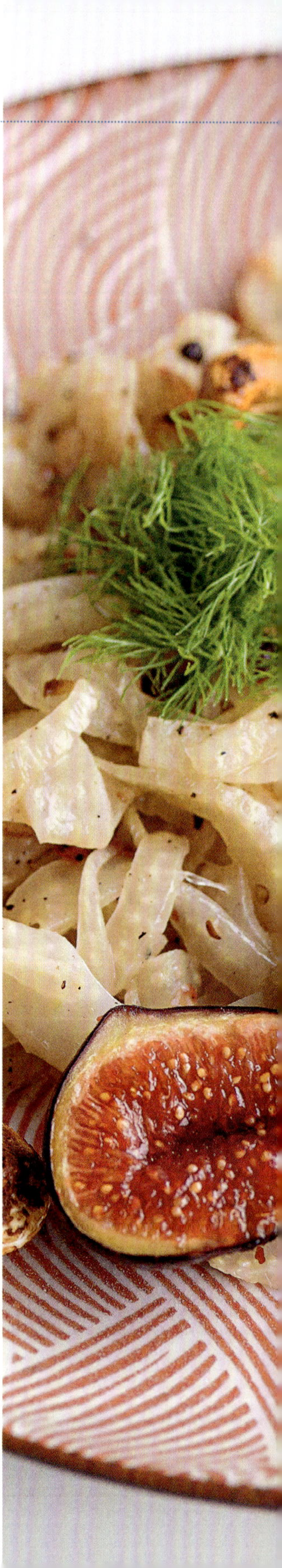

Fenchel-Feigen-Pfanne mit Tamari-Cashews

Zutaten für 2 Portionen
1 Fenchelknolle
1 EL Kokosfett
1 TL rosa Pfefferbeeren
Saft von ½ Limette
1 Prise Fleur de Sel
1 Handvoll Cashewkerne
1 EL Tamari
1 TL Olivenöl
5 reife Feigen, längs halbiert
schwarzer Pfeffer aus der Mühle

Die Fenchelknolle halbieren, Stiele und Herz entfernen, zum Anrichten etwas Fenchelgrün beiseitelegen. Die Fenchelhälften erneut halbieren und quer in feine Schnitze schneiden. Kokosfett erhitzen, rosa Pfefferbeeren und Fenchelschnitze zugeben und auf mittlerer Stufe braten, bis der Fenchel glasig wird. Mit Limettensaft ablöschen und mit Fleur de Sel bestreuen.

In einer kleinen Pfanne die Cashewkerne goldbraun rösten und mit Tamari ablöschen. Kontinuierlich wenden, bis alle Flüssigkeit verdunstet ist.

Das Olivenöl in einer kleinen Pfanne erhitzen und die Feigenhälften mit der Schnittfläche nach unten anbräunen. Das Fenchelgemüse und die Feigen auf 2 Tellern anrichten und mit den Cashewkernen und Fenchelgrün dekorieren. Nach Geschmack mit frisch gemahlenem Pfeffer würzen.

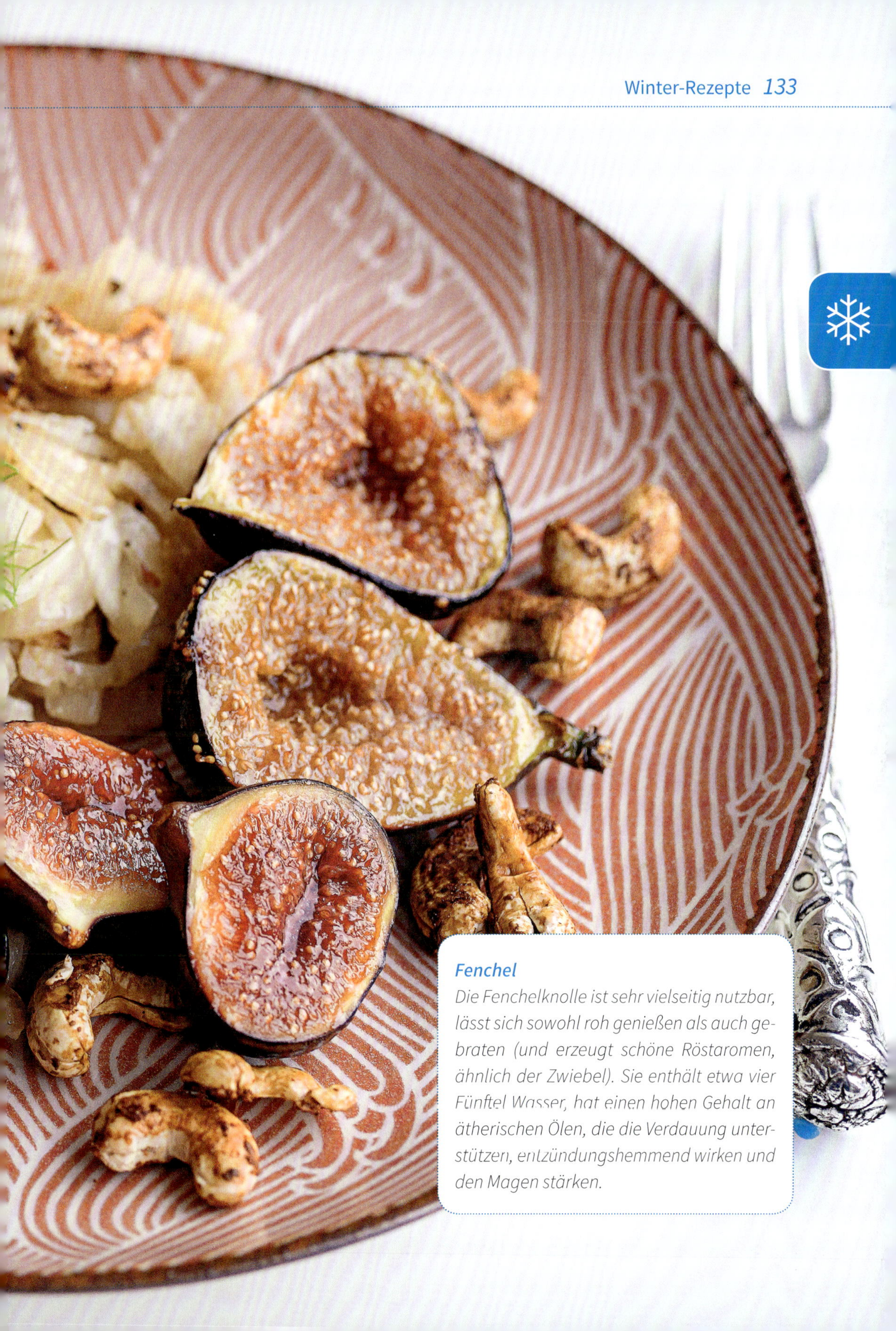

Fenchel

Die Fenchelknolle ist sehr vielseitig nutzbar, lässt sich sowohl roh genießen als auch gebraten (und erzeugt schöne Röstaromen, ähnlich der Zwiebel). Sie enthält etwa vier Fünftel Wasser, hat einen hohen Gehalt an ätherischen Ölen, die die Verdauung unterstützen, entzündungshemmend wirken und den Magen stärken.

Selleriesuppe mit Roter Bete

Zutaten für 2 Portionen
½ Sellerieknolle, geputzt (ca. 250 g)
5 Stangen Sellerie (ca. 250 g)
2 Rote Beten, vorgekocht (vakuumiert oder im Glas)
500 ml Mandelmilch (oder Reismilch)
schwarzer Pfeffer aus der Mühle
2 EL Olivenöl
1 TL Fenchelsamen
1 TL Kreuzkümmelsamen
1 EL Tamari
frischer Koriander

Die Sellerieknolle schälen und in kleine Würfel schneiden. Die Selleriestangen waschen und putzen, längs halbieren und in feine Scheiben schneiden.

Die Roten Beten halbieren und in Würfel von etwa 1 cm schneiden. In einem hohen, engen Topf 100 ml Mandelmilch erhitzen. Die Rote-Bete-Würfel pfeffern, in die Milch geben, mit dem Pürierstab pürieren, beiseit stellen.

In einer Pfanne das Olivenöl erhitzen, die Fenchel- und Kreuzkümmelsamen darin anrösten. Selleriewürfel und -scheiben zugeben und Farbe annehmen lassen. Mit Tamari ablöschen, die restliche Mandelmilch angießen und 5 Minuten köcheln lassen. Cremig pürieren und auf 2 Suppenschalen aufteilen. Je 2 bis 3 EL Rote-Bete-Püree unterziehen, mit Koriander dekorieren. Das restliche Rote-Bete-Püree zur Suppe servieren.

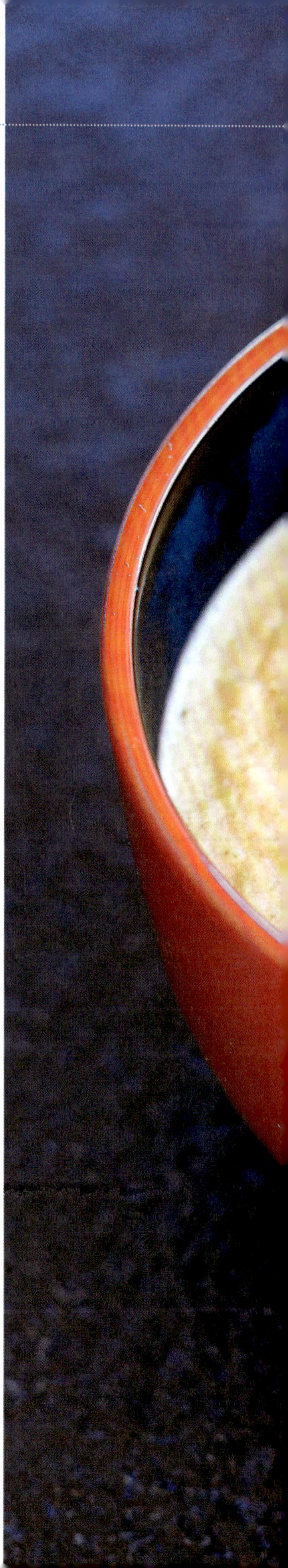

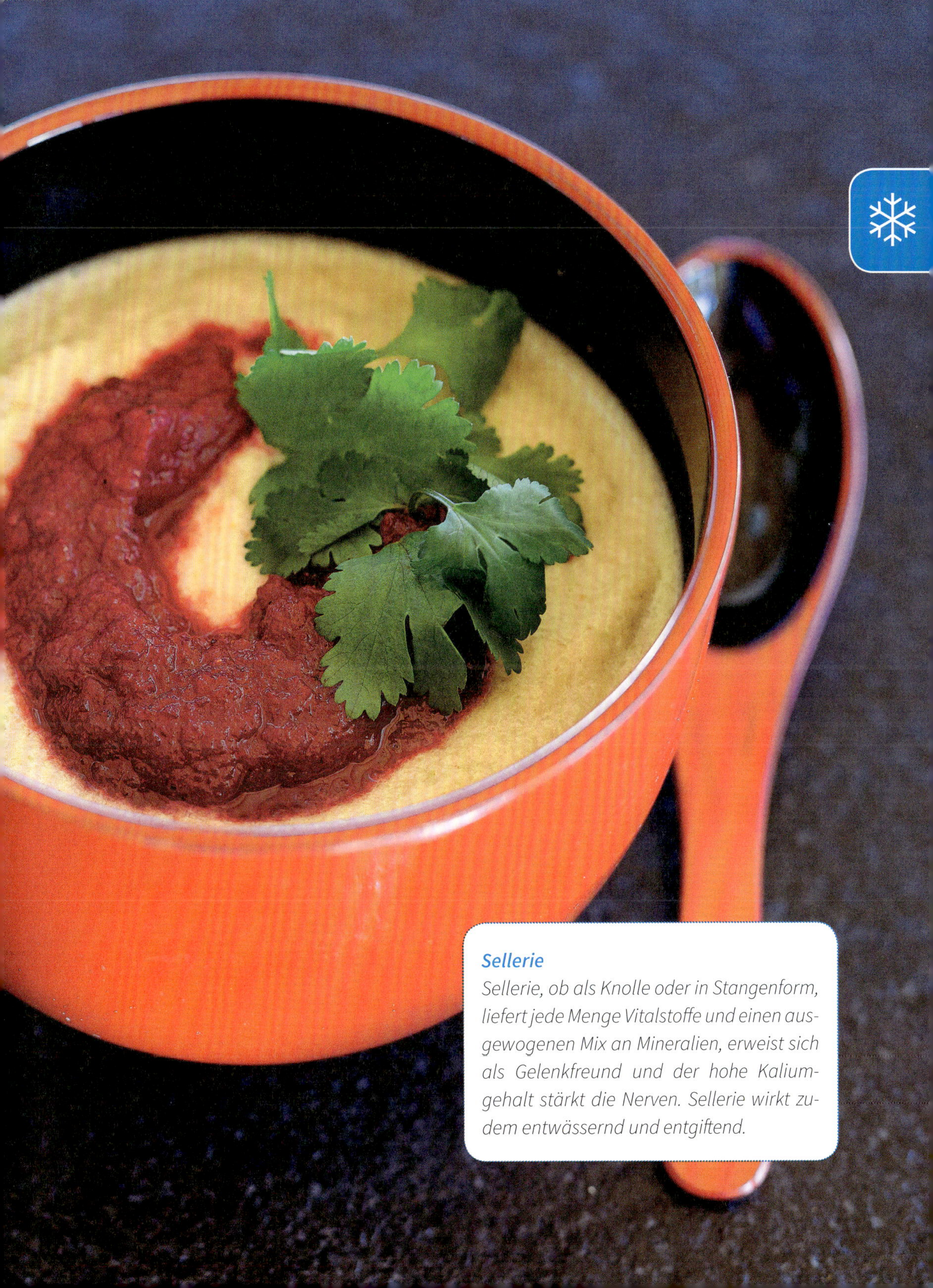

Sellerie

Sellerie, ob als Knolle oder in Stangenform, liefert jede Menge Vitalstoffe und einen ausgewogenen Mix an Mineralien, erweist sich als Gelenkfreund und der hohe Kaliumgehalt stärkt die Nerven. Sellerie wirkt zudem entwässernd und entgiftend.

Mung-Püree mit Shiitake-Pilzen und Kürbiskernöl

Zutaten für 2 Portionen
½ Fenchelknolle oder 3 Stangen Sellerie, geputzt
1 EL Kokosfett
½ TL Kreuzkümmelsamen
1 daumengroßes Stück Ingwer, geschält, fein gewürfelt
100 g Mungbohnen, angekeimt
(siehe Seite 46: »Mungbohnen mit Oliven-Tofu«)
125 ml Mandelmilch
200 ml Mandel oder Reis Cuisine
200 g Shiitake-Pilze
2 EL Olivenöl
1 EL Tamari
2 EL Kürbiskernöl
2 Stängel frischer Thymian, schwarzer Pfeffer aus der Mühle

Die Fenchelknolle halbieren, Stiele und Herz entfernen. Die Fenchelhälften erneut halbieren und quer in feine Schnitze schneiden. Alternativ die Selleriestangen längs teilen und fein würfeln. Kokosfett erhitzen, Kreuzkümmel und Ingwer anrösten, Fenchel bzw. Sellerie zugeben und auf mittlerer Stufe Farbe annehmen lassen. Die Mungbohnen zugeben und unter gelegentlichem Rühren 5 Minuten garen. Mandelmilch und Cuisine zugeben und kurz aufkochen lassen. In eine hohe Schüssel geben und pürieren, beiseitestellen.

Die Pilze in Stücke teilen: die kleineren halbieren, die größeren vierteln. Das Olivenöl in einer Pfanne erhitzen und die Pilze bei mittlerer Hitze goldbraun anbraten, mit Tamari ablöschen. Hitzezufuhr abschalten und die Shiitake weiter wenden, bis die Flüssigkeit weitgehend verdunstet ist.

Das Mung-Püree auf 2 Teller oder Schalen geben und darauf je 1 EL Kürbiskernöl verteilen. Die Shiitake-Pilze darauf anrichten und mit abgezupften Thymianblättchen dekorieren. Nach Geschmack mit schwarzem Pfeffer würzen.

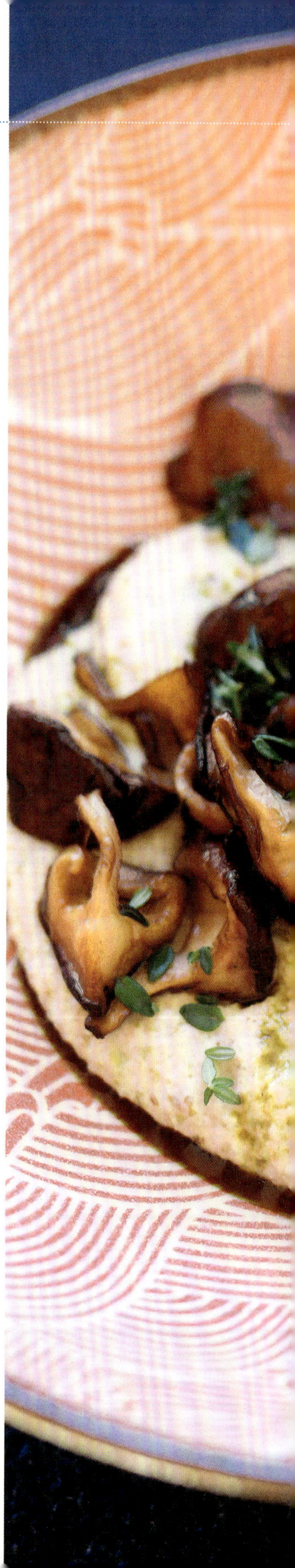

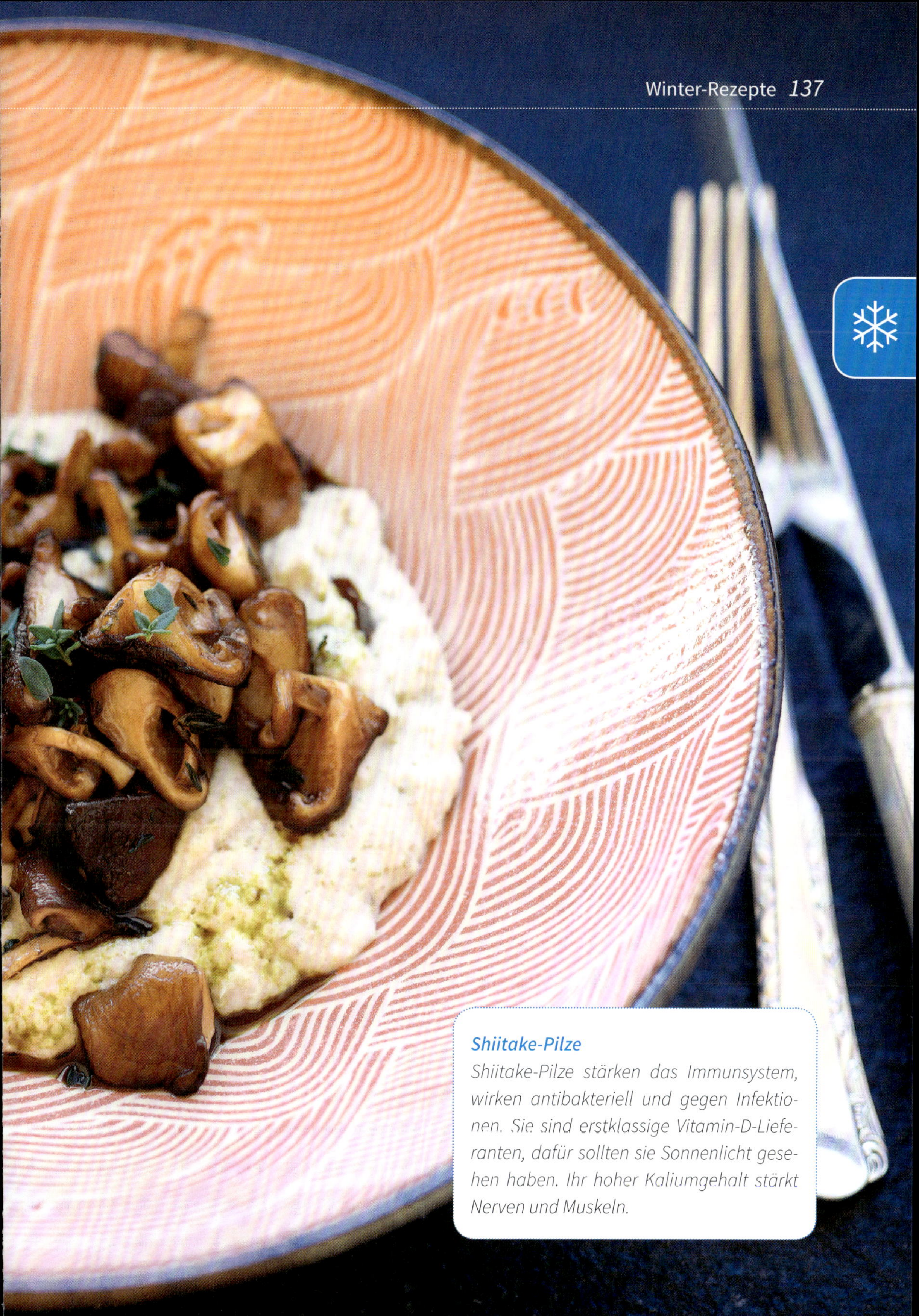

Shiitake-Pilze

Shiitake-Pilze stärken das Immunsystem, wirken antibakteriell und gegen Infektionen. Sie sind erstklassige Vitamin-D-Lieferanten, dafür sollten sie Sonnenlicht gesehen haben. Ihr hoher Kaliumgehalt stärkt Nerven und Muskeln.

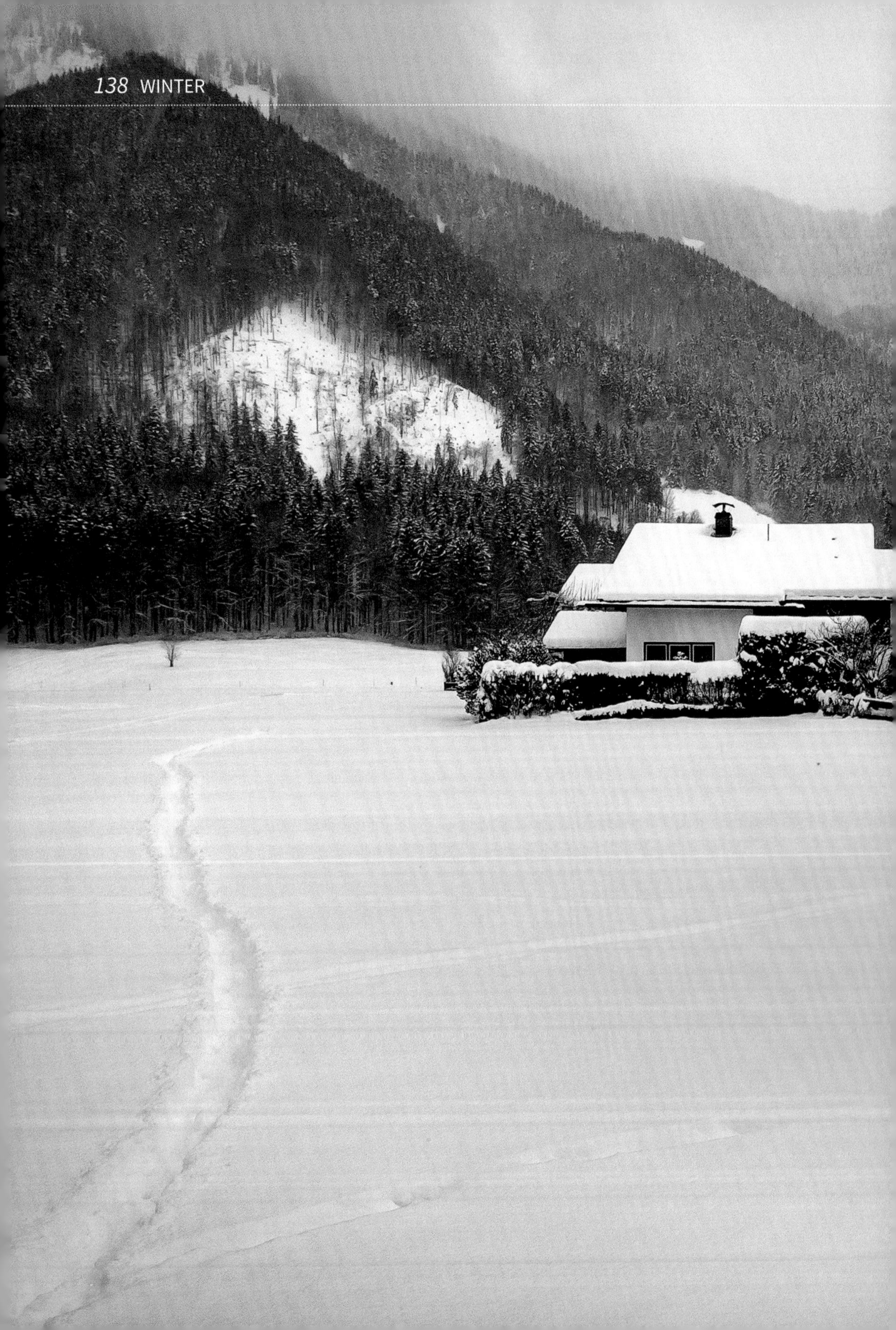

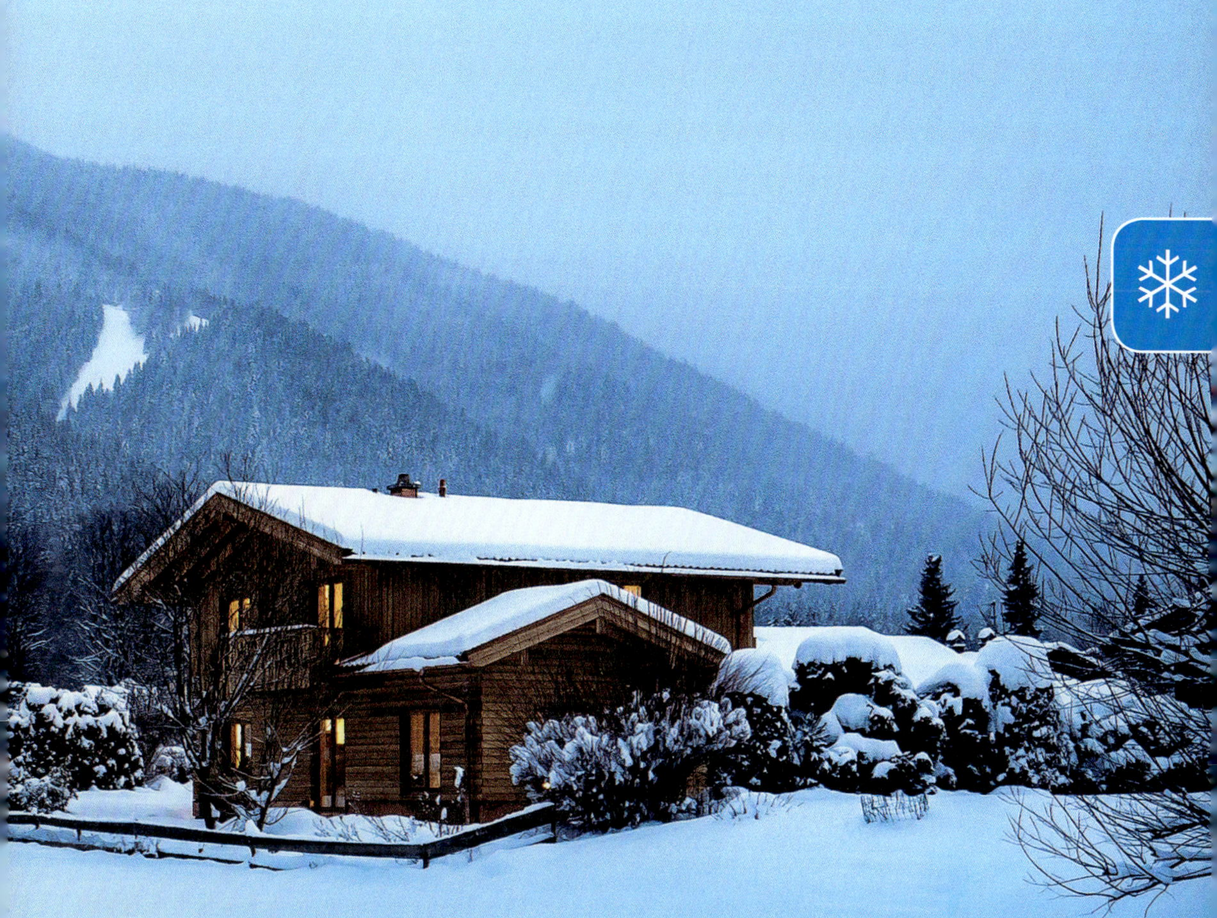

Affirmation, Meditation:

Ich gönne mir Ruhe und Wärme, ich halte Maß.

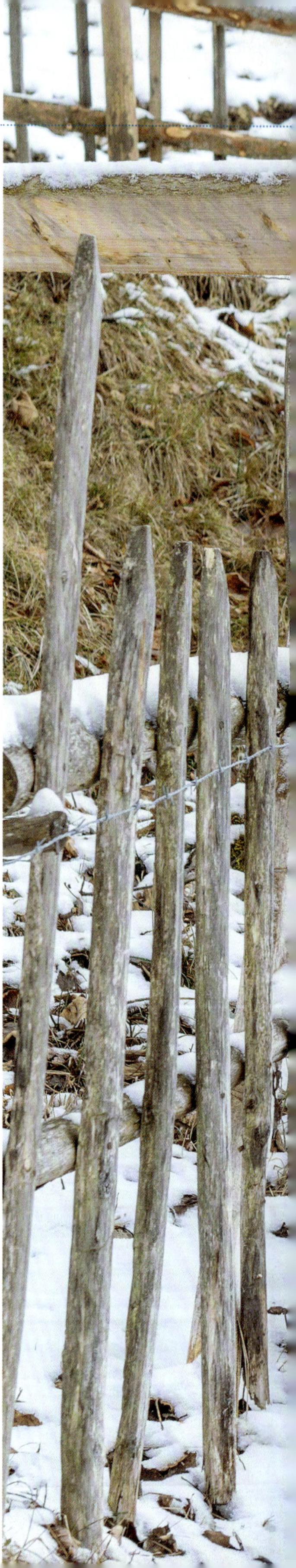

Übergangsritual: das Frühlingserwachen beobachten

Mitte März lässt sich bereits gut beobachten, wie der Frühling langsam zu sich kommt, seine Fühler ausstreckt, Vorboten ins Rennen schickt. Hin und wieder strahlt die Sonne schon mit lang vermisster Kraft, ein lauer Wind lässt die Eiszapfen um die Wette tropfen, eine erste Amsel singt.

Gehe nach draußen, achte auf die ersten Anzeichen, beobachte den zart einsetzenden Wandel, das erste Frühlingserwachen. Kannst du in dir das nahende Frühjahr bereits spüren? Was möchte auftauen in deinem Leben, welche Gefühle regen sich, was möchte sich der Sonne entgegenrecken? Wie ist es um deine Reserven bestellt, hast du gut auftanken können, Ziele und Visionen entwickelt? Sind deine Pläne für das neue Jahr bereit für die ersten Schritte der Umsetzung? Und wofür wirst du dich bedanken können, bei dir selbst, wenn du mit dem erwachenden Frühling in einen neuen Jahreskreis startest …

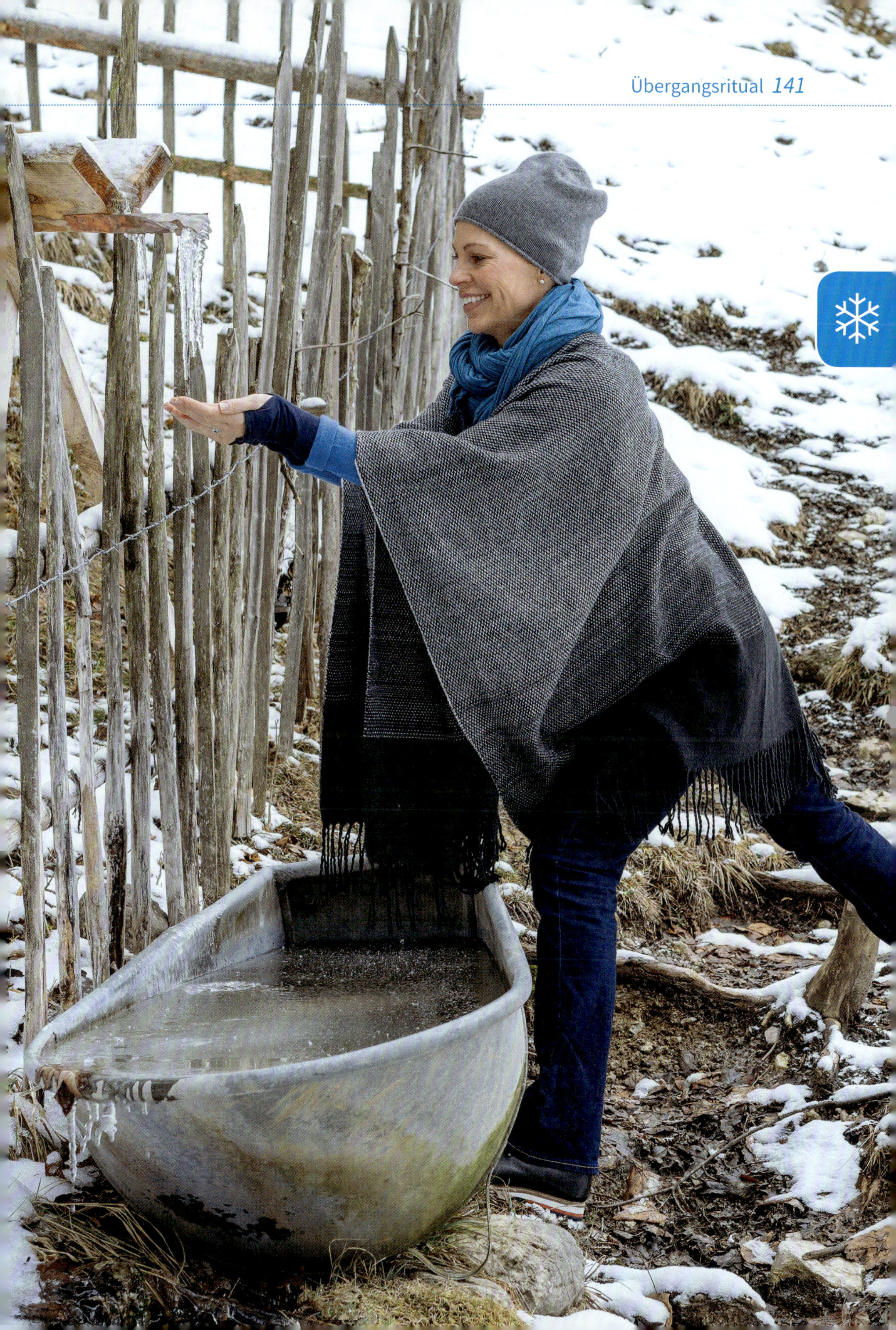

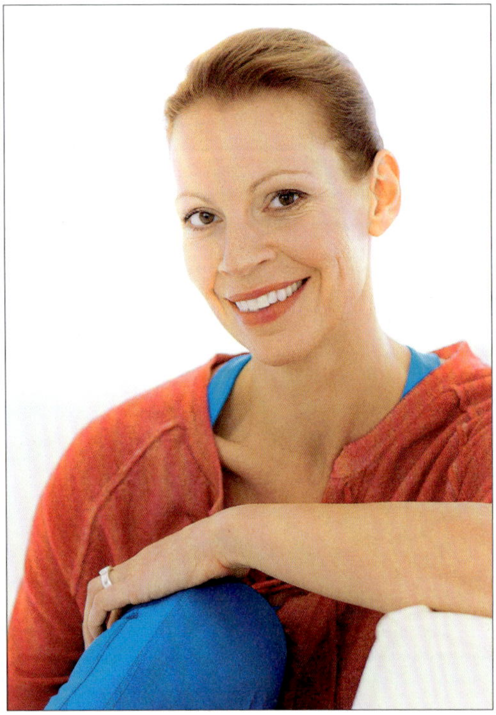

Über die Autorin

Barbara Heiner – Entspannungs-Therapeutin, Pilates-Pädagogin, Yoga-Lehrerin, Barre-Trainerin und Autorin – unterrichtet seit 13 Jahren einen bewussten Umgang mit dem eigenen Körper: Dazu gehören Bewegung und Balance, Regeneration und Ernährung. Ihr Wissen rund um einen gesunden Körper vermittelt sie in ihrem Unterricht sowie in Seminaren, Workshops, Personal Trainings und in Büchern: Im Januar 2015 erschien ihr erstes Buch »Detox, Ganzheitlich Entgiften« beim BLV-Verlag (2. Auflage Januar 2016), gefolgt von »Barre-Training« im Mai 2016. Barbara Heiner lebt in München; mehr auf www.barbaraheiner.de

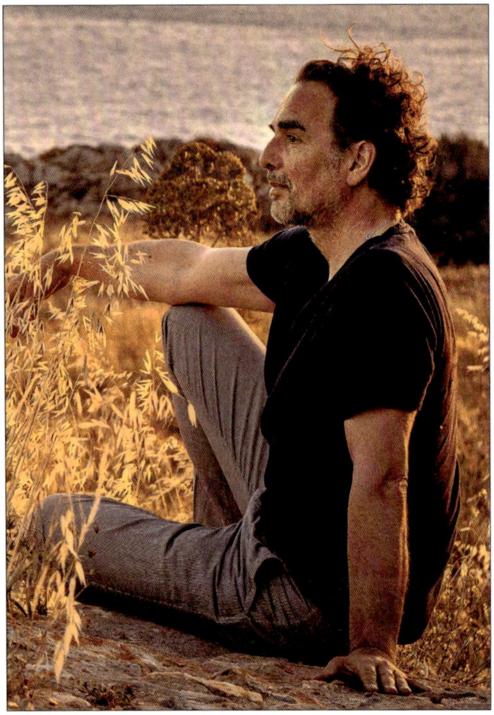

Über den Fotografen

Jens-Gerhard Schnabel fotografiert zugunsten einer authentischen Atmosphäre ohne Blitz und Kunstlicht, ausschließlich mit dem vorhandenen Licht. Seine Themenfelder reichen von Reportage und Portrait über Architektur und Interieur bis hin zu Food und Still Life. Häufig begleitet er Menschen mit der Kamera, die ihren Traum leben, ihre Passion zum Beruf machen. Und die sich und ihre Arbeit authentisch und emotional berührend zeigen wollen — für eine Website, eine Broschüre oder ein Buch. Jens-Gerhard Schnabel lebt als freier Fotograf und Gestalter in München; mehr auf www.jgschnabel.com

Danksagung der Autorin

Ein großes Danke an den Fotografen Jens-Gerhard Schnabel und die Visagistin Ulli Tischler, die mich auch bei meinem dritten Buch mit ihrer kreativen und professionellen Arbeit liebevoll begleiteten. Mein herzlicher Dank geht an Denise Pullirsch und ihr JAPANALIA – Japan Living Design in München-Schwabing (japanalia.de), wo wir uns für die Rezeptfotos japanische Gebrauchskeramik ausleihen durften, die wir am Liebsten behalten hätten. Danke und ein dickes Bussi an Claudia Flessa und ihre FLESSA MODEAGENTUR (flessa.eu), die mir die kuscheligen Kaschmirpullover zur Verfügung stellte, die ich in den Pranayama-Sessions und bei den Portraits trage. Mein herzlicher Dank an Cornelia Schmidt für das aufmerksame, sensible und genaue Lektorat. Die von mir getragene Trainingskleidung sowie sonstige Rezept-Requisiten stammen aus dem persönlichen Fundus von Autorin und Fotograf.

JAPANALIA
Japan Living Design

FLESSA
MODEAGENTUR

Impressum

Bibliografische Information der Deutschen Nationalbibliothek

Die Deutsche Nationalbibliothek verzeichnet diese Publikation in der Deutschen Nationalbibliografie; detaillierte bibliografische Daten sind im Internet über http://dnb.d-nb.de abrufbar.

BLV Buchverlag GmbH & Co. KG
80636 München

Umschlagkonzeption und -gestaltung: BLV-Verlag
Umschlagfotos: Jens-Gerhard Schnabel, München

Hair & Make-up: Ulli Tischler, München

Lektorat: Cornelia Schmidt
Herstellung: Angelika Tröger
Layoutkonzept Innenteil: JG Schnabel, München
Layout: Kathrin Michel, München

Gedruckt auf chlorfrei gebleichtem Papier

Printed in Germany
ISBN 978-3-8354-1596-6

Hinweis
Das vorliegende Buch wurde sorgfältig erarbeitet. Dennoch erfolgen alle Angaben ohne Gewähr. Weder Autorin noch Verlag können für eventuelle Nachteile oder Schäden, die aus den im Buch vorgestellten Informationen resultieren, eine Haftung übernehmen.

www.facebook.com/blvVerlag